全国中医药行业高等教育"十四五"创新教材

中医营养学

（第二版）

（供中医药类、营养食品类专业用）

主　编　周　俭（北京中医药大学）
副主编　刘焕兰（广州中医药大学）
　　　　刘占文（北京中医药大学东方学院）
　　　　赵兴连（山东中医药大学）
　　　　戴　霞（山东中医药大学）

全国百佳图书出版单位
中国中医药出版社
·北　京·

图书在版编目（CIP）数据

中医营养学／周俭主编.—2版.—北京：中国中医药出版社，2023.6

全国中医药行业高等教育"十四五"创新教材

ISBN 978-7-5132-8090-7

Ⅰ.①中… Ⅱ.①周… Ⅲ.①中医学-营养学-中医学院-教材 Ⅳ.①R247.1

中国国家版本馆 CIP 数据核字（2023）第 045485 号

中国中医药出版社出版

北京经济技术开发区科创十三街 31 号院二区 8 号楼

邮政编码 100176

传真 010-64405721

保定市西城胶印有限公司印刷

各地新华书店经销

开本 787×1092 1/16 印张 23.75 字数 547 千字

2023 年 6 月第 2 版 2023 年 6 月第 1 次印刷

书号 ISBN 978-7-5132-8090-7

定价 89.00 元

网址 www.cptcm.com

服务热线 010-64405510

购书热线 010-89535836

维权打假 010-64405753

微信服务号 zgzyycbs

微商城网址 https://kdt.im/LIdUGr

官方微博 http://e.weibo.com/cptcm

天猫旗舰店网址 https://zgzyycbs.tmall.com

如有印装质量问题请与本社出版部联系（010-64405510）

全国中医药行业高等教育"十四五"创新教材

《中医营养学》编委会

主编介绍

周俭，女，北京中医药大学营养学教授，硕士研究生导师，注册营养师，中医营养保健品研发中心负责人。兼任中国作物学会医用专业委员会会长、国家食品药品监督管理局保健食品审评专家、美国福特中医大学客座教授。1985年调入北京中医药大学中医营养教研室，师从翁维健教授，获中医营养方向硕士学位。2000年起负责全校营养教学工作。共培养硕士13名。

主编《中医营养学》《中医营养学基础》《中医药膳学》《营养与健康》等教材5部，其中《中医营养学》教材多次重印，受到读者的广泛好评；主编《保健食品设计原理及应用》；独著《滋味》入选"北京图书大厦·高级管理者书单"（科技类）；副主编全国中医药高等教育规划教材5部。

前 言

中医营养学是研究中医饮食理论及其应用的一门学科。它在预防医学、临床医学、康复医学、老年医学方面占有重要的地位。中医营养学是一门既古老又新兴的学科，已纳入全国高等教育的体系。随着社会和生命科学的发展，越来越显示出它的意义和价值。为了适应社会发展的需要，顺应当代医学模式转变的需要，在全国高等中医药教材建设研究会的直接指导下，经过高等中医药院校专家的共同努力，完成了本教材的编写。本教材供全国高等医学院校中医药类、营养食品类各专业使用，研究生也可选用。

第一版教材于 2012 年出版，累计印刷 9 次，受到师生好评。第二版教材以第一版为基础，对相关内容进行了修订和调整。体例为上中下三篇、十二章及附录。

1. 上篇为总论，包括绪论，中医营养学的理论基础，食物性能、作用及应用，中医营养学的原则。重点阐述食药同源、食药同理、食药有别的理念，中医营养学始终倡导以食养生，以食疗病。在论述整体观念时，从饮食的角度谈及人与社会的和谐统一。理顺了食物各种作用的关系，补虚扶正、泻实祛邪、调和脏腑是食物的基本作用，维持生命、养生保健、防治疾病是食物作用的结果。

2. 中篇论述食物与食品，包括常用食物和传统养疗食品。食物和食品是中医营养学的工具，故用较大篇幅详细论述。

常用食物按自然属性分为谷薯类、豆类、蔬菜类、食用菌、果品类、畜肉类、禽肉类、奶蛋类、水产类、调味品及饮水类等 11 类，共计 192 种。每种食物列有出处、基原、性味、归经、功效、应用、研究等条目。在"应用"一栏中，不是简单地列举方子，而是将功效与应用联系起来，使学生能更好地理解食物的效用关系。食物的附属品等以"附品"形式列出，体现出食物与附品的相关性。每个食物后面列有参考文献，供学生参考，加深理解。

传统养疗食品选取了 82 个有代表性的古方，按鲜汁、茶饮、酒剂、粥、羹、汤、菜肴、米面食品、蜜膏、其他食品分为 10 类，明确指出各类食品的特点，使学生能更好地理解，以便运用。

3. 下篇论述食养与食疗。长期以来，营养学类教材的编写有重食疗、轻食养的倾向。营养的功能首先是维生、养生，其次才是治疗或辅助治疗，不能本末倒置。因此，本教材在编排时，食养为先，食疗在后，并选取最能代表中医营养特色的四季食养、人群食养、体质食养详细论述。在食疗方面设有内科病证、妇科病证、儿科及其他病证，并注意收录近年发病增多的病证，如肥胖、瘿气、胎漏、胎动不安、胎萎不长、乳痈、奶麻、黧黑斑、音哑等。

4. 书后列有附录，为下篇方剂索引，以方便查找。

本教材编写分工：上篇中医营养学的概念和内容，中医营养学的理论基础，食物性能、作用及应用，中医营养学的原则由周俭编写；中医营养学的起源与发展由周俭、刘焕兰编写。中篇常用食物由赵兴连、王宝亭、胡鹏编写；传统养疗食品由周俭、黄丹卉编写。下篇食养部分由刘焕兰、曲卫玲、俞若熙、张清怡编写；食疗部分由刘占文、戴霞、隋月皎、王攀、赵黎、李凤、张清怡编写。附录由戴霞编写。

主编周俭教授对教材进行统审，并对各章做了细致的修改。

感谢中国中医药出版社和北京中医药大学东方学院对本教材编写工作的大力支持，感谢各院校老师的辛勤工作。

编写教材是一项繁重的工作，尽管我们在编写中付出了很大努力，但由于时间和水平所限，难免有错误之处，欢迎各校师生提出宝贵意见，以便进一步修订提高。

《中医营养学》编委会
2022 年 9 月

目　录

下篇 食养与食疗

上篇 总 论

第一章 绪 论 ▷▷▷

第一节 中医营养学的概念和内容

一、营养与营养学

"营养"一词，古已有之。据《普济方·一百八十八卷》记载："夫人之所以滋养其身者，唯气与血。血为营，气为卫。营行脉中，卫行脉外……血之周流于身，上透泥丸（注：百会穴），下至涌泉，灌溉诸经，营养百脉。""营"，有经营、营造、谋取之意；"养"，有滋养、调养、养护之意。

营养不足或营养过度皆可发为疾病，如"肝气不足则血弱，肾气不足则精衰，血弱精衰，不能营养于目，渐致昏暗"（《圣济总录·卷一百八》）。又如"疔疮之生，膏粱人居其半，皆因营养过度，火毒外发所致"（《华佗神方·卷五》）。

在古代，"营养"与"荣养"相通。《华佗神方·卷一》记载："肺生肾，肾生肝，肝生心，心生脾，脾生肺，上下荣养，无有休息。"又如《雷公炮制药性解·卷一》记载："酒厚肠胃，驻颜色，通行血脉，荣养肌肤。"

营养，实际上就是机体摄取、消化、吸收和利用食物或养料，以维持正常生命活动的过程。人们摄取食物，经过胃的受纳腐熟、脾的运化，将食物中的精微物质输送到全身，以营养五脏六腑、四肢百骸及皮毛筋骨等组织器官，生命得以生生不息。

西医营养学是研究机体营养规律及改善措施的一门学科，它是以生物化学、生理学为基础发展起来的，奠基于18世纪中叶，20世纪初传入我国。而实际上，我国固有的中医营养学已有两千多年的历史，自成体系，为中华民族的繁衍与健康做出了应有的贡献。

中医营养学是研究中医饮食理论及其应用的一门学科。它和养生、中药、针灸、推拿、气功等学科一样，都是中医学的重要组成部分，在预防医学、临床医学、康复医学、老年医学各领域中占有重要地位。

中医营养学不同于中医药膳学，中医营养学研究的是饮食问题，中医药膳学研究的是食药同用问题，二者不应混淆。

二、中医营养学研究的内容

1. 理论　研究中医营养学的理论体系、思维方法、基本原则等。

2. 食物　食物系指供人食用的天然物质，如谷薯类、豆类、蔬菜、水果、菌类、肉类、奶蛋、水产品、调味品、饮水类等。食物提供人体必需的营养精微物质，是中医营养应用的基础。

3. 传统养疗食品　食品是食物的升华。古代有许多传统食品，具有一定的养生疗病功效，常以鲜汁、茶饮、酒剂、羹汤、粥食、菜肴、米面食品、蜜膏等形式出现。它们散在于历代方书、本草著作和烹饪书籍中。

4. 饮食养生　饮食养生，简称"食养"，是指利用饮食以营养机体、维持健康、保健强身、延年益寿的活动。"食养"一词，较早见于《黄帝内经》。《素问·五常政大论》说："谷肉果菜，食养尽之。"四时、人群、体质的饮食养生是食养的重要部分，古代文献均有涉及。文献还记载了许多食物具有养生保健功效，如润肤、美颜色、乌发、生发、聪耳、明目、益智、增力、轻身、肥健、固齿、延年、强筋、壮阳、种子、助孕等，种类繁多。

5. 饮食治疗　饮食治疗，古代多以"食治"相称，现代多以"食疗"相称，是指利用饮食防治疾病的活动。中医饮食疗法的理论和方法十分丰富。历代方书和本草著作记载了大量的食疗方，民间也有不少行之有效的经验方。

6. 饮食有节　饮食有节，泛指饮食的方法、方式，包括饮食制度等。《素问·生气通天论》中所说"食饮有节"是饮食有节的较早记载。

7. 饮食禁忌　饮食禁忌，简称"食忌"，就是有关食之"非所宜"的诸般情况。如水肿者饮食不宜咸，肥胖、消渴者不宜吃肥甘之物，有痰湿者饮食不宜滋腻等。饮食禁忌除需在临床治疗中注意外，在日常生活中也应注意，并随着季节、地域、机体的变化而有所调整。

食物、传统养疗食品、饮食节制、饮食禁忌贯穿于饮食应用之中，在饮食养生、饮食治疗中起着重要作用。

三、学习中医营养学的方法

中医营养学内容丰富、涉及面广，是一门综合学科，与中医基础理论、中药性能理论、养生学及临床各科关系密切。因此，本学科的学习应与上述课程内容有机联系，前后互参，以加深理解。

中医营养学是一门应用性很强的学科，学生在日常生活中应尽可能地多接触食事活动，身体力行，多动手、多品尝、多动脑，增加对饮食的色泽、气味、形状、质地、功效感性认识。

在学习的过程中，要注意理论联系实际，运用所学知识，通过观察进行综合分析以辨证施膳。

第二节　中医营养学的起源与发展

中医营养学是千百年来中华民族运用饮食维护健康、防治疾病的智慧结晶和文化瑰宝，历史悠久，源远流长。

一、早期活动

饮食与人类休戚相关。在远古时代，人们为了生存去寻找食物，通过反复实践、品尝摸索，逐渐发现了食物与药物，将能饱腹充饥的动植物归于食物，把有治疗作用的动植物归于药物。

远古时期人们以生食为主，茹毛饮血，饥寒交迫，常因病致死。火给人类带来了光明和温暖，也改变了人类的饮食习惯。《周礼》说："燧人氏始钻木取火，炮生为熟，令人无腹疾。"由吃生食过渡到吃熟食是饮食营养卫生的一大飞跃，极大地促进了人类健康和寿命的延长。

我国酿酒有着悠久的历史，夏代已知用谷物酿酒，商代开始酿制"陈年甜酒"。酒不仅是一种饮料，而且可以广泛地用于疾病的治疗，"醫"字就是从"酒"衍生出来的，说明酒和医疗的关系非常密切。《内经》中共记载了13个方剂，其中就有4个是酒剂，所以《汉书》称酒为"百药之长"。

进入奴隶社会，手工业逐步发达，家居陶器得到广泛使用，这些都为汤液的发明创造了条件。相传商代伊尹创制了汤液。《资治通鉴》谓："闵生民之疾苦，作汤液本草，明寒热温凉之性，酸苦辛甘咸淡之味，轻清浊重，阴阳升降，走十二经络表里之宜。今医言药性，皆祖伊尹。"伊尹精通烹调，善于配制各种汤液，所用原料就有"阳朴之姜，招摇之桂"，姜桂既是菜肴中的调料，又是发汗解表、宣通阳气、温胃止呕的佳品。这些都说明在中医应用广泛的剂型——汤液，其产生与饮食有着密切的关系。

至周代，经济和医药有了较大发展，各行各业日益趋向专业化。西周至春秋战国时期，将医生细分四种，即"食医"、"疾医"（内科医生）、"疡医"（外科医生）、"兽医"。食医位居四医之首，具有较高的地位。据《周礼·天官》记载："食医中士二人，掌和王之六食、六饮、六膳、百羞、百酱、八珍之齐。"说明食医在当时已经形成一种制度。我国设立食医的时间比西方营养师的出现早了两千多年。

此外，《周礼·天官》中还记载了疾医主张用"五味、五谷、五药养其病"；疡医则主张"以酸养骨，以辛养筋，以咸养脉，以苦养气，以甘养肉，以滑养窍"等。这些记载说明，周代就已经有了中医营养学的一些理念和认识。

二、秦汉时期

这一时期，由于社会的变革、生产力的发展、科学文化水平的提高，出现了"诸子蜂起，百家争鸣"的局面。其中最为突出的代表著作就是《黄帝内经》，它包括《素问》和《灵枢》两个部分，各81篇，共18卷。该书内容丰富，论述详尽，奠定了中医学的理论基础，对中医营养学的发展也产生了巨大的影响。

《黄帝内经》阐述了五味与五脏的关系及作用，如《素问·宣明五气》云"五味所入，酸入肝、辛入肺、苦入心、咸入肾、甘入脾，是为五入"；《素问·脏气法时论》有"辛散""酸收""甘缓""苦坚""咸软"等；主张全面均衡、五味调和的膳食，如"谷肉果菜，食养尽之"（《素问·五常政大论》），"是故谨和五味，骨正筋柔，气血以流，腠理以密，如是则骨气以精、谨道如法、长有天命"（《素问·生气通天论》）。还指出了一些饮食调理、饮食宜忌、饮食卫生等方面的问题和方法。可以说，《黄帝内经》为中医营养学奠定了理论基础。

长沙马王堆汉墓出土的《五十二病方》，载药247种，医方280多个，其中有一些食物入药，如羊肉、猪肉、赤小豆、大豆、食盐、蜂蜜等，均属日常生活之品。

我国现存最早的本草专著《神农本草经》，约成书于东汉末年。全书分为三卷，共载药物365种，按药物功效的不同分为上、中、下三品。上品功能滋补强壮、延年益寿，无毒或毒性很弱，可以久服；中品功能治病补虚，兼而有之，有毒或无毒当斟酌使用；下品功专祛寒热、破积聚，治病攻邪，多具毒性，不可久服。其中食物就有十几种，如酸枣、葡萄、大枣、干姜、赤小豆、粟米、龙眼肉、阳桃等。

汉代医家张仲景著有《伤寒杂病论》，分为《伤寒论》和《金匮要略》两部分。为后世的八纲辨证打下了基础。书中还创制了一些食物名方，如猪肤汤、葱豉汤、百合鸡子黄汤等，至今仍在使用。仲景在药后送服方面也颇为讲究，有的用苦酒送服，有的用米饮送服等，因病而异。

《金匮要略》书后所附的"禽兽鱼虫禁忌并治""果实菜谷禁忌并治"中，除继承了先秦饮食宜忌等经验外，在理论上还有不少新的阐述，指出"所食之味，有的与病相宜，有的与身为害，若得宜则益体，害则成疾"，说明了饮食与身体、疾病的关系。该书还记载了一些饮食禁忌、饮食卫生、食物中毒的内容。

这一时期还有一些书籍，如《神农黄帝食禁》《神仙服食经》《淮南王食经》等，均涉及饮食与健康的问题，可惜这些著作因年代久远，多已佚失。

秦汉时期在对饮食与疾病关系的认识上，以及食物的应用方面，均较前人有所深入。

三、唐宋元时期

唐宋元代是我国封建社会的鼎盛时期，经济繁荣，医药卫生也比较发达，对营养学的发展产生了积极的影响。

唐代医家孙思邈在所著的《备急千金要方》一书中专设"食治"篇，列于第二十六卷，是我国现存最早的食疗专篇。该篇分为果实、菜蔬、谷米、鸟兽四大门类，收载食物 164 种，分别论述各种食物的医疗用途，并提出动物的肝脏能治夜盲，猪肝、赤小豆、薏苡仁、谷皮等能治脚气病。至此，食疗开始逐渐从各门学科中分化出来，标志食疗专门研究的开始。

孙思邈的弟子孟诜集前人之大成编写了《食疗本草》一书。书中总结唐代以前所积累的食疗知识，内容丰富。该书共收载食疗本草 241 种，凡可供食用且兼具医疗效果之物均予记录，收录了许多唐初本草中未载的食药，如鱼类中的鳜鱼、鲈鱼、石首鱼等，菜类中的蕹菜、胡荽、白苣（莴苣）等，米谷类中的绿豆、白豆、荞麦等，都是首出于《食疗本草》。需要注意的是，该书记载的不全是食物，也有一定数量的药物，但多属作用比较和缓之品。该书是我国现存最早的一本食疗本草。

宋代用饮食治病已经相当普遍，并且有进一步的发展。如《太平圣惠方》是宋代官方修制的大型方书之一，由朝廷命医官王怀隐等集体历经 10 年编纂而成。全书共 100 卷，列 1670 门，载方 16834 首，广泛收集宋以前方书和民间验方，包罗内、外、妇、儿、针等各科病证。该书在第九十六卷、第九十七卷专门设立食疗门，共载方 160 首，可治疗 28 种病症。例如治疗中风的豉粥方、用于消渴小便数的羊肺羹、治疗水肿病的鲤鱼粥等，这些用方进一步丰富充实了饮食疗法。

《圣济总录》为又一部政府组织编撰的医学巨著，由宋徽宗赵佶敕撰。全书分类方法和编写体例与《太平圣惠方》大体相同，但内容更全，收方更多，全书共 200 卷，分 66 门，284 万余字，约 2 万首方，补充了许多前世方书未载的方剂，且大多临床实用。本书专列食治一门，集中在第一百八十八卷、第一百八十九卷、第一百九十卷，食治方剂 300 余首，详述食治方法。

宋代陈直所著的《养老奉亲书》，元代邹铉续增之，名为《寿亲养老新书》。该书为老年人卫生保健的专著，非常重视饮食营养，认为要维护老年人的健康，应以饮食调治为第一，云"若有疾患，且先详食医之法，审其症状，以食疗之，食疗未愈，然后命药，贵不伤其脏腑也"。这种认识是与唐代的食疗思想是一脉相承的。书中还列有许多食疗方，用于心悸、咳喘、消渴、水肿等老年病证。

《山家清供》为林洪所著，他是南宋末年诗人。《山家清供》一书分上、下二卷，共 102 条，其中所述为山林农村日常所食之物，故名为《山家清供》。书中杂记日常饮食，旁及遗闻轶事、艺文考订等，有关饮食的内容，约占半数（如百合面、金玉羹、胡麻酒等），在医学方面也有一定研究价值。

元代经济繁荣，疆土辽阔。忽思慧是元代一位蒙古族医学家，兼通蒙汉医学，于元延祐年任宫廷的饮膳太医。他积累了丰富的烹饪技术、营养卫生及饮食保健等方面的经验，在任期间著成《饮膳正要》一书。全书共三卷，卷一概述"养生避忌""妊娠食忌""乳母食忌""饮酒避忌"等，还载有聚珍异馔，即各种珍奇食品的食谱，包括羹、粉、汤、面、粥、饼、馒头等；卷二介绍"诸般汤煎"的制作，以及"食疗诸病"的方剂；卷三是食物本草部分，该书收载各类食物 200 余种，介绍食物的性味、功用和主治，并附有图谱，其内容相当丰富，堪称我国古代第一部烹饪及营养的专著。书中记载了大量的羊肉及其附属物的方子，对后世影响颇多。

元代的贾铭著有《饮食须知》一书，共 8 卷，文字虽简约，但专论饮食的性能及宜忌，语言中肯，亦有所发明，正如作者在卷首所述："历观诸家本草疏注，各物皆损益相半，令人莫可适从。兹专选其反忌，汇成一编，俾尊生者，日用饮食中，便于检点耳。"

唐宋元时期，是中国古代中医营养学最为丰富、最有成就的时期。

四、明清时期

明代最伟大的医药著作当属李时珍所著的《本草纲目》，他参考了自《神农本草经》始，到明嘉靖末年陈嘉谟撰《本草蒙筌》为止的本草学著作 40 种，还广泛参阅了古今医家书目 227 家、古今经史百家书目 440 家。对于大量的古代文献，李时珍并非一味地辑录前人的文字，述而不作，而是十分注意将古代文献与个人见解相结合，复者芟之，缺者补之，伪者纠之，全面地评述每一味食物，且纲目分明，博而不繁，详而有要。书中还增补了不少以前未曾记载或虽有记载但述之不详的食物，大大扩充了食物本草的品种。在百病主治药中有既有药又有食。如在"腰痛"条中就列有山药、茴香、干姜、栗子、山楂、莲子、芡实、猪肾、羊肾等食物。《本草纲目》中还记载了大量食疗方，并且十分重视饮食禁忌，在书中序列第二卷对相关的问题述之甚详，内容涉及服药禁忌、病中禁忌、妊娠禁忌等。时至今日，这些内容仍有一定参考意义。《本草纲目》对于中药学、中医营养学都有着卓越的贡献。

明代比较引人注目的还有《救荒本草》一类的著作，指导人们遇到饥荒时如何选择植物食用。如朱橚的《救荒本草》记载了可供荒年救饥食用的植物 414 种，大都为前人未记载的可食植物，并将其详细描图，讲述其产地、名称、性味及烹调方法。此外，明代鲍山深入黄山数年，遍尝野菜，别其性味，探求调制，梳理成《野菜博录》，全书共有四卷，别具一格。

这一时期热性病的食疗也受到重视，如吴有性所著的《温疫论》即有"论食"一节："时疫有首尾能食者，此邪不传胃，切不可绝其饮食，但不宜过食耳。有愈后数日微热不思食者，此微邪在胃，正气衰弱，强与之，即为食复。有下后一日，便思食，食之有味，当与之，先与米饮一小杯，加至茶瓯，渐进稀粥，不可尽意，饥则再与。"

明代以《食物本草》之名的著作较多，其中明末姚可成所著的《食物本草》比较突出，全书共收载有关饮食的品种达 1700 余种。同类书还有薛己的《食物本草》、宁源的《食鉴本草》、汪颖的《食物本草》等。

《遵生八笺》为明代高濂所撰的养生专著，共 20 卷，分 8 个部分，八笺中与饮食关系密切的是《饮馔服食笺》。《饮馔服食笺》中介绍品茶、饮食、菜蔬以及养生诸物，有汤类 32 种，粥类 35 种，多为中老年人调养之用，现有单行本出版。

清代医家也比较重视饮食营养，有关著作也有不少，其中较早的是《食物本草会纂》，为清代沈李龙所编。全书共 12 卷，收集食物 621 种，记其性味、主治及附方等，并有附图。

费伯雄撰有《费氏食养》三种，即《食鉴本草》《本草饮食谱》及《食养疗法》。费氏重视食养补虚，详述"养生调摄须知，却病延年要法"，明确提出"食养疗法"一词。全书记载食物 95 种，论述各种食物的功用、主治、宜忌。此外，还按病因分为风、寒、暑、湿、燥、气、血、痰、虚、实及附录等各部分，介绍食品共 75 种。

《调疾饮食辨》又名《饮食辨录》，为清代医家章杏云所著，是作者的临证经验与前人经验的总结，重在理论阐述。他十分重视饮食与人体健康、疾病治疗的关系，在《述臆》中说"饮食得宜，足为药饵之助，失宜则反与药饵为仇"。

黄鹤辑所著的《粥谱》，共收载粥方二百多个，成为现存粥谱的第一部专著，后世引用颇多。

饮食营养与烹饪密切相关，清代烹饪书籍比较出名的有《随园食单》《随息居饮食谱》等。《随园食单》为袁枚所著，该书阐述了烹饪的基本理论，还记载了 342 种菜肴、饭点、茶酒等的用料和制作方法，以江浙菜肴为主，还涉及一些宫廷菜和其他地方的菜肴。菜肴以清素见长。

《随息居饮食谱》为王孟英所著，其在书的前序中谓"人以食为养，而饮食失宜或以害身命"……强调了饮食调养对健康的重要性。本书收集了日常饮食原料 359 种，分为水饮、谷食、调和、蔬食、果食、毛羽、鳞介等 7 类。

清代曹庭栋撰《老老恒言》，共 5 卷，前 4 卷为老年人日常起居寝食养生方法，在第五卷论述粥在老年养生的作用。书中记载粥谱 100 余种，如莲肉粥、藕粥、胡桃粥、杏仁粥等，可供老年人保健之用。

五、近代和现代

近代系指鸦片战争至中华人民共和国成立前这一时期。由于历史原因，中国医学发生了重大的变革，西方医学进入我国并得以发展，中医学受到冲击和制约，西医营养学也随之进入并传播。这一阶段中医营养学比较沉寂。我国营养学的奠基人侯祥川先生在 1936 年编写了《中国食疗之古书》，详细介绍古代的营养著作，并给予高度评价，反映出老一辈营养学家的用心与远见卓识。

新中国成立以后，随着经济和医学的进步，中医各学科得到了很大的发展。由于人民生活水平的提高，在饮食方面对食养食疗提出了更高的要求，中医营养学又有了新的发展契机。

20 世纪 80 年代以来，陆续开展了一系列营养古籍的整理出版工作，对古籍加以注释、查漏补缺，对原著进行补遗。如唐代孟诜的《食疗本草》，原书早已遗失，仅存敦煌残卷，主要内容散于后世本草中，后由谢海洲等医家辑录复原才得以恢复原貌，发挥其应有的作用。

一批食疗和营养著作也都涌现出来，如窦寇祥主编的《饮食治疗指南》，钱伯文、孟仲法等主编的《中国食疗学》，姜超主编的《实用中医营养学》，施奠邦主编的《营养食疗学》等，各抒己见，百家争鸣。

1984 年北京中医学院（现北京中医药大学）成立了中医营养教研室，随即在本科开设中医营养班。90 年代初，翁维健主持编写了《中医饮食营养学》教材。之后一些中医学院校相继开设了营养专业或相关课程，如山东中医药大学、上海中医药大学、广州中医药大学等。全国高等自学考试本科"营养与健康"专业中设有中医营养学。中医营养学进入我国高等教育的殿堂，其教育初具规模。

近年来，全国许多中医医院开设了食疗门诊，用食物来调养身体、防病治病，收到了一定的效果，在临床营养方面发挥着自己的作用。一些开发研制的养生保健食品，由于携带方便，适合长期应用的特点，颇受人们的欢迎。

此外，大量食养、食疗相关科普书籍的问世，促进了中医营养学的推广普及。

总之，中医营养学在远古时代与医药同时萌芽和发生；至商周逐渐形成雏形，并受到重视，设有"食医"专司此事；复经数代逐渐充实，至唐宋元而集大成，达到较高的水平；明清各代皆有发展，而更臻完善，积累了丰富的经验，形成了较为完整的理论体系；至现代继续完善与发展，并纳入我国的高等教育体系。其曲折连绵的历程，不仅折射出中医营养学顽强的生命力，也预示着其未来美好的发展前景。

中医营养学是一个伟大的宝库，学科的发展创新可以借鉴一些现代科学的先进技术和方法，但是不能套用，不能完全按照西医的思路进行，否则很容易在发展中失去我国几千年的传统特色，其发展应该遵循中医营养学自身的理论和实践规律。

中医营养学博大精深，现在发掘和整理的仅为冰山一角，学科建设还需要做大量深入的艰苦工作，任重而道远。

第二章 中医营养学的理论基础 ▷▷▷

第一节 整体观念

中医学非常重视人体本身脏腑组织的统一性、完整性及其与自然界的相互关系，认为人是一个有机的整体，构成人体的各个组成部分，在结构上是不可分割的，在功能上相互协调、相互为用，在病理上是相互影响的，人体与自然界是息息相关的，因而人的生命活动、疾病的产生和变化与机体内部以及自然界的变化都密切相关。另外，人与社会也密不可分。这一整体观念对中医营养学产生了深刻的影响。

一、人是一个有机整体

人体是由各种内脏、组织、器官构成的，这些内脏、组织、器官虽然各有不同的生理功能，但它们相互之间并不是互不相关，而是密切联系的，形成了一个有机的整体，从而维持人体的生命活动。

这种相互联系是以五脏为中心，通过经络的作用而实现的。它体现在脏腑之间、脏腑与各组织之间的各个方面。如心主血脉，主神志，主汗液，开窍于舌，其华在面，心与小肠相表里；肺主气，司呼吸，主宣发肃降，主通调水道，开窍于鼻，其华在毛，肺与大肠相表里；脾主运化，主升，主统血，主肌肉、四肢，开窍于口，其华在唇，脾与胃相表里；肝藏血，主疏泄，主筋，开窍于目，其华在爪，肝与胆相表里；肾藏精，主纳气，主水，主骨生髓，开窍于耳及二阴，其华在发，肾与膀胱相表里。脏腑的功能失常，可以反映于体表组织器官有病变。

在临诊过程中可以根据五官、形体、色脉等外在的变化，了解脏腑的虚实、气血的盛衰以及正邪的消长，从而确定饮食原则。如老年人常见头发花白、腰酸腿软、眼花耳聋等症，考虑到目与肝有关，肝肾同源，肾与骨、耳及头发有关，认为是肝肾不足所致，法宜补益肝肾，可以经常食用黑芝麻、核桃仁、山药、桑椹、芡实等食物，以聪耳明目、乌发、坚骨、延年益寿。又如患者出现心慌、心悸、面色苍白、失眠、多梦等症，心主血脉，主神志，其华在面，诸症为心血不足所致，可予以大枣、莲子、百合、龙眼肉等以益气养血、安神助眠。

二、人与自然密切相关

人处于自然界中，与自然具有相通相应的关系。昼夜阴阳的消长，一年四季的气候变化，不同地域的地理环境、居住条件、生活习惯等，都会影响人的生理活动。在一般情况下，人应该顺应自然界的变化，正如《灵枢·邪客》所说："人与天地相应。"一旦气候环境的变化超过人体的适应能力，或者由于人体的调节机能失常，不能对外界变化做出适当的反应时，就会发生疾病。

春生、夏长、秋收、冬藏，人也要顺应这种变化而调整饮食内容。如春季阳气生发，万物生机勃勃，为了顺应这种变化，可食用一些辛散之品，如葱、姜、蒜、香菜、豆豉等，以振奋身体的阳气；夏季天气炎热，宜食寒凉清热之品，如苦瓜、绿茶、绿豆等；三伏天暑湿较重，宜食健脾化湿之品，如冬瓜、薏苡仁、白扁豆等；秋季气候干燥，宜食甘润之品，如百合、枇杷、蜂蜜等；冬季气候寒冷，又逢身体休养生机之时，宜予补益之品，如羊肉、乌骨鸡等。

地域不同，对身体健康、疾病的发生也有影响。如《素问·异法方宜论》说："故东方之域……鱼盐之地，海滨傍水，其民食鱼而嗜咸……故其民皆黑色疏理，其病皆为痈疡……西方者，金石之域，沙石之处……其民华食而脂肥，故邪不能伤其形体，其病生于内……"可见地域不同、饮食不同，所患疾病也不同。

四川、贵州、湖南等地处西南山区，气候潮湿阴冷，可吃一些辛辣之品，如辣椒、花椒等，以燥湿除湿。而北方气候干燥，则不宜食辛辣之物。有些四川人到北方工作后，还保留了原来的饮食习惯，喜欢吃辣椒，就出现了口唇生疮等上火症状。

三、人与社会和谐统一

人不仅生活在自然环境中，也生活在社会环境中，因此，社会因素对人的健康和疾病的发生有极重要的影响。人的社会地位和生活环境不同，身心状态也有所差异。如明代李中梓在《医宗必读》中指出："大抵富贵之人多劳心，贫贱之人多劳力；富贵者膏粱自奉；贫贱者藜藿苟充；富贵者曲房广厦，贫贱者陋巷茅茨；劳心则中虚而筋柔骨脆，劳力则中实而骨劲筋强；膏粱自奉者脏腑恒娇，藜藿苟充者脏腑恒固；曲房广厦者玄府疏而六淫易客，茅茨陋巷者腠理密而外邪难干。"

我国是一个多民族的国家，世界是一个多元化的社会，所到之处，饮食指导或饮食治疗时，均需尊重当地的宗教信仰、饮食风俗，与当地社会和谐统一。

第二节　阴阳平衡

一、阴阳学说

阴阳学说认为阴阳代表着一切事物中的矛盾双方。比如就日光的向背而言，朝向阳光则为阳，背向阳光则为阴。因为向阳的地方光明、温暖，背阴的地方黑暗、寒冷。所以古人以光明、黑暗，温暖、寒冷分阴阳。阴阳决定着一切事物的生长、发展、变化以及衰败和消亡。正如《素问·阴阳应象大论》所言："阴阳者，天地之道也，万物之纲纪。"

人体的正常生命活动是阴阳两个方面保持相对平衡的结果。如果阴阳失去相对平衡，出现了偏盛或偏衰，就会发生疾病。如果阴阳不协调发展到相互分离，人的生命就停止了。正如《素问·生气通天论》说："阴阳离决，精气乃绝。"

《素问·阴阳应象大论》曰："善诊者，察色按脉，先别阴阳。"阴阳是辨别证候的总纲。如八纲辨证中，表证、热证、实证属阳；里证、寒证、虚证属阴。在临床辨证中，只有分清阴阳，才能抓住疾病的本质，做到执简驭繁。凡见无热恶寒、四肢厥冷、息短气乏、精神不振、呕吐、下利清谷、小便色白、面白舌淡、脉沉微等证候的，属于阴证；凡见身热、恶热不恶寒、心烦口渴、气高而粗、目赤多眵、面唇色红、小便红赤、大便或秘或干、舌质红绛、脉滑数有力等证候的，属于阳证。又如在虚证分类中，心有气虚和血虚之分，前者属阳虚范畴，后者属阴虚范畴。

总之，阴阳偏盛、偏衰是疾病过程中病理变化的基本规律，尽管疾病的病理变化错综复杂、千变万化，但其基本性质可以概括为阴和阳两大类。辨别阴阳在临床上具有重要的意义。

二、阴平阳秘

中医认为身体失健、罹患疾病，究其原因，皆为阴阳失衡所致，如阴阳之偏盛偏衰。《素问·生气通天论》云"阴平阳秘，精神乃治"，"因而和之，是谓圣度"，这是中医认识疾病、治疗疾病的基本原则。围绕调理阴阳进行食事活动，使机体保持"阴平阳秘"，乃是中医营养学理论的核心所在。正如《素问·至真要大论》所说："谨察阴阳之所在，以平为期。"

因此，饮食应以调整阴阳为基本指导思想。《素问·骨空论》说："调其阴阳，不足则补，有余则泻。"补即补虚，益气、养血、滋阴、助阳、添精、补髓、生津诸方面皆属于补虚；泻即泻实，解表、祛寒、清热、燥湿、利水、泻下、祛风、行气等方面则属于泻实。无论是补虚还是泻实，目的皆一，即调整机体内的阴阳使之平衡，以维持或达到"阴平阳秘"的正常生理状态，从而保证身体康健。如阴虚者可给予山药、百合、猪肉、甲鱼等滋阴补虚的食物，阳虚者可给予羊肉、虾等甘温助阳的食物。

"热者寒之，寒者热之"也是平衡阴阳的手段。如热病发热、口渴，可以给予西瓜、黄瓜、荸荠等寒凉性食物；因寒引起月经期腹痛，可以给予生姜、红糖等温热性食物。

此外，在食物搭配和膳食的制备上，中医也十分注重调和阴阳，使膳食无偏寒、偏热之弊病。例如烹制田螺、螃蟹等寒性食物时，总配以葱、姜、蒜、醋等温性调料，以佐制菜肴偏寒凉之性，以免食后损伤脾阳而引起脘腹不舒等症状。又如烹制苦瓜时，因其苦寒，常配以辛温的辣椒，以期寒热平衡。

第三节 医食同源

在我国古代有"医食同源"的说法。传说神农氏，又称炎帝，他"始教天下耕种五谷而食之，以省杀生之弊；尝味草木，宣药疗疾以救夭伤之命，百姓日用而不知，著本草四卷"。《通鉴外记》亦称："民有疾病，未知药石，炎帝始味草木之滋，尝一日而遇七十毒……遂作为方书，以疗民疾，而医道立矣。"后世也称为"食药同源"。

一、食药同源

食物和药物同出一源，均来源于自然界的动植物。这在综合性本草及中药著作中，体现得尤为突出。

自《神农本草经》之后，有代表性的本草著作是梁代陶弘景所著的《本草经集注》，它是对魏唐以来本草学发展的总结。全书 7 卷，载药 730 种，分玉石、草、木、虫兽、果菜、米食、有名未用 7 类，首创按药物自然属性分类的方法，其中食物 46 种。

唐代首次由政府主持编写的《新修本草》，由长孙无忌、李勣领衔编修，由苏敬实际负责，23 人参加撰写。全书卷帙浩繁，共 54 卷；内容丰富，图文并茂，载药 844 种，包括食物 69 种。该书反映了唐代本草学的辉煌成就。

以后历代都有记载，到明代李时珍勤求古训，博采诸家之长，共收集本草 1892 种，著成了《本草纲目》一书，不仅是明代以前本草的集大成者，也是食物本草的总结，分布在草部、果部等十余类中。1953 年由人民卫生出版社出版的《本草纲目》，其上册多为药物，下册有不少食物，并对食物做了全面评述；此外还记载了大量食疗方。

《中华本草》（1999 年）由国家中医药管理局主持编纂，该书全面总结了我国两千多年来中药学成就，集中反映了 20 世纪中药学的发展水平，是一部综合本草著作。全书共 34 卷，收载药物 8980 种，其中食物有几百种。

二、食药同理

食药同源，二者都是在中医药理论指导下，因而性能上有相通之处。食物也具有类似药物的四气五味、升降浮沉、归经、功效等属性。如牛肉味甘，性平，功能补中益气。黄芪味甘，性温，功能补益脾肺。牛肉与黄芪同功。如宋代《养老奉亲书》所说："水陆之物为饮食者，不管千百品，其四气五味，冷热补泻之性，亦皆禀于阴阳五行，与药无殊。"食药同理是食物能够养生保健、防病治病的理论基础。

食物与药物同为一物的也比比皆是。如冬瓜，冬瓜皮、冬瓜子列为中药学的利水药，而冬瓜瓤为寻常蔬菜；荔枝，荔枝核列为中药学的理气药，而荔枝肉是美味水果；如小麦，浮小麦（未成熟的小麦）在中药中为收涩药，成熟的小麦为日常面食的主要原料；又如鲍鱼，鲍鱼壳称为石决明（煅制），为平肝息风药，而鲍鱼肉味道鲜美，为海鲜中的佳品。

三、食药有别

尽管食药同源，食药相通，但食物与药物还是有区别的：

其一，对常人来说，药物是日常生活的备用品，而食物却是必需品。食物含有营养精微物质，是维持人体健康的基础，需天天补充。有水谷则生，无水谷则死。

其二，药物作用比较峻烈，有一定的毒副作用，容易伤人。正如孙思邈所言"药性刚烈，犹若御兵"。食物比较平和，作用和缓，无毒副作用，孙思邈在《备急千金要方·食治》中说"食能排邪而安脏腑，悦神爽志，以资气血"。

其三，药物作用强，起效快，中病即上；食物作用弱，起效慢，需要经常食用。

因此，古代医家提出"人若能知其食性，调而用之，则倍胜于药也……善治药者，不如善治食"（《养老奉亲书》）。

中医营养学一贯倡导以食养生，以食疗病，"若能用食平疴，适性遣疾者，可谓良工"（孙思邈语）。

第四节　脾胃为本

《素问·灵兰秘典论》说："脾胃者，仓廪之官，五味出焉。"《素问·六节脏象论》也说："脾、胃、大肠、小肠、三焦、膀胱者，仓廪之本，营之居也，名曰器，能化糟粕，转味而入出者也。"可见脾胃是人体营养过程中的重要器官。

一、脾胃功能

1. 脾的主要功能是"主运化"和"主升"。

"主运化"包括运化水谷和运化水湿两个方面。通过脾的运化功能，将食物中的水谷精微物质转输和布散到全身，实际上是对营养物质的消化、吸收与运输。这一功能在营养学中是非常重要的。它与西医学所讲的脾脏，是两个不同的概念。如果脾虚不能健运，则出现腹胀、腹泻、食欲不振、肌肉消瘦、四肢倦怠、倦怠无力等症状。

运化水湿是指脾有调节水液的代谢、防止水液在体内停滞的作用。如果脾气虚，运化失常，水湿停留，可以生湿、生痰，引起腹胀、水肿，所以《素问·至真要大论》说："诸湿肿满，皆属于脾。"

"主升"是指脾能升清，即脾气将水谷精微物质上输于肺，再由肺宣发布散至全身。如果脾的升清作用失常，则会导致清窍失养而出现头晕目眩等症。"主升"还包括升举脏器，防止下垂。脾虚则脾气的升托作用减弱。

2. 胃的主要功能是"受纳、腐熟水谷"和"主降"。

饮食入口，容纳于胃，胃中的水谷经过胃气腐熟消磨，使水谷精微物质逸出，并由脾运化至全身。如果胃功能失常，就会出现厌食、食欲不振、胃脘满闷等症状。

胃还主降，以降为顺。胃气只有下行，才能把腐熟的饮食水谷下传入小肠，以便进一步消化、吸收和排泄。如果胃的通降功能失常，胃失和降，可见脘腹胀满疼痛、口臭泛酸、大便不通等症；或者出现胃气上逆，可见恶心呕吐、嗳气呃逆等症状。

中医学认为，"胃为水谷之海""脾为气血生化之源"。胃主受纳，脾主运化；脾主升，胃主降。二者互为表里，共同完成食物的受纳、腐熟和对精微物质的吸收与输布，进而滋养五脏六腑、四肢百骸、肌肉筋骨、皮肤毛发。所以，脾胃为人体的后天之本。

二、培补后天

李东垣十分重视脾胃在人体中的作用，在其所著《脾胃论》一书中云"阴精所奉，谓脾胃既和，谷气上升，春夏令行，故其人寿，阴精所降，谓脾胃不和，谷气下流，收藏令行，故其人夭"，并指出"内伤脾胃，百病丛生"。这些都对后世产生了深远的影响。

脾胃为后天之本，脾胃功能的强弱对于身体康健，疾病的发生、传变、转归都起着重要的作用。在临床应用中，应注意培补后天以生气血，顾护脾胃而不伤中州。

长期以来，我国人民的膳食一直以谷物为主食，这是一个很好的饮食传统。谷物性味多为甘平，有健脾益胃、培补后天的作用，可以使气血生化源源不断。谷类食物中以粳米、籼米、粟米、糯米、小麦补脾胃的作用为优。

补脾胃的食物分布很广，除谷类外，还有薯类（甘薯、马铃薯、山药等）、豆类（黄豆、白扁豆、豌豆等）、蔬菜（胡萝卜、莲藕等）、菌类（香菇、蘑菇等）、水果（苹果、龙眼肉、桑椹等）、肉类（猪肉、牛肉、兔肉、鸡肉等）、奶蛋（牛乳、羊乳、鸡蛋、鸭蛋等）、鱼类（鲢鱼、鲤鱼、鲫鱼、鳜鱼等）及调味品（蜂蜜、饴糖、白糖、红糖等）。据古代本草记载，补脾胃的食物有近百种，自然界的食物为人类提供了培补后天的丰富资源。

脾胃发病，大多由饮食所伤。李东垣云"若饮食失节，寒温不适，则脾胃乃伤"，需给予合理的饮食进行调养。他又引《难经·十四难》曰"损其脾者，调其饮食，适其寒温"，即损伤脾胃的人，应该注意饮食上的调节，所食之物要注意寒温适宜。饮食忌生冷、辛辣、黏腻之品，以免损伤脾胃元气。

第三章 食物性能、作用及应用 ▷▷▷▷

第一节 食物的性能

食物之所以能养生治病，是由它们自身具有的性能所决定的。这些性能是古代医家在长期实践中，对食物的认识积累加以概论和总结出来的，它与阴阳、脏腑、经络、治疗等中医基础理论紧密地结合在一起。

食物的性能主要有性、味、归经、升降浮沉等几方面内容。

一、性

"性"是指食物具有寒、凉、温、热四种性质，中医称为"四性"或"四气"。其中温热与寒凉属于两类不同的性质。温与热、寒与凉则分别具有共同性，温次之于热，凉次之于寒，即在共同性质中又有程度上的差异。

食物的四气属性，是古人根据食物作用于人体所产生的反应归纳总结出来的。凡适用于热性体质或病证的食物，就属于寒凉性食物。如西瓜可用于热病烦渴，梨可用于咳嗽、咯黄痰，表明这两种食物具有寒凉之性。反之，凡适用于寒性体质或病证的食物，则属于温性或热性食物。如干姜可用于胃寒腹痛，生姜、葱白用于风寒感冒等，表明其具有温热之性。在实际应用时，应以"寒者热之，热者寒之"（《素问·至真要大论》）为原则。

食物四性举例：

寒性食物：苦瓜、苦菜、马齿苋、莲藕、食盐、海带、紫菜等。

凉性食物：绿豆、大麦、苋菜、芹菜、丝瓜、萝卜、茄子、茶叶等。

热性食物：芥末、辣椒、胡椒、干姜等。

温性食物：糯米、韭菜、茴香菜、葱白、芫荽、胡桃仁、羊乳等。

还有一类食物，寒热性质倾向都不太明显，作用比较和缓，则归于平性食物。如粳米、黄豆、白扁豆、山药、莲子、牛乳、猪肉等。

一般来讲，寒凉食物多有滋阴、清热、泻火、凉血、解毒的作用；温热食物有温经、散寒、助阳、活血、通络等作用；平性食物大都具有补益滋养的功效。

二、味

中医在长期的实践中发现，滋味相同的食物常有相同的作用，而不同滋味的食物则作用各异。食物的"味",既是指食物的具体味道,也是指其作用于身体后的反应。

五味是指辛、甘、苦、酸、咸五种基本的滋味。此外,还有涩味和淡味。但一般统称为五味。

五味的确定,一方面是由口尝而得,它是食物真实味道的反映。如糖甜,具有甘味;蒜辣,具有辛味;醋有酸味;盐有咸味;苦菜有苦味。另一方面是通过食物作用于人体的反应而总结出来的。一般来说,食物比中药更能反映真实的滋味。

味不仅局限于感官所能辨别的味道,也代表了食物的不同作用。相同的味表示有共同的作用。

食物主要有五种味:辛、苦、甘、酸、咸。五味各有特点,正如《本草备要》所说:"酸者能涩能收,苦者能泻能燥能坚,甘者能补能缓,辛者能散能润能横行,咸者能下能软坚,淡者能利窍能渗泄,此五味之用也。"概括而言,辛散、酸收、甘缓、苦坚、咸软。滋味相同者,作用相近;滋味不同,作用相异。

辛味:有发散、行气、行血的作用。如生姜、葱白辛散解表,用于外感表证;韭菜、茴香、黄酒行气散瘀,用于气滞血瘀证。

甘味:有补益、和中、缓急的作用。如粳米、糯米能补中益气;大枣健脾和中;饴糖缓急止痛,用于胃脘腹痛。

酸味:有收敛、固涩等作用。如石榴涩肠、止血、止咳,可用于泻痢、下血、脱肛等;乌梅安蛔止痛,用于蛔虫证。

苦味:有清热、泻火、除湿、泻下的作用。如苦瓜清热解毒,用于火热实证;莴笋利尿,清热解毒,用于小便不利、热毒证。

咸味:有能软坚散结、泻下的作用。如海带、紫菜等软坚散结,适用于瘿瘤(甲状腺肿大);食盐软坚润下,用于习惯性便秘。

食物除五味外,还有淡味、涩味、芳香味。

淡味:有渗湿、利尿作用,多用于治疗水肿、小便不利等证,如冬瓜、冬瓜子、薏苡仁、葫芦、荠菜等。

涩味:涩味与酸味作用相近,多用于虚汗、泄泻、痢疾、尿频、精滑等,如高粱、橄榄、乌梅等。

食物还有一种特殊的芳香味,以水果、蔬菜居多,如柑橘、苹果、芫荽、香椿、茴香等。芳香味有醒脾开胃、行气化湿、开窍爽神等作用。

性味各从一个侧面反映食物的性能,而每一种食物既有特定的性,也有一定的味,所以在应用食物时,要把性和味结合起来考虑。同样是寒性食物,如果味不同,作用也往往差异较大。例如,同为寒凉之性的白萝卜和苦瓜,前者味辛甘,可以健胃消食、下气宽中;而苦瓜味苦,清降火热的能力较强,可清暑、涤热、解毒。

三、归经

归经就是指食物对于机体某部分的选择性作用,即主要对于某脏腑及其经络发生明显的作用，而对其他经则作用较小或没有作用。如同属寒性食物，虽然都是有清热作用，但其作用范围侧重不同，如鸭梨偏于清肺热，而西瓜偏于清心胃热，各有所长。又如同为补益之品，莲子补心、土豆补脾、干贝补肾。归经是以脏腑、经络理论为基础，以所治之具体病证为依据的，是食物应用规律的总结。

食物归经举例：

1. 归心经的食物　小麦、莲子、百合、龙眼肉、酸枣等。

2. 归肺经的食物　梨、苹果、甘蔗、荸荠、枇杷、白果、牛奶等。

3. 归脾经的食物　粳米、粟米、黄豆、莲藕、大枣、猪肉、牛奶等。

4. 归肝经的食物　芹菜、胡萝卜、小茴香、龙眼肉、黑芝麻等。

5. 归肾经的食物　山药、桑椹、黑芝麻、核桃仁、乌骨鸡、海参等。

6. 归胃经的食物　粳米、粟米、糯米、扁豆、土豆、牛肉、牛乳等。

7. 归膀胱经的食物　刀豆、冬瓜、黄豆芽、白菜、水芹、鲤鱼等。

8. 归小肠经的食物　冬瓜、苋菜、菠菜、莴笋、食盐等。

9. 归大肠经的食物　荞麦、马齿苋、茄子、白菜、菠菜、萝卜、木耳等。

四、升降浮沉

由于各种疾病在病机和证候上，常常表现出向上（如呕吐、咳喘）、向下（如泻利、崩漏、脱肛），或者向外（如自汗、盗汗）、向内（如表证不解）等病势趋向，因此，能够针对病情、改善或者消除这些病证的药物，也就分别具有升降浮沉的作用趋向。这些性能可以纠正机体功能失调，使其恢复正常，或者因势利导，助邪外出。

升和降、浮和沉都是相对的，升是上升，降是下降，浮表示发散，沉表示泻利等作用。

升浮：一般来说，质地轻薄、气味芳香的食物，具有向上、向外的作用趋向，有升阳发表、祛风散寒、涌吐、开窍等功效。如芫荽、葱白气味芳香，可以辛温解表、发散风寒；茉莉花能舒肝解郁。

沉降：质地结实、气味浓厚的食物具有向下、向内的作用趋向，有泻下、清热、利尿渗湿、重镇安神、潜阳息风、消导积滞、降逆、收敛及止咳平喘等功效。如冬瓜、玉米须利尿而治水肿、小便不利；西瓜清热生津而治热病、烦渴。

总体而言，升浮的食物属阳，沉降的食物属阴。

在应用食物的时候，要将其多种性能结合起来考虑，才能收到理想的效果。

第二节　食物的作用

食物的基本作用概括起来有三个方面，即"补""泻""调"。具体而言，即补虚扶正、泻实祛邪、调和脏腑，以维持脏腑功能的协调，维护机体阴阳平衡或者纠正阴阳偏胜偏衰的病理现象，使之在最大程度上恢复到正常状态。

一、补虚扶正

凡是能够补充人体物质、增强体质以提高抗病能力，或者改善虚弱证候的食物，都具有补虚扶弱、扶助正气的作用。

人体各种组织、器官和整体的机能低下，是导致疾病的重要原因，中医学把这种状态称为"正气虚"，总体表现为精神萎靡、身倦乏力、心悸气短、食欲不振、腰疼腿软、脉象细弱或沉细。从气血阴阳看，有阴虚、阳虚、气虚、血虚之分，各具其证候特点。益气、养血、滋阴、壮阳都是补虚扶正的手段。

补益类食物举例：

1. 补气类　粳米、糯米、粟米、黄豆、土豆、大枣、牛肉、鸡肉、鸡蛋等，用于气虚体质或气虚证。

2. 补血类　胡萝卜、龙眼肉、桑椹、猪肉、猪肝、羊肝、牛肝、甲鱼、海参等，用于血虚体质或血虚证。

3. 滋阴类　山药、银耳、鸭肉、鸡蛋黄、鸭蛋黄、甲鱼、乌贼鱼、猪皮等，用于阴虚体质或阴虚证。

4. 补阳类　韭菜、刀豆、核桃仁、羊肉、鹿肉、猪肾、鸽蛋、虾、淡菜等，用于阳虚体质或阳虚证。

二、泻实祛邪

外界致病因素侵袭人体，或内脏机能活动失调、亢进，均能使人发生疾病。如果病邪较盛，中医称为"邪气实"，其证候则称为"实证"。实证的范围很广，如气滞、血瘀，或者痰湿、积滞等。实证的临床表现多为呼吸气粗、精神烦躁、脘腹胀满、疼痛难忍、大便秘结、小便不通或者淋漓涩痛、舌苔黄腻、脉实有力等。

用于实证的食物，具有祛除病邪的作用，邪去正复则脏安，身体康复。

泻实祛邪类食物的种类较多，分述如下：

1. 散风寒类　生姜、葱白、芫荽等，用于风寒感冒。

2. 散风热类　淡豆豉等，用于风热感冒。

3. 化痰类　萝卜、杏仁、生姜、海带、紫菜等，用于痰证。

4. 止咳平喘类　杏仁、梨、白果、枇杷、百合等，用于咳喘证。

5. 清热泻火类　苦瓜、苦菜、西瓜等，用于实热证。

6. 清热化湿类　扁豆、茄子、薏苡仁、黄瓜等，等用于湿热证。

7. 清热解毒类　绿豆、赤小豆、马齿苋、苦瓜、蓟菜等，用于热毒证。

8. 清热解暑类　西瓜、绿豆、绿茶等，用于暑热证。

9. 清热利咽类　荸荠、橄榄等，用于咽喉肿痛。

10. 温里类　干姜、花椒、胡椒、羊肉等，用于里寒证。

11. 祛风湿类　薏苡仁、樱桃、鳝鱼等，用于风湿证。

12. 芳香化湿类　草果、草豆蔻、白豆蔻等，用于暑湿、脾虚湿阻证。

13. 利水渗湿类　赤小豆、冬瓜等，用于小便不利、水肿等证。

14. 理气类　刀豆、茴香等，用于气滞证。

15. 活血类　山楂、酒、醋等，用于血瘀证。

16. 凉血类　茄子、藕、丝瓜、木耳等，用于血热证。

17. 止血类　藕、藕节、槐花等，用于出血证。

18. 消食类　山楂等，用于饮食积滞。

19. 通便类　香蕉、蜂蜜、菠菜、核桃仁、黑芝麻等，用于便秘。

20. 安神类　莲子、小麦、百合、龙眼肉、猪心等，用于失眠。

21. 收涩类　芡实、莲子等，用于泄泻、尿频等滑脱不禁证。

22. 驱虫类　南瓜子等，用于虫证。

三、调和脏腑

中医认为脏和腑虽然各有不同的生理功能，但它们之间既分工又合作，互相帮助，相互依赖，构成了有机整体，从而保证机体正常的生命活动。如果脏腑之间或脏与腑、腑与腑之间失去协调平衡的关系，也会导致疾病的发生。如脾胃都是饮食的主要脏腑，脾主运化，胃主受纳、腐熟；脾气以升为顺，胃气以降为和。倘若脾胃不和，脾气该升不升，则出现食欲不振、食后腹胀、倦怠乏力等清阳不升、脾不健运的临床表现；胃气当降不降，则出现食停胃脘的胃脘胀满、胃痛、恶心欲呕的临床表现。治宜调和脾胃，予以白扁豆、生姜、山药、猪肚、胡萝卜等食物。

第三节　食物的应用

一、生命所需

食物是人类赖以生存的物质基础，是人类最基本的生命活动之一，没有食物的摄入，人体的生命活动就无法进行。《灵枢·五味》明确指出："谷不入半日则气衰，一日不入则气少矣。"孙思邈在《备急千金要方》中说："安身之本，必资于食。不知食宜者，不足以全生。"李时珍亦云："盖水为万物之源，土为万物之母，饮资于水，食资于土……故曰：水去则营竭，谷去则卫亡。"

饮食是生命所需，得之则生，绝之则亡，故"民以食为天"。

二、养生保健

养生保健包括的内容很多，四时食养、不同人群养生、不同体质食养后面有专篇介绍，日常饮食措施散见于原则及应用各章，此处不再赘述。

历代本草文献在养生保健方面有不少记载，涉及种类很多，可归纳为 9 个方面。

1. 形体

轻身（肥人变瘦、轻盈）类食物：燕麦、大枣、龙眼肉等。

肥健（瘦人变得健壮）类食物：小麦、粳米、酸枣、葡萄、藕、山药、牛肉等。

2. 体力

益气力（增力、善走等）类食物：荞麦、大麦、桑椹、榛子等。

强筋骨（筋骨强健、灵活）类食物：栗子、鳝鱼、食盐等。

3. 头发

乌发（白发变黑）类食物：黑芝麻、核桃仁、大麦等。

生发（头发生长）类食物：核桃仁等。

润发（头发润泽）类食物：鲍鱼等。

4. 容颜

美容（好颜色、润肤、美白）类食物：粳米、山药、樱桃、牛乳等。

5. 五官

聪耳（改善听力）类食物：莲子、山药、荸荠、芥菜、蜂蜜等。

明目（改善视力）类食物：黑芝麻、芡实、山药、马齿苋、苦瓜、枸杞菜、动物肝脏、蚌、白鱼、桑椹等。

健齿（坚固或洁白牙齿）类食物：花椒、莴笋等。

润喉通鼻（润泽咽喉、通利鼻窍）类食物：橄榄、杏、柿子、花椒等。

6. 智力

益智（增智、健脑）类食物：核桃、葡萄、荔枝、龙眼、大枣、百合、山药、茶、黑芝麻等。

7. 神志

安神（使神志安静）类食物：莲子、百合、荔枝、龙眼、山药、鹌鹑、牡蛎肉。

醒神（使精神兴奋）类食物：橘、柑、橙等。

8. 生殖生育

壮阳（提高性机能）类食物：核桃仁、栗子、刀豆、菠萝、樱桃、韭菜、花椒、羊肉、雀肉、鹿肉、海虾、海参、鳗鱼等。

种子（提高男性生育能力，也称续嗣）类食物：葡萄、黑雌鸡、雀脑、鸡蛋、鹿骨、鲤鱼、鲈鱼、海参等。

助孕（提高女性受孕能力）类食物：鹌鹑蛋等。

安胎（有助胎儿健康）类食物：鲤鱼、生姜等。

9. 延年益寿

延年永生（长寿、驻颜）类食物：山药、芝麻、核桃仁、马齿苋等。

从上述食物可以看出，养生并非一味补益，而是补泻兼施。以护眼明目为例：猪肝味甘、性平，以补肝而明目，适于中老年人、气血虚弱者保健之用；苦瓜味苦、性寒，以清热而明目，适用于盛夏季节或眼目上火者食用。

又如延年益寿，多采用补益之法，芝麻、核桃滋补先天，莲肉、山药补益后天。马齿苋以清热解毒著称，却是民间著名的长寿菜，古本草记载其有延年的功效。

三、防治疾病

中医食治包含两层意思，一则"治未病"，预防在先；二则治疗疾病或辅助治疗疾病。

（一）预防疾病

《素问·四气调神大论》曰："不治已病治未病，不治已乱治未乱。""治未病"即预防疾病。中医认为身体虚弱、阴阳不平衡是引起疾病的重要原因，全面膳食可以使五脏功能旺盛、气血充实，正所谓"正气存内，邪不可干"。合理的饮食是预防疾病的基础。

1. 未病防病　明代张介宾《类经》注曰："祸始于微，危因于易，能预此者，谓之治未病，不能预此者，谓之治已病，知命者，其谨于微而已矣。""知命者其谨于微而已"即预识病理体质的渐成并及时纠正，在其病前采取积极措施加以防范，从而预防疾病的发生。例如《本草纲目》中记载的"扁鹊三豆饮"用于天行痘疾："预服此饮疏解热毒，纵出亦少。用绿豆、赤小豆、黑大豆各一升，甘草二两，以水八升，煮极熟。任意食豆饮汁，七日乃止。"

一些食物具有特异的预防作用。如葱姜汤可以预防感冒；鲜白萝卜、鲜橄榄煎汁可预防白喉；绿豆汤能预防夏季中暑等。民间也流传一些经验方，如熏醋能预防流行性感冒，大蒜能杀菌消炎、预防胃肠道炎症。

2. 既病防变　"既病防变"是指考虑到疾病未来的发展趋势，治疗于未传变之时，防止疾病向坏的方面转化。如治疗肝病，《金匮要略·脏腑经络先后病脉证第一》曰："见肝之病，知肝传脾，当先实脾。"因肝旺克脾土，如果预先给予补脾胃的膳食以实脾，则脾旺而不受邪。

（二）治疗疾病

食物既能补益，又能泻实。"食能祛邪而安脏腑，悦神，爽志，以资气血"（孙思邈）。饮食无药之苦，无药之弊，"病人服之，不但疗病，并可充饥，不但充饥，更可适口，用于对证，病自渐愈，即不对证，亦无他患"（张锡纯），是一种安全可靠的方法。古代用之甚多。东晋葛洪所著的《肘后备急方》首次记载了用猪胰治消渴病（糖尿病）、用海藻酒治瘿瘤（单纯性甲状腺肿）等病，这些方法对后世有所启发。

根据古代食物本草和其他医书的记载以及临床经验，食疗的应用范围极其广泛，涉及病种很多，内科、外科、妇产科、儿科病均有。

内科病：感冒、咳嗽、喘证、心悸、胸痹、血证、眩晕、呕吐、胃脘痛、食积、痢疾、泄泻、便秘、水肿、脚气病、淋证、消渴以及虚损诸证。

外科病：有痈肿疮疡、丹毒、乳疮、疔、疖等证。

妇产科病：月经不调、赤白带下、胎动不安等证，以及产后诸证（如乳汁不通、产后腹痛、产后恶露等）。

儿科病：咳嗽、伤食、呕吐、腹泻、痘疹不出、遗尿等证。

即使是一些急性病证，饮食疗法也有一定的应用价值。例如肺炎高烧不退、口干烦渴、咳嗽吐黄痰，此时除了用药物外，适当饮用西瓜汁、梨汁、枇杷汁可清热化痰止咳，有利于疾病的痊愈。

患病之后，机体康复不是一朝一夕的事情。一般慢性病病程较长，缠绵不愈，常年吃药打针，非常痛苦，经济上也承受不起。俗话说："三分吃药，七分调养。"饮食调理是重要一环，它融治疗于日常饮食或美味佳肴之中，补气血、安脏腑、清神志，平衡阴阳，慢慢调理，以促进机体康复。

第四章　中医营养学的原则　▷▷▷▷

第一节　全面膳食

　　早在两千多年以前，我国医学著作《黄帝内经》就提出了全面膳食的要求，如《素问·脏气法时论》所说的"五谷为养，五果为助，五畜为益，五菜为充，气味合而服之，以补精益气"，这可能是世界上最早的膳食指南。

　　五谷原指粳米、麻、大豆、麦、黄黍，后泛指谷类食物，也包括豆类作物。"五谷为养"有给养、滋养之意。谷物来源广泛，性味比较平和，有补脾胃的作用，脾胃健旺才能运化水谷，气血生化有源，以供养五脏之气。谷物是我国膳食的主体，为日常生活中的主食。

　　五果原指枣、李、栗、杏、桃，后泛指水果食物。"五果为助"有辅助、帮助之意。水果有益肺、生津、开胃、消食等作用，辅助五谷滋养人体。

　　五畜原指猪、牛、羊、狗、鸡，谓牛羊犬豕鸡，后泛指家畜、家禽等。有的也包括其附属品奶、蛋在内。"五畜为益"有补益、滋补之意。精血不充，非草木之类所能益，是必血气之属以补之，故精不足者补之以味。动物肉类为血肉有情之品，滋补性强，多有健脾益气、补肾填精的作用。

　　五菜原指葵、韭、藿、薤、葱，后泛指蔬菜。"五菜为充"有补充、充实之意，蔬菜功多疏利，可以补充五谷之不足。

　　《黄帝内经》提示我们日常膳食应以谷物为养，肉类作为补益，以蔬菜水果作为辅助补充，这样配置的膳食，"谷肉果菜，食养尽之"（《素问·五常政大论》），有益于身体健康。

第二节　辨证施膳

　　辨证论治是中医学的基本原则，在中医营养学体现为辨证施膳。辨证施膳是由辨证与施膳相互联系的两个部分所组成。辨证不是各种症状的简单罗列，而是通过对症状、舌苔、脉象等进行综合分析，从中找出内在的联系，得出证候的概念，并以此作为主治处方的重要依据。辨证是决定治疗的前提和依据，施膳是治疗的手段和方法。

　　中医辨证的方法很多，如八纲辨证、脏腑辨证、气血津液辨证等。八纲辨证是中医学辨证的基本方法，即把疾病状况分为表、里、虚、实、寒、热、阴、阳八个证，阴阳为八纲之总纲。表证、热证、实证属于阳证；里证、寒证、虚证属于阴证。

表证：病位在肌表，病势较浅，多为外感病初期，宜给予发散解表的膳食。如风寒感冒，可喝生姜红糖水，促使汗出邪去。

里证：病位在内，脏腑失调，病情较重，多由于内脏机能活动失调，代谢障碍，以致痰饮、水湿、瘀血等病理产物停留体内所致，宜给予调理脏腑的膳食，如脾虚湿盛所致的水肿、小便不利，可予冬瓜、玉米须煮水喝，以利水消肿。

寒证：感受寒邪或阴盛、阳虚引起的寒冷证候，宜给予温中散寒的膳食。如胃寒疼痛，可用生姜粥、生姜羊肉汤等，以温暖胃脘。

热证：感受热邪，或阳盛、阴虚引起的温热证候，宜给予寒凉之品，如发热口渴，可予西瓜汁、凉拌番茄等，以清热生津。

虚证：人体正气不足而引起的虚弱证候，宜配补益之品。阳虚者形寒肢冷、形不足者，温之以气，如羊肉粥等甘温之品，使阳气旺盛；阴虚者身体消瘦、精不足者，补之以味，则要用厚味之物，如炖甲鱼、猪肉羹，鸡蛋羹等，补益精血，使阴精充足。

实证：邪气亢盛，正气未衰，正邪相争所表现的一类证候，配膳应以泻实祛邪为主，如风湿痹证，可予薏苡仁粥，以渗除水湿、舒筋除痹。

脏腑辨证也是常用的辨证方法。根据脏腑的生理和病理特点辨明疾病所属脏腑，再配制相应的饮食疗法。例如胃痛的患者，疼痛隐隐，喜温喜按，食少乏力，属脾胃虚寒，可予以糯米粥、羊肉粥等温中暖胃之品；胃脘胀闷，脘痛连胁，每因情志因素而痛作，属肝胃气滞，可予茉莉花茶、金橘饼等疏肝理气之品。

食疗与药疗不同，如果脱离了日常膳食，一味地追求辨证施膳，日久就会造成营养失衡，导致营养不良。因此，在实际应用时，一定要注意辨证施膳与全面膳食相结合。

第三节　谨和五味

食物有酸、苦、甘、辛、咸五味，它们与人体的五脏有密切的对应关系。对此，《黄帝内经》中有许多相关记载，如《素问·宣明五气》记载："五味所入，酸入肝、辛入肺、苦入心，咸入肾，甘入脾，是谓五入。"又如《素问·至真要大论》所云："夫五味入胃，各归所喜，故酸先入肝，苦先入心，甘先入脾，辛先入肺，咸先入肾，久而增气，物化之常也。"说明酸、苦、甘、辛、咸五味对五脏产生特定的联系和亲和作用，久服可增补其脏之气。

五味既能养五脏，亦能伤五脏。如果长期偏嗜某味食物，就会导致相应脏腑的功能失调，阴阳失去平衡，从而引发疾病。早在《素问·五脏生成》就记载了"五味所伤"，"是故多食咸，则脉凝泣而变色；多食苦，则皮槁而毛拔；多食辛，则筋急而爪枯；多食酸，则肉胝（胝）而唇揭；多食甘，则骨痛而发落，此五味之所伤也"。又如《素问·生气通天论》云："阴之所生，本在五味，阴之五宫，伤在五味。是故味过于酸，肝气以津，脾气乃绝。味过于咸，大骨气劳，短肌，心气抑。味过于甘，心气喘满，色黑，肾气不衡。味过于苦，脾气不濡，胃气乃厚。味过于辛，筋脉沮弛，精神乃央。"

常人不宜五味偏嗜，患者更需谨慎，否则病情加重，变证丛生。身体超重和肥胖者不宜吃肥甘食物，胃病患者不宜吃辛辣食物，高血压和肾病患者应少吃食盐。

所以，无论是在日常生活中，还是患病期间，饮食都要注意五味的搭配和协调，勿令其偏，"是故谨和五味，骨正筋柔，气血以流，腠理以密，如是则骨气以精，谨道如法，长有天命"（《素问·生气通天论》）。

第四节　饮食有节

《素问·上古天真论》曰："上古之人，其知道者，法于阴阳，和于术数，食饮有节，起居有常，不妄作劳，故能形与神俱，而尽终其天年，度百岁乃去。"食饮有节即饮食有节，它包含两层含义，一是饮食节制，二是饮食规律。

1. 饮食节制　饮食节制就是控制食量，饥饱适度。人体对饮食的消化、吸收、输布，主要靠脾胃来完成。进食定量，饥饱适中，恰到好处，则脾胃功能运转正常，人体就能及时得到营养精微物质的供给，从而保证各种生理功能活动。如果饮食不节，饥饱无度，则会损伤脾胃，进而引起诸多病证。

《素问·痹论》指出饮食过度的危害，"饮食自倍，肠胃乃伤"，出现胃肠道症状，如脘腹部胀满不舒、嗳腐吞酸、大便泄泻或秘结不通等。本病小儿多见，这是因为小儿脾胃功能较弱，又常不能自己控制进食量，因而容易发生食伤脾胃的病证。

另外，饮食过量，天长日久，形体日丰而成肥胖，肥胖也是心血管病、脑血管病、糖尿病、痛风、恶性肿瘤等病的危险因素。

如果长期饮食过饥，无法保证营养的供给，则机体气血生化乏源，出现身体消瘦、面色苍白、心慌失眠、月经稀少等症状，进而导致营养不良。

饮水和进食一样也要适量，应避免一次饮水过多，也不要渴了再喝。如《饮膳正要·养生避忌》所说："善养生者，先饥而食，食勿令饱，先渴而饮，饮勿令过，食欲数而少，不欲顿而多。"

2. 饮食规律　饮食规律是进食有相对固定的时间，有一定的规律。早在《尚书》中就有"食哉惟时"之论。有规律地定时进食，可以保证消化、吸收机能有节奏地进行活动，脾胃则可协调配合，有张有弛，饮食即可在机体内有条不紊地被消化、吸收，并输布全身。如果食无定时，扰乱了胃肠消化的正常规律，则会导致胃肠功能失调，食欲减退，消化能力减弱，损害健康。

我国传统的一日三餐是很有道理的，所以，要养成定时进食的良好习惯，以适应消化机能的生理节律。消化功能健旺则身体康健，所谓"食能以时，身必无灾"（《吕氏春秋》）。

除了安排好进食的时间，还要做到早上吃饱、中午吃好、晚餐吃少。

第五节　配伍得当

在生活和临床中单独应用一种食物食养或食疗的情况比较少，常常是几种食物混合在一起搭配使用。将两种以上的食物调配在一起称为配伍。《神农本草经·序例》将各种配伍关系归纳为"有单行者，有相须者，有相使者，有相畏者，有相恶者，有相反者，有相杀者，凡此七情，合和视之"。这"七情"之中除单行者（注：为单味使用）外，都是谈配伍关系。

食物的配伍，分述如下：

1. 相须　相须就是两种功效相似的食物配合应用，可以增强原有食物的功效。如大枣与粳米配合，能增强健脾益气的作用。龙眼肉配桑椹，可以增强补血养血的作用。

2. 相使　相使就是以一种食物为主，另一种食物为辅，二者合用，可以提高主料的功效。如姜糖饮中，以辛温发散的生姜为主料，以红糖为辅料，增强温中散寒的功效。一主一辅，相辅相成。辅料能提高主料的疗效，即是相使的配伍。

3. 相畏　相畏就是一种食物的不良作用，能被另一种食物减轻或消除。如螃蟹大寒，食后容易引起腹痛、腹泻，能够被生姜所减轻。

4. 相杀　相杀就是一种食物能减轻或消除另一种食物的不良作用。如生姜能减轻或消除螃蟹的大寒之性。由此可知，相畏、相杀属于同一配伍关系，只是不同角度的两种说法。

5. 相恶　相恶就是两种食物合用，一种食物能够减低另一食物的功效。如萝卜能减低补气类食物（大枣等）的功效。

6. 相反　相反就是两种食物合用，可能产生不良反应。如柿子忌茶、葱忌蜂蜜等。对此古代记载颇多。如猪肉忌荞麦、鸽肉、鲫鱼、黄豆；鲫鱼忌芥菜、猪肝；龟肉忌苋菜、酒、果；鸭蛋忌桑椹子、李子；鸡肉忌芥末、糯米、李子等。

古代这些相反的记载，目前尚缺乏科学实验的证明，有待于今后进一步研究和探讨。

第六节　饮食禁忌

所谓"饮食禁忌"是指食"非所宜"的诸般情况。中医学对此非常重视，元代《饮食须知》中说："饮食藉以养生，而不知物性有相宜相忌，纵然杂进，轻则五内不知，重则立兴祸患。"

饮食禁忌对于身体的健康，疾病的预防、治疗和转归都有着十分重要的影响，应引起重视。正如汉代医家张仲景在《金匮要略·禽兽鱼虫禁忌并治第二十四》所说："所食之味，有与病相宜，有与身为害，若得宜则益体，害则成疾。"

中医营养学在饮食禁忌方面积累了大量的经验，可供实际应用时参考。

饮食禁忌主要包括以下内容：

1. 生冷 生冷指冷饮、冷食或一次大量生食的蔬菜、水果等。素体阳虚者、脾胃虚寒者忌食。

2. 辛辣 辛辣为辣椒、花椒、韭菜、葱、姜、蒜等辛辣之物。素体偏热者、热性病证者忌食。

3. 黏滑 黏滑为糯米、小麦、大麦、肥猪肉、奶酪、油炸制品等。脾虚、痰湿者忌食，暑湿季节也不宜食。

4. 油腻 油腻食物指油、肥肉、油炸食品、乳制品（奶、酥、酪）等。素体痰湿或湿热者、脾虚有湿或痰湿者忌食，炎热的夏季也不宜多食。

5. 腥膻 腥膻指水产类食物（如鱼、虾、蟹、贝类等），以及羊肉等食物。风热、痰热、斑疹疮疡者忌食。

6. 发物 发物指能使疮疡、疔毒、风疹、癣疥、咳嗽、哮喘等病加重，或引动其发作的某些食物。如黄鱼、带鱼、虾、羊肉、酒、芫荽、竹笋、韭菜、芥菜、鸡头、鹅头等。这些食物性质多属温热、香燥，食后容易动风发气、助热生火，导致机体气血失常而引起疾病的变化。过敏体质者进食时尤要注意。

对于发物也要辩证看待。有时可以利用发物的特性，适量食用，以辅助特定疾病的治疗。如麻疹初起，也可以芫荽煮汤，促使疹毒外出。

临床上常采用八纲辨证，饮食禁忌也各有不同。

表证：忌补益、滋腻之品。

里证：忌发散解表的食物。

寒证：忌用生冷、寒凉之品。

热证：忌用辛辣、温热之品。

虚证：患者一般脾胃虚弱，消化力弱，补益应循序渐进，不要过于滋腻，以免碍胃，出现食欲不振、进食减少等现象。阳虚内寒者慎用生冷、寒凉之品，阴虚内热者慎用辛辣、温热之品。

实证：如瘀血证，慎食生冷之品，中医认为血遇寒则凝，生冷寒凉的食物会加重瘀血。如湿热证多吃黏滞、油腻的食物，不利于湿热的消除，故应慎食。又如水肿者慎食咸味食物。

服药期间也要注意饮食禁忌。清代医学家章杏云在《调疾饮食辨·发凡》中云："病人饮食，借以滋养胃气，宜行药力，故饮食得宜足为药饵之助，失宜则反与药饵为仇。"《伤寒论》《金匮要略》中也指出服药时忌生冷、黏腻、肉、面、五辛、酒、酪、臭物等。明代《本草纲目·服药食忌》列有31条服药的饮食禁忌，此后，医药书籍多以引此述，或有增减。另外，注意服药时不宜饮茶水，也不宜用绿豆汤送服。服中药人参时要忌萝卜。

第七节 饮食卫生

中医营养学十分注重饮食卫生。早在《周礼》中就专门载有四时的肉食品种、调味宜忌、饭食与菜肴的搭配、服食方法等许多饮食卫生的内容。《论语》曰"鱼馁而肉败不食，色恶不食"，强调食物贵在精细烹饪、适时和新鲜卫生，不能食用肉败、色恶、臭恶之变质食物。

饮食卫生需要注意以下几个方面：

1. 饮食洁净　"病从口入"是民间习用的谚语。饮食不洁会导致被细菌或毒素污染的食物进入机体而发病，所以不宜食用。古人对此均有论述，如汉代王充说"饮食不洁净，天之大恶也"；张仲景在《金匮要略》中告诫人们"秽饭、馁肉、臭鱼食之皆伤人"。

凡腐烂变质、不洁的食物，食之有害，易患痢疾、泄泻、呕吐等病，均不宜食用。而新鲜洁净的食物才是人体所需要的。

2. 熟食为主　大部分食物需要经过烹调加热后变成熟食，方可食用。其目的有二：

其一，食物在制熟的过程中，能够解毒杀虫，消除一些致病因素，从而预防胃肠道疾病和传染病的发生。

其二，使食物中的精微物质更容易被机体消化吸收。

所以，《备急千金要方·养性序》中说："勿食生肉，伤胃，一切肉惟须煮烂。"这一点对老年人来说尤为重要。

3. 饮酒适量　酒味甘、辛，性温，具有祛风散寒、行气活血、舒筋活络等功效，饮之得当对身体有益。

饮酒不当或饮之无节则伤神损寿。《饮膳正要》谓酒"少饮为佳，多饮伤形损寿，易人本性，其毒甚也。饮酒过度，丧生之源"。因此，饮酒要适量。

酒虽然清香甘醇，温通气血，但其味辛性温，有动火助湿之患，《本草纲目》云："痛饮则伤神耗血，损胃亡精，生痰动火。"现代研究表明酒精对肝、肾都有毒害作用。

凡热证、小儿、孕妇及患有肝肾病证者严禁饮酒。

中篇 食物与食品

第五章 常用食物 ▷▷▷▷

食物是供给人类食用的物质，其来源主要包括植物性和动物性物质。食物的种类繁杂，品种多样，质地有殊，性质有别，味道迥异，均含有人类所需的营养物质。古代医药学家十分推崇食物的营养保健作用。我国现存最早的医学著作《黄帝内经》中《素问·脏气法时论》所载"五谷为养，五果为助，五畜为益，五菜为充"的论述，对食物的作用做出了诠释。

现代研究认为食物中含有蛋白质、脂肪、碳水化合物、维生素、矿物质、膳食纤维及水等，是人类赖以发育、生长、繁衍后代和保持健康长寿的必需营养物质。食物的合理搭配、膳食平衡是预防保健、治疗疾病不可或缺的关键因素。

第一节 谷薯类

谷薯类是指谷类和薯类食物。谷薯类食物性味多甘平，大多具有健脾益气、和胃等作用，常作为人们的主食，也可预防或治疗脾胃虚弱所致的食少纳呆、神疲乏力、恶心、呕吐及大便稀溏等病症。

谷薯类食物主要含碳水化合物、维生素、矿物质、膳食纤维，以及蛋白质、脂肪等，它们是维持人体健康的必需营养物质。谷薯类食物在我国传统膳食中占据重要地位。

粳 米 (《名医别录》)

【基原】为禾本科植物稻（粳稻）*Oryza sativa* L. 的成熟种仁。

【别名】大米、硬米、稻米。

【性味】味甘，性平。

【归经】脾、胃、肺经。

【功效】补气健脾，除烦渴，止泻痢。

【应用】

1. 用于脾虚诸证。粳米益气健脾，如《寿世青编》的茯苓粥，用粳米 100g、茯苓末 10g 一起煮粥，煮至米熟烂后食用。治疗不思饮食、神疲乏力、身体瘦弱或大便溏泻等症。

2. 用于热病烦渴。本品具有除烦止渴之功。单用煮汤或煮粥即可。

【用法】宜制为粥、米饭、米糕等。

【研究】粳米营养成分以碳水化合物为主，也含有一定量的蛋白质、维生素 B₁、核黄素、烟酸及钙、磷等矿物质。

【参考文献】

1. 《备急千金要方》："平胃气，长肌肉。"

2. 《食物本草会纂》："止泻痢，壮筋骨，通血脉，和五脏，补脾气，止烦闷，小儿煮粥如乳，开胃助神；和芡实煮粥，食之益精强志。"

籼　米（《本草蒙筌》）

【基原】为禾本科植物稻（籼稻）*Oryza sativa* L. 的种仁。

【别名】南米、机米。

【性味】味甘，性温。

【归经】心、脾、肺经。

【功效】调中和胃，渗湿止泻，除烦。

【应用】

1. 用于脾胃失和引起的食少、呃逆、呕吐。籼米味甘，功能调中和胃，可与生姜配伍，煮粥服食。

2. 用于脾胃虚寒所致的大便稀溏。本品性温以散中焦寒邪，味甘益脾和胃以助运化，温中散寒而止泄。可用籼米炒黄煮粥。

【用法】宜制为粥、米饭等。

【研究】籼米含有丰富的碳水化合物，以及一定量的脂肪、B 族维生素、矿物质等营养成分。

【参考文献】

1. 《本草纲目》："温中益气，养胃和脾，除湿止泄。"

2. 《随息居饮食谱》："补中，养气，益血，生津，填髓，充饥。"

糯　米（《备急千金要方·食治》）

【基原】为禾本科植物稻（糯稻）*Oryza sativa* L. var. *glutinosa* Matsum. 的种仁。

【别名】元米、江米。

【性味】味甘，性温。

【归经】脾、胃、肺经。

【功效】补中益气，健脾止泻，缩尿敛汗。

【应用】用于脾胃虚寒证。糯米味甘性温，健脾益气而散寒，质地黏滞而止泻，可与山药同用。如《婴童类萃》载"治小儿泄泻，男女脾泄"，以糯米250g，用姜汁浸一宿炒熟，山药250g，炒黄为末，加大椒末3g，和匀，瓷罐收贮，每服10g，赤砂糖汤冲服。

【用法】宜制为粥、粽、米糕等。

【注意】本品甘温，湿热者慎食。

【研究】糯米主要含支链淀粉，以及一定量的蛋白质、B族维生素及微量元素等营养成分。

【参考文献】

1. 孙思邈："脾病宜食，益气止泻。"（引自《证类本草》）

2.《本草纲目》："暖胃脾，止虚寒泻痢，收自汗。"

粟　米（《名医别录》）

【基原】为禾本科植物粟 *Setaria italica*（L.）Beauv. var. *germanica*（Mill.）Schred. 的种仁。

【别名】小米、粟谷、黄粟。

【性味】味甘、咸，性凉。

【归经】脾、胃、肾经。

【功效】益气和中，益肾，除热，解毒。

【应用】

1. 用于脾胃虚弱证。粟米味甘，补脾以助水谷运化。如《食医心镜》粟米丸，用粟米120g，研粉，水和为丸，如梧子大，温水吞服。治疗脾胃气弱，消化不良，呕吐，饮食不下。

2. 用于产后调养。粟米益气，为产后常用食物之一。如《太平圣惠方》粟米粥，用粟米150g、羊肉250g，加水同煮熟，入盐、醋、椒、葱，再煮令熟，空心食之。可治产后血气虚弱，不能下食。

3. 本品性凉，经常服用可以解热毒。

【用法】宜制为粥、米饭等。

【研究】粟米含有碳水化合物、蛋白质、脂肪、一些矿物质及维生素。

【参考文献】

1.《名医别录》："主养肾气……益气。"

2.《日用本草》："和中益气，止痢，治消渴，利小便。"

3.《食鉴本草》："粟米粥，治脾胃虚弱，呕吐不能食，渐加羸瘦，用粟、白米、面等分煮粥食之极和养胃气。"

小　麦（《名医别录》）

【基原】为禾本科植物小麦 *Triticum aestivum* L. 的种仁。

【别名】淮小麦。

【性味】味甘，性平。

【归经】心、脾、肾经。

【功效】养心，健脾，益肾，除热，止渴。

【应用】

1. 用于脾虚胃弱，食少纳呆，倦怠乏力，大便溏泄。小麦味甘，功能健脾益气，多作面食。

2. 用于心脾两虚引起的心烦不眠、怔忡躁动以及汗出等。本品味甘，功能养心安神。如《金匮要略》甘麦大枣汤，取小麦 15g、甘草 9g、大枣 6 枚，水煎服之，治疗"妇人脏躁，喜悲伤欲哭，象如神灵所作，数欠伸"。

3. 用于消渴证。小麦味甘益气，气旺生津而止渴。如《食医心镜》载取小麦用炊做饭及煮粥食之，治消渴口干。

【用法】多以面粉制成各种食品，如饼、馒头、饺子等。

【研究】小麦中含有碳水化合物、脂肪和蛋白质，其麦麸中所含丰富的维生素 B_1 对于防治脚气病具有重要意义。

【参考文献】

1. 《本草拾遗》："小麦面，补虚，实人肤体，厚肠胃，强气力。"

2. 《本草再新》："养心，益肾，和血，健脾。"

大　麦（《名医别录》）

【基原】为禾本科植物大麦 *Hordeum vulgare* L. 的颖果。

【别名】饭麦、稞麦。

【性味】味甘，性凉。

【归经】脾、肾经。

【功效】健脾和胃，宽肠，利水。

【应用】

1. 用于脾胃虚弱或脾胃不和证。大麦味甘，功能健脾和胃。如《肘后备急方》中用大麦面炒至微黄，每服一勺，开水冲服，治食饱烦胀、但欲卧者。

2. 用于小便淋漓涩痛或水肿。本品性凉，味甘咸，利水通淋作用较强。如《太平圣惠方》中所载用大麦 90g，煎汤，入生姜汁、蜂蜜各适量，饮服，治"卒小便淋涩痛"。

【用法】宜煮粥，或磨成面粉制成各种食品。

【注意】本品性凉，阳气不足或脾胃虚寒者慎食。

【研究】大麦主要含碳水化合物，以及一定量的蛋白质、B 族维生素与微量元素等营养成分。

【参考文献】

1. 《新修本草》："大麦面平胃，止渴，消食，疗胀。"

2.《本草纲目》:"宽胸下气,凉血,消积进食。"

燕　麦 (《本草纲目》)

【基原】为禾本科植物燕麦 *Bromus japonicus* Thunb. 的种仁。

【别名】雀麦米、野麦。

【性味】味甘,性平。

【归经】脾、肝、大肠经。

【功效】和脾益肝,滑肠,止汗,催产。

【应用】

1. 用于脾胃不足导致的食欲不振、倦怠乏力。燕麦味甘,和脾胃,增气力。燕麦片可与牛奶相配,煮粥食用。

2. 用于大便不畅。燕麦性平,无伤津之弊。宜连皮食用。

3. 用于产妇催产。古代用燕麦促进胎儿娩出。

【用法】制成燕麦片,或研粉制成各种食物。

【研究】现代研究发现燕麦具有降血脂作用,可作为高血压、冠状动脉硬化、脑血管疾病患者的辅助食物。

【参考文献】

1.《本草纲目》:"甘平,无毒,滑肠。"

2.《本草逢原》:"益肝和脾。"

荞　麦 (《备急千金要方·食治》)

【基原】为蓼科植物荞麦 *Fagopyrum esculentum* Moench [*F. sagittatum* Gilib. ; *Polygonum fagopyrum* L.] 的种仁。

【别名】乌麦、荞子、三角麦。

【性味】味甘、微酸,性寒。

【归经】脾、胃、大肠经。

【功效】健脾消积,下气宽肠,解毒敛疮。

【应用】

1. 用于胃肠积滞。荞麦味甘,健脾以助运化,下气宽肠以消积滞。如《简便方》用荞麦面做饭食之,治胃肠积滞、慢性泄泻。

2. 用于白浊带下。本品味甘,益气固摄以止带。可配伍鸡子白作丸服。

3. 用于痈肿疮疡、瘰疬以及烫、火伤等。本品性寒,清热毒以消痈肿。如《日用本草》引《兵部手集方》用荞麦面醋调敷之,治小儿火丹赤肿。

【用法】多用面粉制成各种食品。

【注意】本品性寒,脾胃虚寒者慎食。

【研究】荞麦主要含有碳水化合物,以及一定量的蛋白质、脂肪、B 族维生素、微量元素等营养成分。荞麦含有黄酮类等化合物,具有降低毛细血管通透性、降血糖、降血压等作用。

【参考文献】

1.《本草求真》："荞麦，味甘性凉寒，能降气宽肠，消积去秽。"

2.《食物本草会纂》："实肠胃，益气力，续精神。"

玉 米 （《本草纲目》）

【基原】为禾本科植物玉蜀黍 *Zea mays* L. 的种仁。

【别名】玉蜀黍、苞米、苞谷。

【性味】味甘，性平。

【归经】胃、大肠经。

【功效】调中开胃，利尿消肿。

【应用】

1. 用于脾胃虚弱证。玉米味甘，功能调中焦、和胃气；性平和缓，凡脾虚胃弱者宜食之。若与粳米配伍，营养互补，其效更佳。

2. 用于水肿、小便不利或沙石淋。本品具有渗湿利尿排石之功。宜与玉米须同用。

3. 用于消渴证。如江西《锦方实验录》中用玉米水煎服，治糖尿病。

【用法】宜制成食品或提取油。

【研究】玉米主要含碳水化合物，含量略低于稻米；其次含蛋白质，质量比稻米差；还含有 B 族维生素及微量元素等营养成分。

【参考文献】

1.《本草纲目》："调中开胃。"

2.《医林纂要》："益肺宁心。"

3.《本草推陈》："为健胃剂。煎服亦有利尿之功。"

【附品】

玉米须：为禾本科玉蜀黍的花柱及柱头。鲜用或晒干生用。味甘，性平。归膀胱、肝、胆经。具有利水消肿、利湿退黄的功效。适用于水肿、小便不利，可单用玉米须煎服。

高 粱 （《本草纲目》）

【基原】为禾本科植物高粱 *Sorghum vulgare* Pers. 的种仁。

【别名】蜀秫、荻粱、蜀黍。

【性味】味甘、涩，性温。

【归经】脾、胃、肺经。

【功效】温脾止泻，化痰安神。

【应用】

1. 用于脾胃虚寒证。高粱味甘，功能补益脾胃，性温散中焦寒邪，味涩则止泻。如《内蒙古中草药新医疗法资料选编》用高粱 60g，炒香；大枣 10 枚，去核，炒焦存性，共研细末，加白糖混匀。每次取 6g，开水送服，每日 2 次。治脾胃虚弱，小儿消化不良。

2. 用于痰湿咳嗽或湿痰阻于清窍而引发的失眠多梦。高粱味甘，益脾助运以化湿，湿化则痰消，咳嗽失眠可愈。煮粥食用。

【用法】宜煮粥或煮饭。

【研究】高粱主要含有碳水化合物，以及一定量的蛋白质、脂肪、B 族维生素、矿物质和膳食纤维。高粱含有一定的鞣酸，具有收敛涩肠止泻的作用。

【参考文献】

1.《四川中药志》1960 年版："益中利气，止泻，去客风顽痹；治霍乱下痢及湿热小便不利。"

2.《全国中草药汇编》："燥湿祛痰，宁心安神。治湿痰咳嗽，胃痞不舒，失眠多梦，食积。"

青　稞（《本草纲目拾遗》）

【基原】为禾本科植物青稞 Avena chinensis（Fisch. ex Roem. et Schult.）Metzg. [A. nuda L. var. chinensis Fisch. ex Roem. et Schult.] 的种仁。

【别名】油麦、莜麦、青稞麦。

【性味】味咸，性平。

【归经】脾、肾经。

【功效】补中益气。

【应用】用于脾胃虚弱引起的食少、体倦乏力、脘腹胀满、大便溏泄。青稞味甘性平，补中益气健脾。例如《本草纲目》引魏元君之济生丹，用莜麦炒焦为末，鸡子白和，丸如梧子大；每服 50 丸，盐汤下，每日 3 服；治男子白浊、女子赤白带下。

【用法】宜制成食品或酿酒。

【注意】便秘及脱发者慎食。

【研究】青稞是麦类作物中含 β-葡聚糖较高的作物，具有防治结肠癌、心血管疾病和糖尿病等作用。青稞还含有丰富的膳食纤维和多种维生素及微量元素等物质。

【参考文献】

《本草纲目拾遗》："下气宽中，壮筋益力，除湿发汗，止泻。多食脱发，损颜色。"

薏苡仁（《神农本草经》）

【基原】为禾本科植物薏苡 Coix lacrymajobi L. var. mayuen（Romanet）Stapf. 的种仁。

【别名】薏米、苡米。

【性味】味甘、淡，性微寒。

【归经】脾、胃、肺经。

【功效】利湿健脾，舒筋除痹，清热排脓。

【应用】

1. 用于脾胃虚弱证。薏苡仁味甘，健脾益气，宜炒用。可与大枣配伍，以增强健脾益气之功。

2. 用于风湿痹痛。本品味甘淡，甘则缓急止痛，淡则渗除水湿，舒筋除痹。如《食医心镜》所载，薏苡仁捣为末，与粳米煮粥，空腹食用，治筋脉拘挛、风湿痹证。

3. 用于肺痈或肠痈。本品性凉，生用清热排脓，配伍鱼腥草效佳。

【用法】可以制成粥或饭。

【注意】脾胃虚寒慎食；健脾益气宜炒用，渗湿利水、祛风湿及排脓消痈宜生用。

【研究】薏苡仁含脂肪油、薏苡仁酯、薏苡仁内酯、薏苡多糖 A、薏苡多糖 B、薏苡多糖 C 和氨基酸以及维生素 B_1 等物质，具有解热、镇痛、降低血糖和明显抗癌作用。

【参考文献】

1. 《神农本草经》："主筋脉拘挛，不可曲伸，风湿痹，下气。久服轻身益气。"

2. 《本草纲目》："健脾益胃，补肺清热，祛风胜湿。炊饭食，治冷气。煎饮，利小便热淋。"

3. 《中草药学》："主治皮肤疣及湿疹。民间治疗癌症。"

甘 薯 （《本草纲目》）

【基原】为薯蓣科植物甘薯 *Dioscoprea esculenta*（Lour.）Burkill ［*Oncus esculentus* Lour.］的块茎。

【别名】甜薯、番薯、地瓜。

【性味】味甘，性平。

【归经】脾、肾经。

【功效】益气健脾，养阴补肾。

【应用】

1. 用于脾胃虚弱证。甘薯性味甘平，功能健脾益气，助气血生化充足，四肢肌肉得以濡养。多蒸煮食用。

2. 用于便秘。本品味甘，健脾以助运化，养阴润燥以通便。可煮食或煮粥。

3. 用于疖疮痈疡，红肿疼痛。本品味甘可缓急止痛，生用性凉能清热。多鲜品捣烂外涂，干则更换。

【用法】宜烤、蒸或煮食。

【注意】消化不良、胃酸过多者慎食。

【研究】甘薯主要含有碳水化合物、丰富的胡萝卜素。甘薯含有丰富的膳食纤维，具有降低胆固醇、通便等作用。

【参考文献】

1. 《本草纲目》："补虚乏，益气力，健脾胃，强肾阴，功同薯蓣。"

2. 《随息居饮食谱》："煮食补脾胃，益气力，御风寒，益颜色。"

山 药 (《药谱》)

【基原】为薯蓣科植物山药 *Dioscorea opposita* Thunb. 的根茎。

【别名】薯蓣、薯药、怀山药。

【性味】味甘,性平。

【归经】脾、肺、肾经。

【功效】补脾,养肺,固肾,益精。

【应用】

1. 用于脾虚食少,大便溏泄。山药味甘,善于健脾益气,增强脾胃运化功能。多煮汤、粥或蒸食。

2. 用于肺虚咳喘,少气懒言,语声低微。本品入肺,有养肺之功。如《简便单方》用山药 100g,捣烂,加甘蔗汁 100mL,和匀,温热饮之,可用于虚劳咳嗽。

3. 用于肾虚尿频遗尿、滑精遗精以及带下。本品入肾,味涩,故能益肾固精止遗。例如《儒门事亲》用干山药(焙黄)、茯苓各等份,研细末,米汁调服,用治小便多、滑精不止。

【用法】宜煮食或炖汤。

【注意】湿盛腹满者慎食。

【研究】山药主含碳水化合物、氨基酸、维生素 C 及胆碱等,具抗氧化和增强免疫等作用。

【参考文献】

1. 《神农本草经》:"补中益气力,长肌肉。久服耳目聪明,轻身不饥延年。"

2. 《本草纲目》:"益肾气,健脾胃,止泄痢,化痰涎,润皮毛。"

3. 《本草正》:"健脾补虚,滋精固肾,治诸虚百损,疗五劳七伤,第其气轻性缓。"

马铃薯 (《广西药用植物名录》)

【基原】为茄科植物马铃薯 *Solanum tuberosum* L. 的块茎。

【别名】土豆、洋山芋。

【性味】味甘,性平。

【归经】脾、胃、大肠经。

【功效】和胃健中,解毒消肿。

【应用】

1. 用于胃脘隐痛,体倦乏力。马铃薯味甘补脾缓急止痛,兼益气和中。如《食物中药与便方》中取鲜马铃薯捣烂绞汁,调入蜂蜜,空腹饮服,治胃、十二指肠溃疡疼痛。

2. 用于疖腮、痈肿、湿疹及烫、火伤。本品富含液汁,鲜品捣涂具有一定的解毒消散痈肿之效。如《湖南药物志》用马铃薯捣汁,以醋调涂患处,治腮腺炎。

【用法】宜煮、炖或炒食。

【注意】生芽马铃薯禁食。

【研究】马铃薯主要含碳水化合物，以及一定量的多种维生素及矿物质，蛋白质含量少。马铃薯中含有丰富的钾，对高血压和脑血管疾病患者有益。

【参考文献】

1.《湖南药物志》："补气，健脾，消炎。"

2.《食物中药与便方》："和胃，调中，健脾，益气。"

第二节　豆　类

豆类泛指所有能产生豆荚的豆科食物。古代称之为"菽"。《辞海》释曰："菽，本谓大豆，引申为豆类的总称。"《诗经·小雅·小宛》载云："中原有菽，庶民采之。"陈奂传疏言："菽，豆之大名。"

豆类食物性味多甘平，多具有健脾益气、利水消肿或清热的功效，可用于气血亏虚、脾虚水肿、小便不利、疮疡肿毒等证。

豆类食物主要含有蛋白质、维生素、微量元素等营养物质。大豆还富含不饱和脂肪酸；其他杂豆类富含碳水化合物。豆类食物尤其适合于高脂血症、动脉硬化、脑血管疾病患者食用。

黄　豆（《日用本草》）

【基原】为豆科植物大豆 *Glyxine max*（L.）Merr. 的黄色种子。

【别名】黄大豆。

【性味】味甘，性平。

【归经】脾、胃、肾、大肠经。

【功效】宽中导滞，健脾利水，解毒消肿。

【应用】

1. 用于单纯性消化不良。可用黄豆磨成豆浆，与粳米煮粥，适量食用。

2. 用于脾虚诸证。如《食疗粥谱》用黄大豆 30g、籼米 60g，加水煮粥，治脾虚气弱、体瘦乏力。近代多用治营养不良性水肿。

3. 用于疮痈肿毒。如《随息居饮食谱》将黄豆浸泡，捣烂涂抹患处，治痈疮。

【用法】宜煮、炖，或制成豆制品。

【注意】炒食不易消化，易引起腹胀，胃病患者慎食。

【研究】黄豆含有丰富蛋白质，其中赖氨酸含量较高。黄豆也含有丰富的脂肪，以不饱和脂肪酸居多；碳水化合物较少；还含有多种维生素和矿物质等营养成分。黄豆还含有异黄酮等物质，可以改善更年期综合征、预防骨质疏松；有降低血胆固醇的作用，对动脉硬化、高血压、心脑血管疾病患者有益。

【参考文献】

1. 《本草纲目》："治肾病，利水下气，治诸风热，活血，解诸毒。"

2. 《食物本草会纂》："宽中下气，利大肠，消水肿毒。"

【附品】

①豆腐：为黄豆的加工品。性凉，味甘。入脾、胃、大肠经。具有清热消肿、解毒止痢、益气下乳的功效。常用于治疗目赤肿痛、肺热咳嗽、消渴、休息痢、脾虚腹胀。

②豆浆：为黄豆的加工品。性平，味甘、微咸。入肺、胃、大肠经。具有补益正气、止血、化痰平喘的功效。常用于虚劳咳嗽、痰火哮喘、肺痈、湿热黄疸、便秘、淋浊的治疗。

③豆腐皮：为黄豆的加工品。性平，味甘、淡。入肺、脾、胃经。具有降逆止咳、解毒止痒的功效。常用于胃热嘈杂、虚劳自汗、冷嗽、脓疱疮的治疗。

④豆腐乳：为豆腐的加工品。性平，味咸、酸、甘。入胃、肾经。具有调中开胃的功效。常用于治疗脾胃虚弱导致的食欲不振、纳食无味或腹胀不适等。

⑤黄豆芽：为黄豆水浸罨后所发的嫩芽。性凉，味甘。入脾、胃、膀胱经。具有清热利湿、去疣的功效。常用于胃有积热、寻常疣的治疗。

⑥豆油：为大豆的种子所榨取之脂肪油。性温，味辛、甘。入大肠经。具有润肠通便、驱虫解毒的功效。用于治疗虫证、便秘，现多烹调用。

⑦淡豆豉：为豆科植物大豆种子发酵加工品。性凉，味苦、辛。归肺、胃经。具有解表、除烦、宣发郁热的功效。适用于风热感冒，或胃病初起，发热，微恶风寒，头痛口渴，咽痛等。用量 6~12g。

⑧大豆黄卷：为大豆浸水湿润发芽，晒干而成。性平，味甘、淡。归脾、胃经。功效解表祛暑，清热利湿。适用于暑湿、湿温初起，湿热内蕴所致发热汗少，恶寒身重，胸闷苔腻等。用量 10~15g。

黑　豆 (《本草图经》)

【基原】为豆科植物大豆 *Glyxine max*（L.）Merr.［*Phaseolus max* L.］的黑色种子。

【别名】乌豆、黑大豆。

【性味】味甘，性平。

【归经】肾、脾经。

【功效】活血利水，祛风解毒，健脾益肾。

【应用】

1. 用于面部及全身浮肿。黑豆味甘性平，功能健脾益气，利水化湿，消肿。如《肘后备急方》用黑大豆100g，加水煎煮，去渣取汁，兑入酒适量，煮沸，饮服。

2. 用于肾虚腰痛、足膝软弱等。本品色黑入肾，其形如肾；具有补肾之功。如《四川中药志》用黑大豆适量，置猪小肚内炖服。治肾虚腰痛、夜尿频数。

3. 用于精血不足所致的须发早白。本品味甘，能补肾气、益精血，精血足则须发得以濡养。可配伍黑芝麻、核桃仁等食之，效佳。

【用法】宜煮、炖，或制成豆制品。

【研究】黑大豆含蛋白质、脂肪、碳水化合物、胡萝卜素、维生素 B_1、维生素 B_2、维生素 B_{12}、烟酸、异黄酮等。具有降血脂、抗动脉硬化、减肥、保肝、抗肿瘤、抗氧化及延缓衰老等作用。

【参考文献】

1.《神农本草经》："涂痈肿，煮汁饮……止痛。"

2.《名医别录》："逐水胀，除胃中热痹，伤中淋露，下瘀血，散五脏结积内寒，杀乌头毒。"

3.《本草纲目》："治肾病，利水下气，治诸风热，活血……"

绿 豆（《开宝本草》）

【基原】为豆科植物绿豆 *Vigna radiata*（L.）R. Wilczak［*Phaseolus radiatus* L.］的种子。

【别名】青小豆。

【性味】味甘，性凉。

【归经】心、肝、胃经。

【功效】清热，消暑，利水，解毒。

【应用】

1. 用于暑热证。绿豆性凉，善解暑热。如《遵生八笺》之绿豆汤，煮食之。解暑热烦渴。

2. 用于水肿、小便不利。本品味甘，可淡渗利水，用治水肿及小便不利，单用煮汤或与粳米煮粥食用。

3. 用于药物中毒。绿豆味甘，长于和解药性，具有一定的解毒作用。单用绿豆或与生甘草熬汤，饮服。

【用法】宜煮粥或制成各种食品。

【注意】服药不宜用绿豆汤送服。

【研究】绿豆成分以碳水化合物为主，还含有一定量的蛋白质、脂肪、胡萝卜素、烟酸，以及钙、磷、铁等营养成分。

【参考文献】

1.《本草纲目》："治痘毒，利肿胀。"

2.《本草汇言》："清暑热，静烦热，润燥热，解毒热。"

3.《食鉴本草》："清热解毒，不可去皮，去皮壅气，作枕明目。服药不可食，令药无力。"

【附品】

绿豆芽：为绿豆种子水浸罨后所发的嫩芽。性凉，味甘。入心、胃经。具有清热、解毒的功效。用于热毒或酒毒所致的心烦口渴及口舌生疮等。

赤小豆 （《日华子本草》）

【基原】为豆科植物赤小豆 *Vigna umbellata* （Thunb.） Ohwit et Ohashi ［*Dolichos umbellatus Thunb.*；*Phaseolus calcaratus Roxb.*］ 的种子。

【别名】赤豆、红豆、红小豆。

【性味】味甘，性平。

【归经】脾、胃、肺经。

【功效】利水消肿退黄，清热解毒消痈。

【应用】

1. 用于水肿或黄疸。赤小豆性寒清热，利水消肿，退黄疸。如《本草纲目》黄鸡赤豆汤以黄雌鸡一只，去除鸡杂，与赤小豆200g同煮，饮汤食肉，分次食，可治脾虚水肿。

2. 用于湿疮痒疹、痈疽肿毒。本品内服外用均可。如《本草纲目》用赤小豆、荆芥穗各等量，研末，鸡蛋清调服，用治皮肤湿疹作痒。

【用法】宜熬汤、煮粥，或制成各种食品。

【注意】脾胃虚寒者慎用。

【研究】赤小豆以碳水化合物为主，含有一定量的蛋白质、脂肪、萜类、维生素 B_1、维生素 B_2、烟酸及钙、磷、铁等。

【参考文献】

1. 《神农本草经》："主下水，排痈肿脓血。"

2. 《名医别录》："主寒热，热中，消渴，止泄，利小便，呕逆。"

白扁豆 （《本草纲目》）

【基原】为豆科植物扁豆 *Dolichos lablab* L. 的白色成熟种子。

【别名】扁豆。

【性味】味甘、淡，性平。

【归经】脾、胃经。

【功效】健脾，化湿，消暑。

【应用】

1. 用于脾虚夹湿证。扁豆味甘，功能健脾止泻。如《备急千金要方》单用白扁豆水煎服，用于暑湿泄泻，也可用于脾虚湿滞引起的泄泻。

2. 用于带下证。扁豆味甘健脾助运，水湿得以运行，湿邪去，带下止。如《妇人大全良方》中白扁豆炒黄为末，米饮送服，治妇人赤白带下。

【用法】宜煮、炒至熟食用。

【注意】扁豆中含有血细胞凝集素，若生食或者虽经过烹调而未熟的扁豆（包括芸豆、豇豆、荷兰豆等），容易引起中毒，严重者可致死亡。扁豆制熟后才能食用。

【研究】扁豆含有较多碳水化合物和蛋白质，以及一定量的维生素和微量元素等营养成分。

【参考文献】

1. 《名医别录》："主和中，下气。"

2. 《本草纲目》："止泄泻，消暑，暖脾胃，除湿热，止消渴。"

3. 《药品化义》："扁豆，味甘平而不甜，气清香而不窜；性温和而色微黄，与脾性最合。"

蚕 豆 (《救荒本草》)

【基原】为豆科植物蚕豆 *Vicia faba* L. 的种子。

【别名】胡豆、川豆。

【性味】味甘、微辛，性平。

【归经】脾、胃经。

【功效】健脾利水，解毒消肿。

【应用】

1. 用于脾虚所致的食少、脘腹胀满。蚕豆味甘，入脾益气而助运化，开胃气而消食。如《指南方》用蚕豆研粉，红糖调味，治膈食不化。

2. 用于水肿、小便不利。本品味甘，健脾利水消肿。可配伍冬瓜皮以增强利水作用。

【用法】宜炒熟食用。

【研究】蚕豆主要含有碳水化合物以及一定量的蛋白质、脂肪、维生素和微量元素。蚕豆病是因一种 6-磷酸葡萄糖脱氢酶缺乏所导致的疾病，食用新鲜蚕豆后会突然发生急性血管内溶血。有此病者忌服蚕豆。

【参考文献】

1. 《本草从新》："补中益气，涩精，实肠。"

2. 《医林纂要·药性》："滑肠，利水。"

3. 《随息居饮食谱》："健脾开胃，浸以发芽，更不滞气。"

豌 豆 (《绍兴本草》)

【基原】为豆科植物豌豆 *Pisum sativum* L. 的带荚果实或种子。

【别名】荜豆、寒豆、麦豆。

【性味】味甘，性平。

【归经】脾、胃经。

【功效】和中下气，通乳利水，解毒。

【应用】

1. 用于中焦不足所致的纳呆食少、体倦乏力或吐泻。豌豆味甘，可益脾胃、调理中焦。如《饮膳正要》取豌豆50g，捣去皮，与羊肉煮熟食，治中气不足诸证。

2. 用于消渴。本品味甘，功能益脾和胃。脾胃调和，水谷得以化生精微，津液充足，消渴可解。如《食物中药与便方》用青豌豆煮食，治消渴。

3. 用于产后乳汁缺少。可用豌豆煮汤或煮粥食用。

【用法】宜炒菜或制成饭。

【研究】豌豆含有较多的碳水化合物和蛋白质，以及多种维生素和微量元素等营养物质。

【参考文献】

1.《绍兴本草》："调顺营卫，益中平气。"

2.《随息居饮食谱》："煮食，和中生津，止渴下气，通乳消胀。"

3.《福建药物志》："利水，止痒，益脾，治呕逆。"

豇 豆 （《救荒本草》）

【基原】为豆科植物豇豆 *Vigna unguiculata*（L.）Walp［*Dolichos unguiculata* L.；*Vigna sinensis*（L.）Savi］的种子。

【别名】茳豆、长豆、豆角、饭豆。

【性味】味甘、咸，性平。

【归经】脾、肾经。

【功效】健脾利湿，补肾涩精。

【应用】

1. 用于脾虚食积、脘腹胀满。豇豆味甘，功能健脾益胃以助运化。如《常用草药治疗手册》用豇豆适量，捣烂，温水冲服，治食积腹胀。

2. 用于肾虚带下、遗精白浊。本品入肾，味甘则补益肾气而固精止带。如《四川中药志》1960 年版载用豇豆、藤藤菜（空心菜），与鸡肉炖食，治白带、白浊。

【用法】宜煮烂食用。

【注意】气滞便结者禁食。

【研究】豇豆含有较多的碳水化合物和蛋白质，以及一定量的维生素和微量元素等营养成分。

【参考文献】

1.《本草纲目》："理中益气，补肾健胃，和五脏，调营卫，生精髓，止消渴、吐逆、泻痢、小便数，解鼠莽（断肠草）毒。"

2.《四川中药志》1960 年版："滋阴补肾，健脾胃，消食。治食积腹胀，白带，白浊及肾虚遗精。"

刀 豆 （《滇南本草》）

【基原】为豆科植物刀豆 *Canavalia gladiata*（Jacq.）DC.［*Dolichos gladiatus* Jacq.］的种子。

【别名】刀豆角、挟剑豆。

【性味】味甘，性温。

【归经】脾、胃、肾经。

【功效】温中下气，益肾补元。

【应用】

1. 用于虚寒呃逆。刀豆性温能散中焦之寒，味甘可缓急止痛。如《兰台轨范》用刀豆子，炙存性，酒送服，治冷呃。

2. 用于气血不和之腰痛。刀豆性温可补益肾元，甘缓而能止痛。如《重庆草药》取刀豆子2粒煨酒服，可治腰痛。

【用法】宜煎汤或烧存性研末服。

【注意】胃热者禁服。

【研究】刀豆主要含碳水化合物、蛋白质、脂类、膳食纤维等营养成分。

【参考文献】

1.《本草纲目》："温中下气，利肠胃，止呃逆，益肾补元。"

2.《中药材手册》："补肾，散寒，下气。利肠胃，止呕吐。治肾气虚损，肠胃不和，呕逆，腹痛吐泻。"

第三节　蔬菜类

蔬菜是供人们佐餐食用的植物类食物的总称。汉代许慎所撰《说文解字》云："蔬，菜也。"《尔雅·释天》载郭璞注曰："凡草菜可食者通名为蔬。"《辞海》将菜释为"蔬类植物的总称"。

蔬菜食物种类繁多，生活中常作为主食的补充品。正如《素问·脏气法时论》所指："五菜为充。"

蔬菜类食物主要含水溶性维生素，还含有矿物质、膳食纤维及少量的碳水化合物、蛋白质等营养物质。蔬菜是人们日常生活中必备的食物，肥胖、高血压、高血脂、动脉硬化及其引起的心脑血管疾病、糖尿病等代谢性疾病者，可以经常食用。

一、叶茎苔

白　菜（《滇南本草》）

【基原】为十字花科植物白菜 *Brassica pekinensis*（Lour.）Rupr. [*Sinapis pekinensis* Lour.] 的鲜叶和根。

【别名】菘、黄芽白、大白菜。

【性味】味甘，性凉。

【归经】胃、大肠、膀胱经。

【功效】解热除烦，生津止渴，通利肠胃。

【应用】

1. 用于热毒内蕴所致的痈肿发背、红肿热痛等。白菜性凉，解热毒。可单用绞汁服，如《伤寒类要》用菘菜榨汁，每日饮服一升，治发背。

2. 用于口渴心烦、小便短赤。本品质地柔润，富含液汁，性味甘凉，生津止渴。如《食物与治病》用白菜适量，煮食喝汤，用治发热口渴、大小便不利。

3. 用于便秘。经常食用，有利于通利肠胃。

【用法】宜鲜用凉拌、炒或炖食。

【注意】本品性凉，脾胃虚寒慎生食。

【研究】白菜含有多种维生素、微量元素、水分及膳食纤维等成分，是我国北方人民喜食的蔬菜之一，特别是冬季常食。

【参考文献】

1.《名医别录》："主通利肠胃，除胸中烦，解酒渴。"

2.《本草省常》："利肠胃，安五脏，除烦热，解酒毒，消食下气，止嗽和中，久食令人肥健。"

甘 蓝 （《名医别录》）

【基原】为十字花科植物甘蓝 *Brassica oleracea* L. var. *capitata* L. 的叶。

【别名】包心菜、洋白菜、卷心菜。

【性味】性平，味甘。

【归经】肝、肾经。

【功效】清利湿热，散结止痛，益肾补虚。

【应用】

1. 用于湿热黄疸。本品清热利湿，退黄疸。可用甘蓝煮水饮用。

2. 用于呕吐泛酸、胃脘疼痛。甘蓝味甘和胃，制酸止痛。如《福建药物志》用甘蓝鲜叶捣烂取汁 200mL，连服 10 天，治胃及十二指肠溃疡。

3. 用于肾虚筋骨不利。本品味甘则补益肾气，强筋骨。可用本品炒食。

【用法】宜鲜品凉拌、炒或煮汤。

【研究】甘蓝主要含有多种维生素、微量元素以及一定量的膳食纤维等营养成分，其中含有维生素 U 样物质，维生素 U 具有对抗胃、十二指肠溃疡，制酸止痛的作用。

【参考文献】

1.《本草拾遗》："补骨髓，利五脏六腑，利关节。通经络中结气，明耳目，健人，少睡，益心力，壮筋骨。"

2.《中国药用植物志》："有益肾、利五脏、止痛及促进伤口愈合的功能。主治消化道溃疡及疼痛。"

水 芹 （《本草经集注》）

【基原】为伞形科植物水芹 *Oenanthe javanica* （Bl.）DC. ［Sium *Javanicum* Bl.；*Oenanthe decumbens* K. -Pol.；*O. stolonifera* （Roxb.）Wall. ex DC.］的茎叶。

【别名】水芹菜、河芹、小叶芹。

【性味】味辛、甘，性凉。

【归经】肺、肝、膀胱经。

【功效】清热解毒，利尿，止血。

【应用】

1. 用于淋证、小便不利。本品味甘渗湿利水，性凉清热，入膀胱而利尿通淋。《太平圣惠方》取水芹菜白根者，去叶捣汁，井水和服，治小便淋痛。

2. 用于肝阳上亢、头晕胀痛。水芹性凉入肝，平抑肝阳。《庐山中草药》用水芹煎汤服用，治高血压。

3. 用于咽喉肿痛、痈肿疮疡等。水芹性凉，可清热解毒。内服外用皆可。

【用法】宜凉拌或炒食。

【注意】脾胃虚寒、大便稀溏者慎捣汁服。

【研究】水芹主要含有水分、多种维生素、矿物质以及膳食纤维等营养成分。

【参考文献】

1.《备急千金要方·食治》：“益筋力，去伏热。治五种黄病，生捣绞汁，冷服。”

2.《随息居饮食谱》：“清胃，祛风，利口齿、咽喉、头目。”

3.《中国药用植物志》：“嫩茎捣汁服，可治高血压。”

旱　芹 （《履巉岩本草》）

【基原】为伞形科植物旱芹 *Apium graveolens* L. 的茎叶。

【别名】水英、芹菜、香芹。

【性味】味甘、辛、微苦，性凉。

【归经】肝、胃、肺经。

【功效】平肝，清热，祛风，利水，通便。

【应用】

1. 用于肝阳上亢、头晕目眩、耳鸣等。旱芹性凉味甘苦，可清肝热。如《中药大辞典》用生芹菜，捣烂绞汁，加入等量蜂蜜，混匀，饮服，治高血压。

2. 用于肺热咳喘或肺痈。本品性凉、味辛而苦，辛开苦降，清肺化痰，止咳平喘。如《西宁中草药》中用芹菜根30g、冰糖适量，水煎服，治肺热咳嗽、多痰。

3. 用于湿热带下、小便淋浊。旱芹功能清热利湿通淋。常以本品煮水食用。

【用法】宜凉拌、炒食或煮汤。

【研究】旱芹主要含有多种维生素、矿物质以及膳食纤维、碳水化合物等营养成分。因旱芹含膳食纤维相对较多，对中老年慢性或习惯性便秘者有益。

【参考文献】

1.《本草推陈》：“治肝阳头晕，面目红赤，头重脚轻，步行飘摇等症。”

2. 南京药学院（现中国药科大学）编《中草药学》：“主治高血压动脉硬化，乳糜尿，神经痛，关节痛。”

3.《河北中草药》：“止咳，清热。用于风热咳嗽，月经不调。”

芫 荽 (《食疗本草》)

【基原】为伞形科植物芫荽 *Coriandrum sativum* L. 的带根全草。

【别名】胡荽、香菜

【性味】味辛,性温。

【归经】肺、脾、肝经。

【功效】发表透疹,消食开胃,止痛解毒。

【应用】

1. 用于疹发不畅。芫荽味辛,发散表邪,透疹外出。如《太平圣惠方》中的胡荽酒,以胡荽制酒,待冷却后,外喷皮肤,从项至脚,勿喷于面。治小儿疹痘,欲令速出。

2. 用于食欲不振或饮食积滞等。本品性温味辛而芳香,醒脾运,和胃气,助受纳,促食消。如《福建中草药》载用鲜芫荽全草30g水煎服,治消化不良、腹胀。

3. 用于丹毒、疮肿初起、蛇伤。可用芫荽捣烂外敷。

【用法】宜凉拌、烹汤或炒食。

【研究】芫荽含一定量的挥发油、维生素及微量元素等化学物质。现代研究表明芫荽具有抗菌、促进外周血液循环,以及增强消化液和胆汁分泌的作用。

【参考文献】

1. 《食疗本草》:“利五脏,补筋骨,主消谷能食。”

2. 《医林纂要·药性》:“外散阴气,辟邪气,发汗,托疹。”

3. 《四川中药志》1979年版:“治胃寒胀痛,风寒感冒。”

菠 菜 (《履巉岩本草》)

【基原】为藜科植物菠菜 *Spinacia oleracea* L. 的茎叶。

【别名】红根菜、菠薐。

【性味】味甘,性平。

【归经】肝、大肠、胃、小肠经。

【功效】养血,止血,平肝,润燥。

【应用】

1. 用于高血压头痛目眩。本品入肝可平抑肝阳。如《浙江药用植物志》,用鲜菠菜适量,置沸水中烫约3分钟,以香油拌食,治高血压引起的头痛、头晕。

2. 用于热病烦渴。菠菜性凉味甘,既能清热,又能生津止渴。如《食物与治病》取鲜菠菜水煮,喝汤食菜。用治小便不通,肠胃积热,胸膈满闷,便秘。

3. 用于血虚津亏便秘。菠菜质润,可养血润燥而通便。常炒食或煮汤食用。

【用法】宜凉拌、煮汤或炒食。

【研究】菠菜主要含有多种维生素、矿物质(其中钙、铁较多)、膳食纤维、碳水化合物等营养成分。

【参考文献】

1.《食疗本草》："利五脏，通肠胃热，解酒毒。"

2.《本草纲目》："通血脉，开胸膈，下气调中，止渴润燥，根尤良。"

3.《全国中草药汇编》："滋阴平肝，止渴润肠，治高血压、头痛、目眩、风火赤眼、糖尿病、便秘。"

苋　菜（李当之《药录》）

【基原】为苋科植物苋 *Amaranthus tricolor* L. ［*A. mangostanus* L.；*A. Gangeticus* L.］的茎叶。

【别名】苋、白苋、红苋。

【性味】味甘，性凉。

【归经】大肠、小肠经。

【功效】清热解毒，通利二便。

【应用】

1. 用于热毒疮肿。苋菜性凉，清解热毒。常煎汤内服，或外用捣烂敷患处。

2. 用于赤白痢疾。苋菜味甘缓止泻，性凉清热利湿止痢。如《普济方》中的紫苋粥方，用紫苋叶与粳米煮粥，空腹服用，食之立瘥。治产前后赤白痢。

【用法】宜炒食或煮汤。

【注意】脾虚便溏者不宜多食。

【研究】苋菜主要含有多种维生素、微量元素以及膳食纤维、碳水化合物等营养成分。紫红色苋菜中含有较多的胡萝卜素。

【参考文献】

1.《滇南本草》："治大、小便不通，化虫，去寒热，能通血脉，逐瘀血。"

2.《本草纲目》："利大小肠，治初痢，滑胎。"

蕹　菜（《本草拾遗》）

【基原】为旋花科植物蕹菜 *Ipomoea aquatica* Forsk. ［*Convolvulus repens* Vahl；*I. repens* Poir.］的茎叶。

【别名】空心菜。

【性味】味甘，性寒。

【归经】肺、肠经。

【功效】凉血清热，利湿解毒。

【应用】

1. 用于血热引起的出血证。蕹菜性寒，有清热凉血止血之功。如《岭南采药录》中用蕹菜数根，和糖捣烂，冲入沸水服，治鼻血不止。

2. 用于痈疮痒疹。本品性寒，清热利湿解毒，消肿止痒。如《贵州省中医验方秘方》中用蕹菜加水煎煮，去渣取汁，加白糖，煎如饴糖状，每日2次，治翻肛痔。

3. 用于虫蛇咬伤。常捣烂外敷。

【用法】宜炒食或煮汤食。

【注意】脾虚便溏者不宜多食。

【研究】蕹菜中主要含有多种维生素、微量元素以及一定量的蛋白质、膳食纤维和碳水化合物等。

【参考文献】

1.《饮食辨》："性滑利，能和中解热，大便不快及秘结者宜多食，叶妙于梗。"

2.《福建药物志》："清热、凉血、解毒……肺结核咯血、尿血、鼻衄、便秘、鹅口疮、乳腺炎、疔疮疖肿、毒蛇及蜈蚣咬伤。"

茼 蒿 （《备急千金要方·食治》）

【基原】为菊科植物蒿子秆 *Chrysanthemum carinatum* Schousb. ［*C. corvnarium* auct. non L.］和南茼蒿 *C. segetum* L. ［*C. corvnarium* L. var. *spatiosum* Bailey］的茎叶。

【别名】茼蒿菜。

【性味】味辛、甘，性凉。

【归经】心、脾、胃经。

【功效】和脾胃，消痰饮，安心神。

【应用】

1. 用于痰热咳嗽。茼蒿性凉清热，可化痰止咳。如《食物中药与便方》中用鲜茼蒿菜，水煎去渣，加冰糖调服，每日 2 次，治热咳痰浓。

2. 用于头晕目眩、耳鸣耳聋等肝阳上亢证。茼蒿甘凉，清肝热，抑肝阳。如《食物与治病》取鲜茼蒿一把，切碎，捣烂取汁，每次一杯，温开水冲服，可治高血压、头昏脑胀。

3. 用于心烦失眠。本品甘凉，入心经，清心热，益心阴，养心安神。如《食物中药与便方》中用鲜茼蒿菜、菊花苗等份，煎汤，每日饮服，治烦热头昏、睡眠不安。

【用法】宜炒食或煮汤。

【注意】茼蒿有动风气、熏人心、令人气满之弊，不宜多食。

【研究】茼蒿主要含有多种维生素、微量元素以及少量蛋白质、脂肪和碳水化合物等。常食对提高记忆力、增加食欲等具有一定益处。

【参考文献】

1.《备急千金要方·食治》："味辛平，无毒。安心气，养脾胃，消痰饮。"

2.《滇南本草》："行肝气，止疝气疼，治偏坠气疼，利小便。"

3.《食物中药与便方》："清血养心，润肺消痰。治高血压性头昏脑涨，睡眠不安，烦热，热咳痰浓。"

莴 苣 （《食疗本草》）

【基原】为菊科植物莴苣 *Lactuca sativa* L. ［*L. scariola* L. var. *sativa* （L.）Hook. f.］

的茎叶。

【别名】莴笋、生菜、莴苣菜。

【性味】味苦、甘，性凉。

【归经】胃、小肠经。

【功效】利尿，通乳，清热解毒。

【应用】

1. 用于小便不利。莴苣性凉，清热利尿。如《海上方》中用莴苣捣泥，制饼食之，治小便不利。

2. 用于乳汁不足。莴苣疏利，有通乳之功。如《海上集验方》中用莴苣三枚，研作泥，好酒调开服，治产后无乳。

3. 用于虫蛇咬伤、肿毒，常捣烂外敷。

【用法】宜凉拌或炒食。

【注意】脾胃虚寒者不宜多食。

【研究】莴苣含有多种维生素、微量元素、膳食纤维和碳水化合物等营养成分。莴苣叶的营养素含量比茎高。

【参考文献】

1.《日用本草》：“利五脏，补筋骨，开膈热，通经脉，祛口气，白牙齿，明眼目。”

2.《本草纲目》：“通乳汁，利小便，杀虫蛇毒。”

韭　菜（《滇南本草》）

【基原】为百合科植物韭 *Allium tuberosum* Rottl. ex Spreng. 的叶。

【别名】起阳草、壮阳草、韭。

【性味】味辛，性温。

【归经】肾、胃、肝、肺经。

【功效】补肾，温中，行气，散瘀。

【应用】

1. 用于脾肾阳虚证。韭菜辛温散寒，温中益肾。如《本草纲目》取韭菜与粳米煮粥，每日服食，主治脾肾阳虚所致的腹中冷痛、阳痿早泄、腰膝无力、小便频数、白带过多、经漏不止。

2. 用于胸痹疼痛。韭菜味辛窜，善行气散瘀。如《食疗本草》记载用生韭菜，捣汁内服，用治胸痹急痛。

3. 用于痈疮肿毒，跌打损伤，常捣烂外敷。

【用法】宜炒食或作馅食用。

【注意】凡胃、十二指肠溃疡、胃炎、发热及疮痈者慎食。民间多将韭菜列为“发物”。

【研究】韭菜含有多种维生素、矿物质和膳食纤维等营养成分。其中胡萝卜素含量较多。另外韭菜中还含有甙类、挥发性物质和硫化物。韭菜并且具有一定的降低血脂的作用。

【参考文献】

1. 《本草拾遗》："温中，下气，补虚，调和五脏，令人能食，益阳，止泄白脓，腹冷痛，并煮食之。"

2. 《日华子本草》："止泄精、尿血，暖腰膝，除心腹痼冷，胸中痹冷，疝癖气及腹痛等。"

3. 《药性切用》："活血助阳，散瘀止血。为血瘀噎膈专药。捣汁用。"

芥 菜 (《备急千金要方·食治》)

【基原】为十字花科植物芥菜 *Brassica juncea* (L.) Czerm. et Coss. [*Sinapis juncea* L.] 和油芥菜 *B. juncea* (L.) Czerm. et Coss. var. *gracilis* Tsen et Lee 的嫩茎叶。

【别名】雪里蕻、冲菜。

【性味】性温，味辛。

【归经】肺、胃、肾经。

【功效】利肺豁痰，消肿散结。

【应用】

1. 用于湿痰咳嗽。芥菜味辛开宣肺气，性温散肺寒，故能温肺化痰止咳。常用本品煮汤食用。

2. 用于痈疮肿痛。芥菜味辛则散结止痛。内服外用均可。如《圣济总录》中用和泥芥菜半斤，锉碎，以水四升，煮取三升，倾于瓷瓶内，熏乳肿处，日三五度，治乳痈结硬疼痛。

【用法】宜炒食或腌制食用。

【注意】本品辛温，热证、过敏者慎食。

【研究】芥菜含有多种维生素和微量元素，以及少量的碳水化合物、膳食纤维等。药理研究已知芥菜提取物具有一定的抗肿瘤作用，经常适量食用可防治肿瘤的生成或生长。

【参考文献】

1. 《食疗本草》："主咳逆，下气，明目，去头面风。"

2. 《本草纲目》："通肺豁痰，利膈开胃。"

3. 《福建药物志》："鲜叶治膀胱结石，小便不通，烫伤，冻疮；老黄叶治白带。"

芸 苔 (《名医别录》)

【基原】为十字花科植物油菜 *Brassica campestris* L. 的茎和叶。

【别名】油菜、红油菜、菜苔。

【性味】味辛、甘，性平。

【归经】肺、肝、脾。

【功效】凉血散血，解毒消肿。

【应用】

1. 用于血痢腹痛。芸苔有凉血散血的作用。如《太平圣惠方》中用芸苔捣汁，混匀蜂蜜温服，治疗血痢不止、腹中疼痛、心神烦闷。

2. 用于疮疡痈疽等。芸苔味辛，功能化瘀散结消肿。如《小儿卫生总微论方》载以芸苔叶杵烂，敷于患处，治赤游肿半身红，渐渐展引不止。

【用法】宜爆炒或煲汤食。

【研究】芸苔含有维生素、微量元素及蛋白质、脂肪和碳水化合物、膳食纤维等多种营养素。其中钙和胡萝卜素的含量较多。

【参考文献】

1.《新修本草》："主风游丹肿，乳痈。"

2.《日华子本草》："治产后血风及瘀血。"

莼　菜 （《名医别录》）

【基原】为睡莲科植物莼菜 *Brasenia schreberi* J. f. Gmel. 的茎叶。

【别名】水葵、马蹄草。

【性味】味甘，性寒。

【归经】肝、脾经。

【功效】利水消肿，清热解毒。

【应用】

1. 用于湿热黄疸、痢疾、水肿等。莼菜性寒，功能清热利湿退黄疸，可用本品捣汁或煎汤饮服。

2. 用于痈疽肿毒，红肿热痛。莼菜清热解毒。如《保生余录》载春夏用莼菜茎，冬月用莼菜子，捣烂敷之，治一切痈疽。

【用法】宜炒食或作羹食。

【注意】本品性寒，脾胃虚寒者慎食。

【研究】莼菜中含有多种维生素、微量元素及膳食纤维等营养成分。现代研究表明莼菜中所含的黏性化合物具有一定的抗癌作用。因此，对患有胃炎、胃溃疡、胃癌者适量选食之，有利于疾病的康复。

【参考文献】

1.《医林纂要·药性》："除烦，解毒，消痰。"

2.《本草汇言》："凉胃疗疸，散热痹之药也。此草性冷而滑，和姜醋作羹食，大清胃火，消酒，止暑热成痢。"

3.《本草逢原》："莼性味滑，常食发气，令关节急，患痔漏、脚气、积聚，皆不可食，为其寒滑伤津也。"

竹　笋 （《本草纲目》）

【基原】为禾本科植物车筒竹 *Bambusa sinospinosa* McClure 的嫩茎、芽。

【别名】冬笋、春笋。

【性味】味甘、苦，性凉。

【归经】胃、肠经。

【功效】化痰，消胀，透疹。

【应用】

1. 用于饮食积滞，腹胀疼痛。常用本品炒食。

2. 用于痘疹不畅。古人认为本品为发物，可透疹外出。如《本草求原》，用笋尖煮汤，治痘疹血热毒盛、不起发者。

【用法】宜炒、炖或煲汤食用。

【注意】本品性凉，脾胃虚寒者慎食。

【研究】竹笋中含有维生素、微量元素和碳水化合物等，其中所含的膳食纤维较多。有利于通便、降血脂。

【参考文献】

1. 《本草纲目拾遗》："利九窍，通血脉，化痰涎，消食胀。"

2. 《全国中草药汇编》："凉血止痢，清热生津。主治消化不良，痢疾。"

香 椿 （《本草纲目》）

【基原】为楝科植物香椿 *Toona sinensis*（A. Juss.）Roem. ［*Cedrela sinensis* A. Juss.］的嫩芽。

【别名】香椿头、香椿叶。

【性味】味微苦，性平。

【归经】胃、大肠经。

【功效】祛暑化湿，解毒，杀虫。

【应用】

1. 用于暑湿伤中，恶心呕吐，食欲不振，泄泻，痢疾。香椿芳香，和胃祛暑化湿，常用本品炒食。

2. 用于疔疮肿毒。香椿气味芳香，具有解毒杀虫之效。如《岭南采药录》中用椿芽叶捣烂，和酒饮之，治唇上生疔。

【用法】宜炒食，或腌食。

【研究】香椿含有多种维生素、微量元素及膳食纤维等营养成分。气味芳香，凡食欲不振、不思饮食者可适量食之。

【参考文献】

1. 《新修本草》："主洗疮疥，风疽。"

2. 《食疗本草》："动风，多食令人神昏，血气微。"

3. 《陆川本草》："健胃，止血，消炎，杀虫。治子宫炎、肠炎、痢疾、尿道炎。"

茴香菜 （《备急千金要方·食治》）

【基原】为伞形科茴香属植物茴香 *Foeniculum vulgare* Mill. 的茎叶。

【别名】香丝菜。

【性味】味辛、甘，性温。

【归经】胃、肠、肾经。

【功效】理气和胃，散寒止痛。

【应用】

用于疝气，腰痛。茴香菜味辛性温，可行气散寒止痛。如《食疗本草》中载，取生茴香茎叶捣汁，加入热酒，饮用，用治卒肾气上冲胁，如刀刺痛，喘息不得卧。

【用法】宜作馅食用。

【研究】茴香菜中含有多种维生素、微量元素及少量蛋白质、脂肪和碳水化合物等营养成分。且气味芳香，促进食欲。

【参考文献】

1. 《药性论》："卒恶心，腹中不安，煮食之即瘥。"

2. 《备急千金要方·食治》："主霍乱，辟热，除口气。"

金针菜 （《滇南本草》）

【基原】为百合科植物黄花菜 *Hemerocallis citrina* Baroni 的花蕾。

【别名】黄花菜。

【性味】味甘，性凉。

【归经】肝、肾、肠经。

【功效】清热利湿，宽胸解郁，凉血解毒。

【应用】

1. 用于小便短赤，黄疸。本品性凉，可清热利湿。可煎水饮用。

2. 用于情志抑郁，心烦健忘等。金针菜味甘芳香，开郁醒神。可炒食或煮汤食用。

3. 用于痔疮便血，疮痈等。金针菜性凉清热凉血解毒。如《福建药物志》中金针芽菜水煎服，调入红糖适量，连服 3~4 天，治痔疮出血。

【用法】宜水焯后凉拌，或炒食。

【注意】不宜直接食鲜金针菜，应沸水焯后食。

【研究】黄花菜中含有多种维生素、微量元素等，其中胡萝卜素含量较多。

【参考文献】

1. 姚可成著《食物本草》："主利肠胃，滑二便，去火除热。"

2. 《食鉴本草》："利心气，好欢乐，令人忘忧，轻身明目，利胸膈。"

3. 《食物考》："下气怡神，解热散郁，利便疸清。"

洋 葱 （《药材学》）

【基原】为百合科植物洋葱 *Allium cepa* L. 的鳞茎。

【别名】玉葱、葱头、圆葱。

【性味】味辛、甘，性温。

【归经】肺、胃、肝经。

【功效】健胃理气，解毒杀虫，降血脂。

【应用】

1. 用于中焦虚寒引起的食少纳呆，脘腹胀满。洋葱性温散寒，味甘以健脾胃，辛则行气除胀。例如《实用中医营养学》用洋葱适量，洗净切碎，炒食或者熟食，可用治胸闷脘痞，咳嗽痰多浓稠。

2. 用于疮疹作痒。本品辛温祛风杀虫，化湿止痒。如《福建药物志》中用鲜洋葱、鲜芹菜各等份，捣烂取汁，加醋适量，临睡前用带绒棉球蘸药汁塞阴道，次日取出，连续用1周，治滴虫性阴道炎。

3. 洋葱具有降血脂的作用，可用治高脂血症。例如《家庭食疗手册》用洋葱炒食，用治高脂血症。

【用法】宜炒食。

【注意】湿热者慎食。

【研究】洋葱含有挥发油、硫化物、多种维生素和矿物质。研究表明洋葱具有降低胆固醇、降低血脂、扩张血管、减少外周及冠状动脉血管的阻力等作用。凡有高脂血症、高血压、心血管疾病者可适量食用。

【参考文献】

1. 《全国中草药汇编》："主治便秘。"

2. 《福建药物志》："祛湿消肿。"

百 合 (《神农本草经》)

【基原】为百合科植物百合 *Lilium brownii* F. E. Brown ex Miellez var. *viridulum* Baker [*L. brownii* F. E. Brownex ex Miellez var. *colchesteri* (Van Houtt.) Wils. ex Elwes]、卷丹 *L. lancifolium* Thunb. [*L. tigrinum* Ker. Gawl.]、山丹 *L. pumilum* DC. [*L. tenuifolium* Fisch.]、川百合 *L. davidii* duch. 等的鳞茎。

【别名】白百合、百合蒜。

【性味】味甘、微苦，性微寒。

【归经】心、肺经。

【功效】养阴润肺，清心安神。

【应用】

1. 用于肺虚咳嗽、劳嗽咯血。百合甘而微寒，能清肺润肺而止咳嗽。可与银耳配伍，一同炖煮为羹，可治疗阴虚咳嗽。

2. 用于阴虚烦躁，失眠多梦。百合具有清心热、安心神的作用。如《金匮要略》中百合鸡子黄汤，用百合7枚、鸡子1枚，加白糖（冰糖）少许调饮，主治百合病吐后诸症。

【用法】水煎、炒菜、煮粥食；润肺蜜炙用。

【注意】风寒咳嗽、中焦虚寒者慎食。

【研究】百合含有碳水化合物、矿物质和维生素等营养成分。研究显示百合具有祛痰、止咳、抗过敏、镇静及强壮等作用。

【参考文献】

1.《神农本草经》："主邪气腹胀，心痛，利大小便，补中益气。"

2.《日华子本草》："安心，定胆，益志，养五脏。"

3.《本草纲目拾遗》："清痰火，补虚损。"

茭　白（《本草图经》）

【基原】为禾本科植物菰 *Zizania caduciflora*（Turcz. ex Trin.）Hand. -Mazz. 的嫩茎秆被菰黑粉菌 *Yenia esculenta*（P. Henn.）Liou 刺激而形成的纺锤形肥大部分。

【别名】菰菜、茭笋、茭瓜。

【性味】味甘，性寒。

【归经】肝、脾、肺经。

【功效】解热毒，除烦渴，利二便。

【应用】

1. 用于热病烦渴引饮。茭白甘寒生津，除烦止渴。可以煮汤喝。

2. 用于肠燥便秘。本品甘寒生津，润肠通便。如《食物与治病》用鲜茭白 60g、旱芹 30g，水煎服，主治便秘、心胸烦热。

【用法】宜炒或煲汤食。

【注意】脾胃虚寒泄泻者慎食。茭白含草酸较多，食用时应予注意。

【研究】茭白含多种维生素、微量元素及膳食纤维等营养成分。

【参考文献】

1.《本草拾遗》："去烦热，止渴，除目黄，利大小便，止热痢，解酒毒。"

2.《本草汇言》："润大肠，疏结热。"

3.《河北中草药》："清热，解毒，除烦，止渴，并有调经、通乳的作用。"

二、根茎类

萝　卜（《新修本草》）

【基原】为十字花科植物莱菔 *Raphanus sativus* L. 的根。

【别名】莱菔、白萝卜、芦菔。

【性味】味辛、甘，性凉。

【归经】脾、胃、肺、大肠经。

【功效】消食，下气，化痰，利尿。

【应用】

1. 用于饮食积滞，呕吐吞酸，脘腹胀满。萝卜味辛，善行胃肠积滞，消胀除满，生食效佳。《濒湖集简方》中记载："治食物作酸：萝卜生嚼数片。"

2. 用于痰热咳喘。萝卜性凉味辛，化痰下气。如《医部全录》中，取开花萝卜，切片煮烂，频频饮汁，主治小儿咳嗽痰多喘促、腹胀、痘疹不出。

3. 用于小便短赤涩痛等淋证。本品味甘，能渗利水湿，可以与蜂蜜煮汤食用。

【用法】宜生食、炒食或煮汤等，或做馅料。

【注意】脾胃虚寒者不宜多食。

【研究】萝卜中含有一定量的维生素、微量元素及蛋白质、脂肪和碳水化合物、膳食纤维等。由于萝卜品种较多，可有青白相兼、全白色、全红色及外白里红等。因为萝卜中含辛辣成分的芥子素和淀粉分解酶，具有良好的消化作用。

【参考文献】

1. 《名医别录》："主利五脏，轻身益气。"

2. 《四声本草》："消食……主肺嗽吐血。酥煎食，下气。"

3. 《日用本草》："捣汁服，治吐血，衄血。"（引自《本草纲目》）

胡萝卜（《绍兴本草》）

【基原】为伞形科植物胡萝卜 *Daucus carota* L. var. *sativa* Hoffm. 的根。

【别名】胡芦菔、红萝卜。

【性味】味甘、辛，性平。

【归经】脾、肝、肺经。

【功效】健脾和中，滋肝明目，化痰止咳。

【应用】

1. 用于脾虚食少，体倦乏力，腹痛便溏。胡萝卜味甘，健脾助运，益胃受纳水谷，且能缓急止痛，可以煮熟食用。

2. 用于肝血虚所致的两目昏花或雀盲。本品味甘，滋肝明目。如《青海常用中草药手册》中用羊肝 500g，切片，入沸水煮，捞出；胡萝卜 1~2 个，捣汁拌羊肝片，加调味品，随意食用，治夜盲症。

3. 用于肺虚咳喘或百日咳等。本品味甘补脾，濡养于肺，意在"培土生金"。如《岭南采药录》中用胡萝卜 125g、大枣 12 枚（连核），水煎服，治小儿百日咳。

【用法】宜生食或炒食、煮汤食用，或作馅料。

【研究】胡萝卜中含有丰富的胡萝卜素及微量元素、碳水化合物等营养成分。胡萝卜具有增强免疫力、抗癌、降血压、降血糖、美容等作用。经常食用具有良好的强身保健功能，故有"小人参"的美称。

【参考文献】

1. 《绍兴本草》："下气，调利肠胃。"

2. 《本草省常》："黄者养气，红者养血，久食令人强健。"

3. 《福建药物志》："滋肝明目，凉血润肠，治高血压、痢疾、毛囊炎。"

莲 藕（《本草经集注》）

【基原】为睡莲科植物莲 *Nelumbo nucifera* Gaertn. 的肥大根茎。

【别名】藕。

【性味】味甘，性寒。

【归经】心、肝、脾、胃经。

【功效】生用：清热生津，凉血，散瘀，止血。熟用：健脾，开胃。

【应用】

1. 用于热病烦渴或消渴。藕之性味甘寒，清热生津止渴。例如《温病条辨》之五汁饮，用藕汁、梨汁、荸荠汁、鲜苇根汁、麦冬汁，和匀凉服，不甚喜凉者，重汤炖温服，治太阴温病口渴甚、吐白沫黏滞不快者。

2. 用于血热或血瘀引起的出血证。本品性寒，清热、凉血、止血、散瘀。将藕节烧成炭，止血效果更佳。

3. 用于脾胃虚弱。一般炖煮，或与粳米煮粥。

【用法】宜生食或制熟食用。

【研究】藕中含有碳水化合物、维生素、蛋白质及膳食纤维等营养成分。藕粉碳水化合物含量较高，且容易消化吸收。

【参考文献】

1. 《名医别录》："主热渴，散血生肌，久服令人心欢。"

2. 《食经》："主烦热，鼻血不止。"

3. 《药性论》："藕汁能消瘀血不散。"

【附品】莲子：藕的成熟种子。性平，味甘、涩，归脾、肾、心经，具有补脾止泻、益肾固精、清心安神的功效。常用于脾胃虚弱、肾虚下焦不固及心神不宁诸证。

芋　头 (《本草衍义》)

【基原】为天南星科植物芋 Colocasia esculenta (L.) Schott ［Arum Esculentum L.］ 的根茎。

【别名】芋艿、毛芋。

【性味】味甘、辛，性平。

【归经】胃经。

【功效】健脾补虚，散结解毒。

【应用】

1. 用于脾胃失和所致的食欲不振、脘腹不适。芋头味甘益脾以助运化，可以蒸食。

2. 用于瘰疬、癖块等。本品味辛，功能行气散结。如《中国医学大辞典》之芋艿丸，用芋艿切片，晒干，研细末，用陈海蜇漂洗，大荸荠煎汤泛丸，如梧桐子大，每服9g，治瘰疬不论已溃未溃。

3. 用于赘疣、鸡眼、疥癣及烫火伤。如《湖南药物志》中用鲜芋头捣烂，敷患处。治烫火伤。

【用法】宜蒸食或炒食。

【注意】生品有毒应禁食，多外用；熟品不宜多食。

【研究】芋艿含有碳水化合物、维生素和微量元素等营养物质。

【参考文献】

1.《名医别录》："主宽肠胃，充肌肤，滑中。"

2.《滇南本草》："治中气不足，久服补肝肾，添精益髓，又能横气。"

3.《随息居饮食谱》："生嚼治绞肠痧，捣涂痈疮初期，丸服散瘰疬。"

慈 菇 （《本草纲目》）

【基原】 为泽泻科植物慈菇 *Sagittaria trifolia* L. var. *sinensis* （Sims） Makino ［*S. sagittifolia* L. F. *sinensis* （Sims） Makino；*S. sinensis* Sims；*S. sagittifolia* auct. non L.；*S. trifolia* L. var. *edulis* （Sieb. ex Miq.） Ohui］ 的球茎。

【别名】茨菰。

【性味】味甘、微苦、微辛，性凉。

【归经】肝、肺、脾、膀胱经。

【功效】活血凉血，止咳通淋，散结解毒。

【应用】

1. 用于肺虚燥咳，痰中带血或吐血、衄血等。慈菇性凉清肺热，凉血止血，并润燥止咳。如《滇南本草》取生慈菇捣烂，与适量蜂蜜拌匀，蒸熟食，主治肺虚咳血。

2. 用于湿热下注引起的小便淋浊。本品性凉清热，味苦燥湿，甘则渗湿通淋。如安徽《单方草药选编》用鲜野慈菇球根 30~90g，捣烂绞汁，开水冲服，每日 2 次，治石淋。

3. 用于目赤、肿毒及瘰疬痰核等。内服、外用均可。

【用法】内服煎汤，外用捣汁涂。

【注意】孕妇禁食。

【研究】慈菇含有一定量的维生素、微量元素、蛋白质、脂肪和碳水化合物、膳食纤维等。

【参考文献】

1.《备急千金要方》："下石淋。"（引自《政和本草》）

2.《滇南本草》："厚肠胃，止咳嗽，痰中带血，或咳血，呕血。"

3.《全国中草药汇编》："消肿，散结，外用治毒蛇咬伤。"

荸 荠 （《日用本草》）

【基原】 为莎草科植物荸荠 *Eleocharis dulcis* （Burm. f.） Trin. ex Henschel ［*Andropogon dulcis* Burm. F.；*Scirpus plantaginea* Retz.；*Heleochuris plantaginea* R. Br.；*Eleocharis tuberosa* Schult.］ 的球茎。

【别名】马蹄。

【性味】味甘，性凉。

【归经】肺、胃经。

【功效】清热生津，化痰，消积。

【应用】

1. 用于热病烦渴或消渴。荸荠甘凉清胃热，生津益胃阴而止渴。如《温病条辨》之五汁饮，用藕汁、梨汁、荸荠汁、鲜麦冬汁、鲜芦根汁，和匀凉服，不甚喜凉者，重汤炖温服，治太阴温病口渴甚、吐白沫黏滞不快者。

2. 用于肺热咳嗽。本品味甘性凉，清热化痰止咳。如《古方选注》载用荸荠、海蜇头煮汤，治慢性咳嗽、吐浓痰。

3. 本品经常嚼食，有消积的作用，用于食积证。

【用法】宜煮、蒸熟食或制成副食。

【注意】虚寒者慎多食。

【研究】荸荠中含一定量的碳水化合物、维生素 C、矿物质等营养成分，还含有抗菌成分荸荠英。

【参考文献】

1. 《名医别录》："主消渴，痹热，温中益气。"

2. 《本草再新》："治酒客肺胃湿热，声音不清。"

3. 《全国中草药汇编》："清热止渴，利湿化痰。主治热病伤津烦渴，咽喉肿痛，口腔炎，小便不利，麻疹，肺热咳嗽，矽肺，痔疮出血。"

三、瓜茄类

黄 瓜 (《本草拾遗》)

【基原】为葫芦科植物黄瓜 *Cucumis sativus* L. 的果实。

【别名】胡瓜、王瓜、刺瓜。

【性味】味甘，性凉。

【归经】肺、脾、胃经。

【功效】清热，利水，解毒。

【应用】

1. 用于热证口渴。黄瓜性凉清热，生津止渴，可单味生食或煮汤。

2. 用于水肿、黄疸、小便短赤。本品味甘性凉，能清热利湿。如《幼科证治大全》中用新鲜黄瓜，绞汁饮用，治小儿发黄。

3. 用于汗斑、痤疮、色素沉着及痱子瘙痒等皮肤疾病。本品甘凉质润，生津以润肤美容，多外用。如《杨氏家藏方》治痤痱方，用黄瓜一根，切片，擦痱子上。

【用法】生食，凉拌或炒食。

【注意】脾胃虚寒、病后体弱者慎食或禁食。

【研究】现代研究黄瓜中含有水分较多，碳水化合物、脂肪少，肥胖者、糖尿病患者可多食。

【参考文献】

1. 《日用本草》："除胸中热，解烦渴，利水道。"
2. 《滇南本草》："解疮癣热毒，消烦渴。"
3. 《本经逢原》："清热利水，善解火毒。"

冬　瓜（《本草经集注》）

【基原】为葫芦科植物冬瓜 *Benincasa hispida*（Thunb.）Cogn.［*B. cerifera* Savi］的果实。

【别名】枕瓜。

【性味】味甘、淡，性微寒。

【归经】肺、大肠、小肠、膀胱经。

【功效】利尿，清热，化痰，生津，解毒。

【应用】

1. 用于水肿、淋证或脚气。冬瓜味甘淡，功能渗利水湿而消肿。如《圣济总录》所载冬瓜瓤汤，用冬瓜瓤 250g，水煎服，可用治水肿烦渴、小便少者。

2. 用于热病烦躁或消渴。本品性凉，功能清热，生津止渴。如《食物与治病》用冬瓜 500g，煮汤 600mL，每次服 200mL，每日 3 次，用治暑热。

3. 用于疮疡痈肿及瘰疬等。本品性凉能清解热毒而消肿止痛。如《袖珍方》中用冬瓜煎汤洗之，治痔疮肿痛。

【用法】宜炒食或煮汤食用。

【注意】脾胃虚寒者不宜多服。

【研究】研究显示冬瓜水分多，不含脂肪，适合肥胖者、高脂血症患者、糖尿病患者食用。

【参考文献】

1. 《名医别录》："主治小腹水胀，利小便，止渴。"
2. 《本草图经》："主三消渴疾，解积热，利大、小肠，压丹石毒。"
3. 《本草衍义》："治发背及一切痈疽，削一大块置疮上，热则易之，分散热毒气。"

【附品】

①冬瓜皮：为葫芦科植物冬瓜的干燥外层果皮。味甘，性凉。归脾、小肠经。具有利水消肿、清热解暑的功效。常用于水肿和暑热证。

②冬瓜子：为冬瓜的种子。性能同冬瓜皮。功能清肺化痰，利湿排脓。适用于肺热咳嗽、肺痈、肠痈、带下、白浊等，用量 10~15g。

苦　瓜（《滇南本草》）

【基原】为葫芦科植物苦瓜 *Momordica charantia* L. 的果实。

【别名】凉瓜、癞瓜。

【性味】味苦，性寒。

【归经】心、脾、肺经。

【功效】祛暑涤热，明目，解毒。

【应用】

1. 用于暑热引起的汗出烦渴。苦瓜苦寒，功能清热解暑。如《福建中草药》用鲜苦瓜切片泡开水代茶饮，治中暑暑热。

2. 用于热毒疮痈，红肿热痛。本品苦寒，功能清热解毒，消肿止痛。如《泉州本草》载用鲜苦瓜捣烂敷患处，治痈肿。

3. 用于目赤肿痛，内服与外用均可。

【用法】宜凉拌、炒食或煮汤。

【注意】阳气不足者慎食。

【研究】苦瓜中含有一定量的碳水化合物和维生素，其中含有较多的苦瓜苷及维生素 C。研究表明苦瓜苷具有降低血糖、增强免疫力、抗菌、消炎等作用。

【参考文献】

1.《滇南本草》："泻六经实火，清暑益气，止烦渴。"

2.《全国中草药汇编》："主治肠炎，便血；外用治痱子。"

3.《福建药物志》："清热利湿，主治咽喉炎、汗斑。"

丝 瓜（《救荒本草》）

【基原】为葫芦科植物丝瓜 *Luffa cylindrica*（L.）Roem. 的嫩果实。

【别名】天罗、绵瓜、天絲瓜。

【性味】味甘，性凉。

【归经】肺、胃、肝、大肠经。

【功效】清热化痰，凉血解毒。

【应用】

1. 用于肺热咳嗽，色黄痰稠。丝瓜性凉，功能清肺热化痰而止咳。如《摄生众妙方》之化痰丸，用丝瓜烧灰存性，为细末，枣肉为丸，每服一丸，酒送下，治咳嗽。

2. 用于肠风便血、痔疮出血以及崩漏等。本品性凉，清血热而止血。如《续本事方》中用丝瓜不拘多少，烧灰存性，酒调二钱，空心下，治肠风。

3. 用于热毒疹疮痈疽，赤肿疼痛。本品性凉，功能清热解毒，消肿止痛。例如《仁斋直指小儿方》中用丝瓜连皮烧炭存性，沸水调下，治发疮疹。

【用法】宜炒食或煮汤。

【研究】丝瓜中除含有多种维生素和微量元素之外，还含有大量水分，属低热量果蔬之一，凡肥胖、高血压、糖尿病等患者可适量选食之。

【参考文献】

1.《滇南本草图说》："解热，凉血，通经，下乳汁，利肠胃。"

2.《医学入门·本草》："治男妇一切恶疮，小儿痘疹余毒，并乳疽，疔疮。"

3.《萃全裘本草述录》："止吐血、衄血。"

南　瓜（《滇南本草》）

【基原】为葫芦科植物南瓜 *Cucurbita moschata*（Duch. ex Lam.）Duch. ex Poir. ［*C. pepo L.* var. *moschata* Duch. ex Lam.］的果实。

【别名】饭瓜、番蒲、金瓜。

【性味】味甘，性平。

【归经】脾、胃、肺经。

【功效】补益脾胃，解毒消肿。

【应用】

1. 用于脾虚食少。南瓜味甘益脾，使脾胃健、运化良，可以蒸食。

2. 用于肺痈，咳吐脓痰，胸痛及哮喘。本品味甘，既可"补土生金"以止咳定喘，又取味甘缓急止痛。如《岭南草药志》用南瓜 500g、牛肉 250g，煮熟，勿加盐，食之数次后，再服六味地黄汤 5~6 剂，可用治肺痈。

3. 用于疮疡及烫火伤等。如《湖南药物志》中用老南瓜晒干，研末，黄醋调敷患处，治肿疡。

【用法】宜蒸食，炒食，煮汤。

【研究】南瓜中含有碳水化合物、胡萝卜素及矿物质等营养成分。尤其是胡萝卜素含量较高。

【参考文献】

1. 《滇南本草图说》："补中气而宽利。"

2. 《医林纂要·药性》："益心（胃），敛肺。"

3. 《中国药用植物图鉴》："治干性肋膜炎、肋间神经痛，有消炎止痛作用。"

【附品】

南瓜子：为南瓜的成熟种子，性平、味甘，入大肠、肝、肺经，具有杀虫、催乳、利水作用。常用于滴虫、钩虫、蛲虫及血吸虫等虫证，以及产后气血不足引起的缺乳证。

葫　芦（《日华子本草》）

【基原】为葫芦科植物葫芦 *Lagenaria siceraria*（Molina）Standl. ［*Cucurbita siceraria* Molina］和瓠瓜 *Lagenaria siceraria*（Molina）Standl. var. *depressa*（Ser.）Hara 的果实。

【别名】壶卢、葫芦瓜。

【性味】味甘、淡，性平。

【归经】肺、脾、肾经。

【功效】利水消肿，通淋，散结。

【应用】

用于水肿、脚气浮肿、小便淋痛等。葫芦味甘淡，功能渗湿利水，消肿通淋，可以炒食、炖汤。

【用法】食用宜去皮炖、做羹，药用连皮水煎。

【注意】阳气不足者慎食。

【研究】葫芦中富含胡萝卜素，以及一定量的维生素、微量元素。

【参考文献】

1.《饮膳正要》："主消水肿，益气。"

2.《全国中草药汇编》："利水，消肿，散结。主治水肿，腹水，颈淋巴结结核。"

番　茄 (《植物名实图考》)

【基原】为茄科植物番茄 *Lycopersicon esculentum* Mill.［*Solanum lycopersicum* L.］的成熟新鲜果实。

【别名】西红柿、番柿。

【性味】味甘、酸，性微寒。

【归经】脾、胃、肝经。

【功效】生津止渴，健胃消食。

【应用】

1. 用于热病烦渴。番茄甘酸化阴，性凉清胃热，可生津止渴。鲜食为佳。

2. 用于脾虚纳呆食少。番茄益脾胃，助水谷运化。炒食、煮汤、鲜食均可。

3. 用于高血压、眼底出血。鲜番茄每天空腹时生吃 1~2 个，15 天为 1 疗程 (《食物中药与便方》)。

【用法】宜生食、凉拌、煲汤、作酱食用。

【研究】番茄含有水分、多种矿物质和维生素，含有的番茄红素有一定的抗肿瘤、保护心血管的作用。

【参考文献】

1.《陆川本草》："生津止渴，健胃消食，治口渴、食欲不振。"

2.《食物中药与便方》："清热解毒，凉血平肝"。

茄　子 (《本草拾遗》)

【基原】为茄科植物茄 *Solanum melongena* L.［*S. esculentum* Dunal；*S. melongena* L. var. *esculentum* (Dunal) Nees］的果实。

【别名】落苏、紫茄、白茄。

【性味】味甘，性凉。

【归经】脾、胃、大肠经。

【功效】清热解毒，消肿。

【应用】

1. 用于肠风下血或痔疮出血等。茄子性凉，功能清肠热凉血而止血。如《圣济总录》中茄子酒，用经霜茄连蒂，烧灰存性，研末，每日空腹温酒送服，或茄子煨熟。酒渍，暖酒空心分服，主治肠风下血。

2. 用于疮痈肿痛或毒虫咬伤。本品性凉，清热解毒，凉血消肿，味甘缓急止痛。内服外用均可。

【用法】宜炒、烧、拌或煎汤。外用捣敷。

【注意】茄子性凉，不宜多食。

【研究】茄子中含有一定量的微量元素、维生素及碳水化合物等营养成分。此外，茄子皮具有抗癌作用。

【参考文献】

1. 《本草拾遗》："醋摩敷痈肿，亦主瘰。"

2. 《滇南本草》："散血，止乳疼，消肿宽肠。烧灰米汤饮，治肠风下血不止及痔疮。"

3. 《医林纂要·药性》："宽中，散血，止渴。"

辣　椒（《植物名实图考》）

【基原】为茄科植物辣椒 *Capsicum annuum* L. 的果实。

【别名】番椒、辣茄、辣子。

【性味】味辛，性热。

【归经】脾、胃经。

【功效】温中散寒，下气消食。

【应用】

1. 用于寒凝呕吐，泻痢。辣椒性热，功能温胃散寒，味辛行胃气而消胀除满。佐餐食用即可。例如《医宗汇编》取辣椒一个，为丸，热豆腐皮裹，清晨食之，主治痢疾水泻。

2. 用于风寒湿痹痛或冻疮等。本品性热散寒，味辛行气而祛风除湿，可以与花椒配伍，煮水外洗或外敷。

【用法】鲜品多炒食。干品多作调料、制酱等。

【注意】本品性温，凡阳气盛、发热、出血及痔疮者应慎用或禁用。

【研究】辣椒中维生素C和胡萝卜素含量较多。研究已知辣椒素对口腔、食道及胃肠均有一定的刺激性，促进消化液的分泌，增强食欲，提高消化能力。

【参考文献】

1. 姚可成著《食物本草》："消宿食，解结气，开胃口，辟邪恶，杀腥气诸毒。"

2. 《食物考》："温中散寒，除风发汗，冷癖能蠲，行痰去湿。"

四、野菜类

荠　菜（《备急千金要方》）

【基原】为十字花科植物荠菜 *Capsella bursa-pastoris*（L.）Medic.［*Thlaspi bursa-pastoris* L.］的全草。

【别名】荠、护生草、鸡心菜。

【性味】味甘、淡，性凉。

【归经】肝、脾、膀胱经。

【功效】凉肝止血，平肝明目，清热利湿。

【应用】

1. 用于肝火上炎，头晕目赤等。荠菜性凉，功能清肝热。如《太平圣惠方》中用荠菜根，捣绞取汁，以点目中，治暴赤眼、疼痛碜涩。

2. 用于血热出血等。本品可凉血止血。如《湖南药物志》用荠菜 30g、蜜枣 30g，水煎服，治内伤吐血。

3. 用于水肿或膏淋。本品味甘淡，功能渗湿利水通淋。如《三因极一病证方论》用荠菜根、甜葶苈（隔纸炒）等份，为末，蜜丸如弹子大，每服一丸，陈皮汤嚼下，治肿满腹大、四肢枯瘦、小便涩浊。

【用法】宜炒食、煮汤、作馅等。

【注意】本品性凉，脾胃虚寒者慎多食。

【研究】荠菜含胆碱、乙酰胆碱、甘露醇、山梨醇及微量元素等，具有缩短出血时间、抗菌消炎和抗肿瘤的作用。

【参考文献】

1. 《日用本草》："凉肝明目。"

2. 《医林纂要·药性》："利水和脾，辟蚤虱，散郁热。"

3. 《福建药物志》："清热解毒，利水凉血。主治麻疹、水肿、乳糜尿、尿血、痢疾、高血压、小儿疳热。"

苦 菜 （《神农本草经》）

【基原】为菊科植物苦苣菜 *Sonchus oleraceus* L. 的全草。

【别名】苦荬菜。

【性味】味苦，性寒。

【归经】心、脾、胃、大肠经。

【功效】清热解毒。

【应用】

1. 用于湿热黄疸。苦菜苦寒，功能清热燥湿而退黄疸。如《普济方》中用苦菜煮汁服之，治暴热身黄、大便秘塞。

2. 用于热毒所致的口疮、咽喉肿痛及痈肿。本品长于清解热毒而消肿止痛。如《本草纲目》引《唐瑶经验方》中用苦菜捣汁，兑少许姜汁，和酒服，以渣敷，治对口恶疮。

【用法】鲜品可生食、炖食；药用鲜、干品煎汤服。

【注意】脾胃虚寒者慎食。

【研究】苦菜含苦苣菜苷、槲皮素、多糖类、维生素 C 及微量元素等成分，具有抗肿瘤作用。

【参考文献】

1.《名医别录》："疗肠澼，渴、热中疾，恶疮。久服耐饥寒，高气不老。"

2.《本草拾遗》："去暴热目黄，秘塞。"

3.《湖南药物志》："祛湿，清热解毒。主治痈疽脓肿，无名肿毒，乳痈。"

苜　蓿 （《名医别录》）

【基原】为豆科植物南苜蓿 *Medicago hispida* Gaertn. ［*M. denticulata* Willd. non L. ］和紫苜蓿 *Medicago sativa* L. 的全草。

【别名】三叶草、野苜蓿、蓿草。

【性味】味苦、微涩，性平。

【归经】肝、大肠、膀胱经。

【功效】清热凉血，利湿退黄，通淋排石。

【应用】

1. 用于湿热黄疸。苜蓿味苦，功能燥湿泻下而退黄疸，可以单味煮水，饮服。

2. 用于沙石淋，小便涩痛。苜蓿味苦降泄，具有利水通淋排石之功。《中草药手册》用鲜苜蓿，捣汁饮服，主治膀胱结石。

【用法】宜作羹、炒食。

【研究】苜蓿中含有蛋白质、维生素、微量元素、黄酮类等，其中胡萝卜素含量较多。苜蓿中含有粗纤维，可促进大肠蠕动，有助于大便及毒素的排泄。

【参考文献】

1.《日华子本草》："去腹藏邪气，脾胃间热气，通小肠。"

2.《本草衍义》："利大小肠。"

3.《现代实用中药》："治尿酸性膀胱结石。"

马齿苋 （《本草经集注》）

【基原】为马齿苋科植物马齿苋 *Portulaca oleracea* L. 的全草。

【别名】长命菜、马齿菜、蚂蚁菜。

【性味】味酸，性寒。

【归经】大肠、肝经。

【功效】清热解毒，凉血止痢，除湿通淋。

【应用】

1. 用于热毒泻痢。马齿苋性寒，功能清肠热，凉血止痢。如《太平圣惠方》之马齿粥，用马齿苋与粳米煮粥，空腹服用，治血痢。

2. 用于热毒疮疡痈疽、红肿热痛及瘰疬痰核等。本品性寒，功能清解热毒，凉血消肿而止痛，可用马齿苋捣烂外敷。

3. 用于血热出血。本品性寒，功能凉血止血，味酸收敛止血。如《食物中药与便方》中用鲜马齿苋绞汁，加藕汁等量，每次半杯，以米汤和服，治小便尿血、便血。

【用法】鲜品宜作羹、煮粥、凉拌食；药用水煎服或捣烂外敷。

【注意】脾虚便溏者及孕妇慎食。

【研究】马齿苋含三萜醇类、黄酮类、糖类、多种维生素和微量元素。具有抗痢疾杆菌、大肠杆菌、金黄色葡萄球菌及抗氧化、降低胆固醇、利尿、延缓衰老、润肤美容等作用。

【参考文献】

1.《食疗本草》："治疳痢及一切风，敷杖疮。"

2.《本草经疏》："凉血益血。"

3.《生草药性备要》："治红痢症，清热毒，洗痔疮疳疔。"

马兰头 （《本草拾遗》）

【基原】为菊科植物马兰 *Kalimeris indica* （L.）Sch. Bip. ［*Aster indicus* L.］ 的嫩芽。

【别名】马兰青。

【性味】性凉，味辛。

【归经】肺、胃、肝、大肠经。

【功效】凉血止血，清热利湿，解毒消肿。

【应用】

1. 用于热毒蕴结之目赤、口疮、咽痛及疔疮痈肿等。马兰性凉清热，味辛散结消肿止痛。如《常用中草药选编》中用马兰鲜嫩叶60g，捣烂，拌茶油少许同服，治急性结膜炎。

2. 用于血热出血。本品性凉，清血热而止血。如《福建民间草药》将马兰头切碎，以盐、白糖及麻油拌食，可治鼻衄、齿衄、紫斑及咯血。

【用法】宜煎服、捣涂。

【注意】本品性凉，孕妇慎服。

【研究】马兰头中的胡萝卜素及钾含量较多。研究表明马兰头对毛细血管性出血具有良好的止血效应，因此，凡平素有紫斑、鼻出血者可适量选食之。

【参考文献】

1.《品汇精要》："主调血，解毒。"

2.《药性切用》："泻热解毒。"

3.《萃金裘本草述录》："止血破瘀，消疽已痔，调营养血，破旧生新。治吐衄、疟痢、酒疸、水肿，疗金疮折损。"

枸杞菜 （《生草药性备要》）

【基原】为茄科植物枸杞 *Lycium chinense* Mill. 及宁夏枸杞 *Lycium Barbarum* L. 的嫩茎叶。

【别名】枸杞苗、枸杞头、枸杞叶。

【性味】味苦、甘，性凉。

【归经】肝、脾、肾经。

【功效】补虚益精，清热明目。

【应用】

1. 用于肾虚耳鸣，腰膝酸软。枸杞菜味甘，功能益肾。如《太平圣惠方》之枸杞粥，用枸杞叶 50g、粳米 100g，以豉汁 500mL 相合，配以葱白少许，调和食之，治五劳七伤、庶事衰弱。

2. 用于肝虚目涩，视物不清。枸杞菜益肝明目，常煎汤或炒食。

3. 用于带下证。枸杞菜味甘，长于益肾，肾气得补，固摄有力而能止带。如《滇南本草》中用枸杞尖作菜，同鸡蛋炒食，治妇人白带。

【用法】宜煮汤或作羹食。

【研究】枸杞菜中含一定量维生素、微量元素，所含的膳食纤维较多，具有通便作用。

【参考文献】

1. 《药性论》："能补，益精，诸不足，易颜色，变白，明目，安神。和羊肉作羹，益人，甚除风，明目。若渴，可煮汁，代茶饮之；发热诸毒烦闷，可单煮汁解之，能消热面毒。主患眼风障，赤膜昏痛，取叶捣汁注眼中。"

2. 《食疗本草》："坚筋耐老，除风，补益筋骨，能益人，去虚痨。"

第四节　食用菌

食用菌是指真菌类中无毒副作用的新鲜或干燥真菌的子实体。一般可分为野生和人工种植两大类。菌类味道鲜美，深受人们的喜爱。常见的食用菌有黑木耳、银耳、蘑菇、香菇等。

现代研究证明，食用菌类食物大多含有蛋白质、碳水化合物、维生素、人体必需微量元素及膳食纤维等营养物质。其中所含的多糖具有增强机体免疫力、抗癌、抗自由基、延缓衰老、降低血糖、降血脂等保健作用。

木　耳（《太平圣惠方》）

【基原】为木耳科真菌木耳 *Auricularia auricula*（L. ex Hook.）Underw.［*Tremella auricula* L. ex Hook.］的子实体。

【别名】黑木耳、木菌、云耳。

【性味】味甘，性平。

【归经】肺、脾、大肠、肝经。

【功效】补气，活血，止血。

【应用】

1. 用于体倦乏力，面色萎黄或产后虚弱。木耳益气生血，宜煮汤、煮粥或炒食。

2. 用于衄血、便血、血痢及崩漏等。本品散瘀止血又能养血。如《太平圣惠方》用木耳 30g，泡发，加水煮熟，加盐与醋调味食用，用治血痢日夜不止、腹中疼痛、心神烦闷。

3. 用于高血压患者和癌症患者。据研究，木耳还有抗癌作用，可以经常炒食。

【用法】宜凉拌或炒食，煮汤或作羹食。

【注意】非血瘀出血者慎用。

【研究】木耳含碳水化合物、钙以及膳食纤维等营养成分，研究表明木耳尚有抗辐射、消除自由基、抗肿瘤、抗血栓形成等功能，并具有延缓衰老及防治动脉硬化等作用。

【参考文献】

1. 《药性论》："治风，破血，益力。"

2. 《山西中草药》："益气强身，活血止血，外伤止痛。"

银　耳（《中国药学大辞典》）

【基原】为银耳科真菌银耳 *Tremella fuciformis* Berk. 的子实体。

【别名】白木耳。

【性味】味甘、淡，性平。

【归经】肺、胃、肾经。

【功效】滋补生津，润肺养胃。

【应用】

1. 用于燥咳无痰或痰中带血以及低热盗汗等。银耳滋阴润燥，可配伍冰糖，煮羹食。

2. 用于大病或久病后期，口干舌燥、体倦乏力等。本品滋养胃气，生津止渴。银耳泡发后煮羹食用，可用治自汗、盗汗、遗精腰痛、妇女带下、乏力、腹痛、食欲不振。

【用法】宜凉拌、炒食、作羹、煮汤。

【研究】银耳含有一定量的蛋白质、碳水化合物和膳食纤维，特别是所含的多糖具有增强免疫力、抗辐射等作用，凡平素体质虚弱、抵抗力低下以及动脉硬化、高血压者可适量选食之。

【参考文献】

1. 《本草再新》："润肺滋阴。"

2. 《饮片新参》："清补肺阴，滋液，治劳咳。"

3. 《福建药物志》："治肺痿，咯血，慢性肝炎。"

蘑　菇（《医学入门·本草》）

【基原】为蘑菇科真菌双孢蘑菇 *Agaricus bisporus*（Lange）Sing. 及四孢蘑菇 *Agaricus campestris* L. ex Fr. 的子实体，尤以菌蕾为佳。

【别名】蘑菰。

【性味】性平，味甘。

【归经】肠、胃、肺经。

【功效】健脾开胃，平肝透疹。

【应用】

1. 用于食欲不振，纳呆食少，脘腹不适。蘑菇健脾助其运化，和胃助其受纳熟腐。如《中国药用真菌》用鲜蘑菇，炒食、煮食均可，治消化不良。

2. 用于头晕目眩或头胀痛。本品功能平抑肝阳，可炒食或煮汤食用之。

3. 用于小儿麻疹透发不畅以及发热、咳嗽等。蘑菇透发麻疹，如《食物中药与便方》中用鲜蘑菇 50g、鲜鲫鱼 1 条，清炖（少放盐）喝汤，治小儿麻疹透发不畅。

【用法】鲜品宜炒食、煮汤、炖食，干品水浸后烹制食用。

【注意】蘑菇属发物，多食发风、动气，哮喘、皮肤病等患者应忌食。

【研究】干蘑菇中含有较多的蛋白质、碳水化合物和膳食纤维等成分。蘑菇多糖具有增强免疫力、保肝、抗癌的作用。

【参考文献】

1. 《医学入门·本草》："悦神，开胃，止泻，止吐。"

2. 《全国中草药汇编》："消食，清神，平肝阳。主治消化不良，高血压，哺乳期乳汁分泌减少，毛细血管破裂，牙床出血，贫血等症。"

3. 《浙江药用植物志》："健脾。治白细胞减少症等。"

香 菇（《随息居饮食谱》）

【基原】为白蘑科真菌香菇 *Lentinusedodes*（Berk.）Sing. 的子实体。

【别名】香蕈。

【性味】味甘，性平。

【归经】肝、胃经。

【功效】扶正补虚，健脾开胃，祛风透疹，抗癌。

【应用】

1. 用于倦怠无力、食欲不振等。香菇健脾开胃，多炒食或炖汤食用。

2. 用于麻疹透发不畅及发热、咳嗽等。本品能透发麻疹，如《福建药物志》所载用香菇柄 15g、龙眼肉 12g，水煎服，治麻疹不透。

【用法】鲜品宜炒食、煮汤、炖食，干品水浸后烹制食用。

【注意】气滞者慎食。

【研究】香菇中含有多种维生素及微量元素等成分。香菇具有降血脂、抗癌等作用，高血脂和癌症患者可以适当食用。

【参考文献】

1. 《本草求真》："大能益胃助食及理小便不禁。"

2.《中国药用孢子植物》："用于佝偻病、贫血、小便失禁、痘疮、麻疹不透、高血压、扁桃体炎等。"

第五节 果品类

果品一般分为鲜果、干果以及坚果三大类。鲜果类主要有苹果、梨、桃、橘、橙、柑、香蕉、荔枝、西瓜等；干果类主要有大枣、龙眼、葡萄干等；坚果类有核桃仁、花生、南瓜子以及葵花子等。一般作为副食食用，辅助主食，诚如《素问·脏气法时论》所言："五果为助。"

果品种类繁多，味道以酸甜为多，性质寒凉温热各异，多具补虚、生津除烦、止咳化痰、开胃消食、润肠通便等作用，适用于病后体虚、咳嗽、咯痰、津伤烦渴、食欲不振、肠燥便秘等症。

现代研究证明，鲜果主要含碳水化合物、维生素、膳食纤维等营养物质；干果主要含有碳水化合物；坚果含有一定的蛋白质和脂肪。经常食用鲜果对肥胖症、高血脂、动脉硬化及其引发的高血压等心脑血管疾病均有一定的防治作用。此外，该类食物还有润肤美容的作用。

一、鲜果

梨（《名医别录》）

【基原】为蔷薇科植物白梨 *Pyrus bretschneideri* Rehd.、沙梨 *Pyrus pyrifolia*（Burm. f.）Nakai 或秋子梨 *Pyrus ussuriensis* Maxim. 等的成熟果实。

【别名】快果、鸭梨、沙梨。

【性味】味甘、微酸，性凉。

【归经】肺、胃、心经。

【功效】清肺化痰，生津止渴。

【应用】

1. 用于肺热燥咳。梨性凉，入肺经，功能清肺热，味甘酸化阴，润肺生津，化痰止咳。如《食疗本草》中以一颗（梨），刺作五十孔，每孔内放椒一粒，以面裹，于热灰中煨令熟，出，停冷，去椒食之，治卒咳嗽。

2. 用于热病口渴。本品性凉味甘，生津养阴而止渴。如《温病条辨》的雪梨浆，用大甜水梨一个，切薄片，捣汁频饮，用治太阴温病口渴甚。

【用法】生食、榨汁或制成果脯。

【注意】脾胃虚寒者应慎食。

【研究】梨中含有较多的碳水化合物、水分、多种维生素和矿物质等营养成分。

【参考文献】

1.《日用本草》："解热止渴，利大小肠，治火嗽热喘。"

2.《全国中草药汇编》："养阴清肺，除烦止渴。主治肺燥咳嗽，吐血，咯血，心火烦躁，口渴喉干，并除胸膜痰热。"

桃（《日用本草》）

【基原】为蔷薇科植物桃 *Amygdlus persica* L. 或山桃 *A. davidiana*（Carr.）C. de Vos ex Henry 的果实。

【别名】桃子、桃实。

【性味】味甘、酸，性温。

【归经】肺、大肠经。

【功效】生津，润肠，活血，消积。

【应用】

1. 用于津少口渴。桃味甘酸化阴，生津止渴。鲜品适量食之即可。例如《药用果品》用鲜桃（去皮）3 个，隔水炖烂，加冰糖 30g，去核食之，每日 1 次，用治劳嗽喘咳。

2. 用于肠燥便秘。本品甘酸化阴生津以润肠通便。鲜品食之，或配伍蜂蜜以润滑肠道，效果更佳。

3. 用于小儿疮肿。如《普济方》中治小儿瘑疮方。用桃捣，以醋和涂之。

【用法】生食、作酱，或作桃脯。

【研究】桃中含碳水化合物、水分、维生素及微量元素等，其中钾含量较多。前人有"桃养人"之谚语，古代本草将桃列为"上品"。

【参考文献】

1.《日华子本草》："益色。"

2.《滇南本草》："大黄桃，食之神清气爽，延年乌须。"

3.《随息居饮食谱》："补心，活血，解渴，充饥。水蜜桃生津涤热。"

杏（《本草图经》）

【基原】为蔷薇科植物杏 *Armeniaca vulgaris* Lam. 或山杏 *Armeniaca sibirica* Lam. 的果实。

【别名】杏子、杏实、山杏。

【性味】味酸、甘，性温。

【归经】心、肺经。

【功效】润肺定喘，生津止渴。

【应用】

1. 用于肺燥咳嗽。杏味酸甘，功能润肺燥而化痰止咳，生食或取干品煮水饮用。

2. 用于津伤口渴等。本品酸甘益阴，生津止口渴，宜生食为佳。

【用法】生食或作杏脯食用。

【注意】胃酸过多者慎食。

【研究】杏中含有一定量的碳水化合物、水分、维生素以及矿物质等，其中维生素

C 和钾元素含量相对较多。胃酸分泌不足及消化不良者宜食之。苦杏仁经酶水解后产生氢氰酸，有镇静作用，有一定毒性。

【参考文献】

1.《滇南本草》："治心（胃）中冷热，止渴定喘，解瘟疫。"

2.《食物考》："曝脯去冷，止渴益心。"

3.《随息居饮食谱》："润肺生津。"

【附品】

甜杏仁：为杏的种仁，性平、味甜，入肺、大肠经，具有润肺止咳、润肠通便的功效。常用于咳嗽气喘以及肠燥便秘等证。

橘（《神农本草经》）

【基原】为芸香科植物橘 *Citrus reticulata* Blanco 及其栽培变种福橘 *C. tangemna* Hort ex Tanaka、朱橘 *C. erythrosa* Tanaka、茶枝柑 *C. chachiensis* Hort 和四会柑 *C. suhoiensis* Tanak 等的果实。

【别名】黄橘、橘子。

【性味】味甘、酸，性平。

【归经】肺、胃经。

【功效】润肺生津，理气和胃。

【应用】

1. 用于肺燥咳嗽，咳痰不爽。鲜橘子汁多质润，甘酸化阴生津，润肺化痰而止咳。宜鲜品连橘络食用。

2. 用于胃气失和引起的食欲不振、呕逆。本品味甘能和胃气，酸则开胃消食。宜鲜食，或连橘皮煎水食用。

【用法】鲜品宜生食或榨汁饮，亦可作橘饼食用。

【研究】橘中含有丰富的糖类和多种维生素、矿物质、水分等营养物质。

【参考文献】

1.《日华子本草》："止消渴，开胃，除胸中膈气。"

2.《日用本草》："止渴，润燥，生津。"

橙（《食性本草》）

【基原】为芸香科植物香橙 *Citrus junos* Tanaka 的果实。

【别名】橙子、黄橙、金橙。

【性味】味酸，性凉。

【归经】肺、肝、胃经。

【功效】和胃降逆，理气宽胸，消瘿，解鱼蟹毒。

【应用】

1. 用于恶心呕吐，脘腹胀闷。橙子性凉而清胃热降逆止呕，味甘和胃，酸则开胃以消谷。鲜品生食。

2. 用于气滞胸闷。本品性味芳香，可理气宽胸。宜连皮水煎服。

3. 用于瘿瘤、瘰疬、痰核等。本品性凉，能清肺胃之热，阻遏痰液生成，经脉无痰停留，瘿瘤痰核自不生，此之谓治病必求于本也。

4. 用于鱼蟹中毒。本品味甘能和解鱼蟹之毒，与生姜配伍，效果更佳。

【用法】鲜品宜生食或榨汁饮。

【注意】脾胃虚寒者慎食。

【研究】鲜橙中含一定量的碳水化合物和多种维生素、微量元素、水分等营养物质，其中维生素 C、橙皮苷及多种有机酸含量较多，能降低毛细血管脆性，平时经常鼻-牙龈出血者及心脑血管疾病患者均可适量选食。

【参考文献】

1. 《玉楸药解》："宽胸利气，解酒消瘿……善降逆气，止恶心，消瘰疬瘿瘤。"

2. 《本草纲目拾遗》："和中，开胃。"

柚（《本草经集注》）

【基原】为芸香科植物柚 *Citrus grandis*（L.）Osbek ［*C. maxima*（Burm.）Merr.］的成熟果实。

【别名】柚子、沙田柚、文旦。

【性味】味甘、酸，性寒。

【归经】肝、脾、胃经。

【功效】消食，化痰，醒酒。

【应用】

1. 用于痰热咳嗽、痰稠色黄等。柚子性寒，功能清肺热，化痰。鲜食或榨汁饮服。

2. 用于食积胀满，饮食不振，恶心呕吐。本品味甘益胃，酸可开胃消食。宜连皮水煎服。

【用法】鲜品宜生食或榨汁饮。

【注意】脾胃虚寒者不宜多食。

【研究】柚中含有一定量的碳水化合物、水分、维生素和微量元素等营养物质，其中维生素 C、黄酮类含量较多。现代研究表明黄酮类化合物具有降低血小板的聚集、改变血液流变等作用，心脑血管疾病及糖尿病患者可以适量常食用。

【参考文献】

1. 《日华子本草》："治妊孕人吃食少并口淡，去胃中恶气，消食，去肠胃气，解酒毒，治饮酒人口气。"

2. 《随息居饮食谱》："辟臭，消食，解醒。"

3. 《福建药物志》："破积散气，止咳定喘。"

柑（《本草拾遗》）

【基原】为芸香科植物茶枝柑 *Citrus chachiensis* Hort. 的果实。

【别名】柑子、招柑、新会柑。

【性味】味苦、酸，性凉。

【归经】胃、大肠经。

【功效】清热生津，利尿，醒酒。

【应用】

1. 用于热郁胸膈引起的烦热口渴。柑子性凉，功能除胸膈之热，味甘酸生津以止口渴。宜鲜品食用。

2. 用于小便淋漓涩痛。本品性凉，清膀胱热，渗利小便。生食或水煎汤饮服。

【用法】鲜品宜生食或榨汁饮。

【研究】柑中含有碳水化合物、水分、维生素、微量元素等，其中维生素 C、橙皮苷含量较多。

【参考文献】

1. 《食经》："食之下气，主胸热烦满。"

2. 《开宝本草》："利肠胃中热毒，止暴渴，利小便。"

3. 《随息居饮食谱》："清热，止渴，析醒。"

柠 檬 (《岭南采药录》)

【基原】为芸香科植物黎檬 *Citrus limonia* Osbeck 或柠檬 *C. limon*（L.）Burm. f. 的成熟果实。

【别名】柠果、宜母果。

【性味】味酸、甘，性凉。

【归经】肺、胃经。

【功效】生津解暑，和胃安胎。

【应用】

1. 用于胃热伤津，口干咽燥，渴喜饮。柠檬性凉清胃热，甘凉生津而止渴。可用柠檬切片，泡水饮用。

2. 用于恶心呕吐、妊娠恶阻等。本品能调和脾胃，和胃降逆。如《本草纲目拾遗》中用鲜柠檬，加白糖渍 1 天，再放锅内用小火熬至汁快干时，拌少许白糖，随意食用，用于妊娠呕吐。

【用法】鲜品宜榨汁饮用，或切片泡水饮。

【注意】胃酸过多者宜少食。

【研究】柠檬中含有一定量的碳水化合物、水分、维生素、微量元素等，其中维生素 C、橙皮苷含量相对较多。现代研究表明柠檬具有降低胆固醇的作用。

【参考文献】

1. 《食物考》："浆饮渴廖，能辟暑。孕妇宜食，能安胎。"

2. 《岭南随笔》："治哕。"

3. 《本草纲目拾遗》："腌食，下气和胃。"

梅 子 (《本草经集注》)

【基原】为蔷薇科植物梅 *Armeniaca mume* Sied. [*Prunus mume* Sieb. et Zucc.] 的果实。

【别名】梅实、梅、青梅。

【性味】味酸、涩，性平。

【归经】肺、肝、大肠经。

【功效】生津止渴、止血止泻。

【应用】

1. 用于津伤口渴。鲜梅味酸，富有汁液，功能生津止渴。如《鲁府禁方》之梅苏丸，用乌梅肉、白砂糖、薄荷各等份，研末，捣膏为丸，每服一丸，口中噙化，行路备之，解渴极妙。

2. 用于各种出血证。鲜梅味酸，具有收敛止血的作用。如《朱氏集验方》用乌梅不以多少，煎汤，调百草霜，治咯血。

3. 用于久泻久痢。本品味酸可涩肠止泻。如《肘后备急方》用乌梅肉二十个，水一盏煎六分，食前分二服，用治久痢不止。

【用法】鲜品多生食，也可作梅干、梅脯食。

【注意】不宜多食及久食。

【研究】梅子中含有一定量的碳水化合物、水分、维生素、微量元素等营养物质，其中维生素 E 和钾含量较高，中老年人适量食用对防治心血管疾病及延缓衰老具有一定的作用。

【参考文献】

1. 《名医别录》："止下痢，好唾，口干。"

2. 《本草纲目》："敛肺涩肠，治久嗽，泻痢，翻胃噎膈，蛔厥吐利，消肿，涌痰，杀虫，解鱼毒、马汗毒、硫黄毒。"

3. 《本草求原》："治溲血，下血，诸血证，自汗，口燥咽干。"

李 子 (《滇南本草》)

【基原】为蔷薇科植物李 *Prunus salicina* Lindl. 的成熟果实。

【别名】李实、嘉庆子。

【性味】味甘、酸，性平。

【归经】肝、脾、胃经。

【功效】清热，生津，消积。

【应用】

1. 用于热病口渴。李子味甘酸，功能益胃阴生津止渴，鲜食为宜。例如《泉州本草》用鲜李子 100~200g，去核，捣烂取汁饮，可用治骨蒸劳热或消渴引饮。

2. 用于饮食积滞。本品味酸，开胃消食，宜生食。

【用法】鲜品生食，也可制成果脯。

【注意】脾胃虚弱者慎食。

【研究】李子中含有碳水化合物、水分、维生素、微量元素等营养成分。

【参考文献】

1.《随息居饮食谱》："清肝涤热，活血生津。"

2.《天目山药用植物志》："治胃痛呕恶。"

3.《福建药物志》："消食解渴。"

苹　果 （《滇南本草》）

【基原】为蔷薇科植物苹果 *Malus pumila* Mill. 的果实。

【别名】频果、奈。

【性味】味甘、酸，性凉。

【归经】脾、胃、大肠经。

【功效】益胃，生津，除烦，醒酒。

【应用】

1. 用于热病口渴、胃中灼热不适等。苹果性凉清胃热，味甘酸化阴，生胃津，止口渴。凡热病伤津口渴者宜鲜食之。

2. 用于脾虚脘腹闷胀，大便溏泄。本品味甘益脾气，助运化，酸则涩肠而止泻。例如《饮食治疗指南》用苹果粉 15g，每日 2~3 次，空腹冲服，可用治慢性腹泻、结肠炎。

3. 苹果尚有醒酒之效，故饮酒者可食之。

【用法】宜生食、作酱或制成苹果脯。

【注意】阳气不足者应少食或加温后食用。

【研究】苹果是世界各国人民喜食的水果之一，含有多种营养素、水分及有机酸、果胶等成分。果糖含量较高，具有美容、降压、通便等作用。

【参考文献】

1.《备急千金要方·食治》："益心气，耐饥。"

2.《饮膳正要》："止渴生津。"

3.《滇南本草图说》："主治脾虚火盛，补中益气。"

葡　萄 （《神农本草经》）

【基原】为葡萄科植物葡萄 *Vitis vinifera* L. 的果实。

【别名】草龙珠、葡萄秋。

【性味】味甘、酸，性平。

【归经】脾、肺、肾经。

【功效】补气血，强筋骨，利小便。

【应用】

1. 用于气血虚弱。葡萄味甘，功能益气，甘酸化阴以生血，多用干品。

2. 用于口干舌燥。本品甘酸化阴生津而止口渴。如《居家必用事类全集》所载除烦止渴方；用葡萄绞取汁液，文火熬稠，调入蜂蜜，以开水溶化温服，用治心烦口渴。

3. 用于淋证，小便涩痛。本品味甘能渗湿利水而通淋。如《太平圣惠方》用葡萄汁、生藕汁、生地黄汁各等份，加入蜂蜜，和匀，煎为稀饧，每于饭前服 60mL，可用治热淋、小便涩少、碜痛沥血。

【用法】宜鲜品生食，或晒为葡萄干食用，或制酒。

【研究】葡萄中含有丰富的葡萄糖、果糖及多种矿物质和维生素、水分等营养成分。其中钾含量相对较高。研究表明葡萄皮中所含的多酚类化合物可预防和治疗动脉硬化及其引起的心脑血管疾病。

【参考文献】

1.《神农本草经》："主筋骨湿痹，益气倍力，强志，令人肥健耐饥，忍风寒。久食轻身，不老延年。可作酒。"

2.《名医别录》："逐水，利小便。"

3.《随息居饮食谱》："补气，滋肾液，益肝阴，强筋骨，止渴，安胎。"

樱　桃（《吴普本草》）

【基原】为蔷薇科植物樱桃 *Cerasus pseudocerasus* （Lindl.） G. Don ［*Prunus pseudocerasus* Lindl.］的果实。

【别名】樱、紫樱、紫桃、莺桃。

【性味】味甘、酸，性温。

【归经】脾、肾经。

【功效】补脾益肾，润肤养颜。

【应用】

1. 用于脾虚泄泻或肾虚腰腿酸软等证。樱桃甘温补脾益肾气，濡养肌肉百骸。可鲜食。

2. 用于皮肤保养。本品汁多柔润，甘酸化阴生津而润泽肌肤。例如《饮膳正要》取樱桃 500g，捣碎，绞汁，入砂锅煎一沸，待温即饮，功能滋润皮肤、美人颜色。

【用法】多生食，或制酒。

【注意】本品性温，发热者慎食。

【研究】樱桃中含有一定量的碳水化合物、水分、维生素和微量元素，包括铁、蛋白质、钾、磷、胡萝卜素及维生素 C 等物质。其中铁含量在樱桃中较多，素体脾胃气虚、风湿疼痛以及气血不足、肌肤粗糙者均可选食之。

【参考文献】

1.《吴普本草》："主调中，益脾气，令人好颜色。"

2.《食疗本草》："补中益气，主水谷痢，止泄精。"

3.《本草省常》:"坚志固肾。"

草 莓 (《台湾药用植物志》)

【基原】 为蔷薇科植物草莓 *Fragaria ananssa* Duch. [*F. grandiflara* Ehrh.] 的果实。

【别名】 凤梨草莓、红莓。

【性味】 味甘、微酸,性凉。

【归经】 脾、胃经。

【功效】 清热止渴,健胃消食。

【应用】

1. 用于热病口渴。草莓性凉能清热,味甘酸可化阴生津以止口渴。鲜品生食即可。

2. 用于食欲不振、脘腹闷胀等。本品味甘益胃气,酸则开胃以消谷。生食或干品泡水饮用。

【用法】 宜鲜品生食,或制酱食用。

【研究】 草莓含有碳水化合物、水分、维生素及微量元素等。

【参考文献】

《台湾药用植物志》:"清凉止渴,滋养。"

柿 子 (《滇南本草图说》)

【基原】 为柿科植物柿 *Diospyros kaki* Thunb. 的果实。

【别名】 大盖柿、红柿。

【性味】 味甘、涩,性凉。

【归经】 心、肺、大肠经。

【功效】 清热生津,润肺止咳,解毒。

【应用】

1. 用于热病烦渴。柿子性凉清热,甘凉生津而止渴。宜鲜品食之。

2. 用于肺燥咳嗽。本品甘凉生津可润肺燥而止咳。若与梨配伍,可增强润燥化痰止咳作用。亦可用柿子与粳米煮粥食用。

【用法】 宜生食或作柿饼食用。

【注意】 鲜品宜温水浸泡至涩味消失后食用。

【研究】 柿子中含碳水化合物、维生素、微量元素、水分等营养成分。

【参考文献】

1.《食疗本草》:"主补虚劳不足。"

2.《日华子本草》:"润心肺,止渴,涩肠,疗肺痿,心热,嗽,消痰,开胃。亦治吐血。"

3.《湖南药物志》:"解桐油毒。"

桑 椹 (《新修本草》)

【基原】为桑科植物桑 *Morus allba* L. 的成熟果穗。

【别名】桑实。

【性味】味甘、酸,性寒。

【归经】肝、肾经。

【功效】滋阴养血、生津润肠。

【应用】

1. 用于肝肾不足或阴血亏虚引起的头晕目眩、耳鸣耳聋、须发早白及失眠多梦等。桑椹汁多质润,味甘酸,滋肾阴,养肝血,濡养头目。干品煎煮饮服为宜。

2. 用于热伤津液导致的口渴或消渴。本品性寒清热,甘酸化阴以补津液而止渴。宜鲜食。

3. 用于肠燥便秘。本品甘寒生津养阴而润肠通便。

【用法】宜鲜食或榨汁饮服。

【注意】脾胃虚寒或便溏者慎食。

【研究】桑椹含糖类、苹果酸、多种维生素及微量元素、水分等化合物质,具有促进淋巴细胞转化、T 细胞成熟及增强免疫等作用。

【参考文献】

1.《滇南本草》:"益肾脏而固精,久服黑发明目。"

2.《本草求真》:"除热,养阴,止泻。"

石 榴 (《本草拾遗》)

【基原】为石榴科石榴属植物石榴 *Punica granatum* L. 的果实。

【别名】安石榴。

【性味】味甘、酸、涩,性温。

【归经】肺、脾、肾经。

【功效】生津止渴,涩肠,止血,杀虫。

【应用】

1. 用于咽喉炎、口干、暗哑。本品味甘性酸,可化生阴液,用于阴液亏虚之证,如《药用果品》用未成熟鲜石榴 1~3 个,每晚取其子慢慢嚼食服。另外本方亦可用于肺结核咳嗽、老年慢性支气管炎的治疗。

2. 用于脾肾不足之泄泻、便血、带下、崩漏等症。石榴味甘则补,酸则能敛,有补脾益肾之功,凡脾肾不足之滑脱诸证皆宜服食之。如《普济方》用陈石榴焙干,研为细末,每服 10~12g,米汤调下,用治久痢久泻、大便出血。

【用法】宜生食、榨汁饮。

【注意】石榴酸甜,不可多食,"多食损齿令黑",亦不宜常食久食;糖尿病者不宜多食甜石榴;胃酸过多及胃溃疡、十二指肠溃疡者不宜多食酸石榴。

【研究】石榴中含维生素、微量元素、水分等化合物质，其中甜石榴中含碳水化合物较高，酸石榴中含有机酸较多。

【参考文献】

1.《名医别录》："主咽燥渴。"

2.《滇南本草》："治筋骨疼痛，四肢无力，化虫，止痢，或咽喉疼痛肿胀，齿床出血，退胆热，明目。"

3.《本草纲目》："止泻痢，崩中，带下。"

山　楂（《本草衍义补遗》）

【基原】为蔷薇科植物山里红 *Crataegus pinnatifida* Bunge var. *major* N. E. Br. 或山楂 *Crataegus pinnatifida* Bunge 的果实。

【别名】酸楂、山里红果。

【性味】味酸、甘，性微温。

【归经】脾、胃、肝经。

【功效】消食积，散瘀滞。

【应用】

1. 用于饮食积滞，脘腹胀满。山楂温胃气助其腐熟水谷，味甘益脾助其运化，长于消肉食、油腻食积。如《丹溪心法》用山楂120g、白术120g、神曲60g，为末，蒸饼为丸，梧子大，服七十丸，白汤下，治一切食积。

2. 用于产后血瘀引起的恶露不尽、少腹疼痛等。本品温通血脉，味甘则缓急止痛。如《日用本草》引朱丹溪用山楂百十个，打碎煎汤，入砂糖少许，空心温服，治产妇恶露不尽、腹中疼痛，或儿枕作痛。

3. 用于泄泻痢疾。本品味甘，入脾胃经，助运化以治其本，酸则涩肠止泻治其标。如《新中医》用鲜山楂（去皮核）、山药各等份，加适量白糖，调匀后蒸熟，压制成山楂饼，用治小儿脾虚久泻。

【用法】生食、浸泡饮、制片、作膏、水煎皆可。

【注意】泛酸者慎食。

【研究】山楂主含山楂酸、黄酮类、糅质、脂肪酸、维生素 C 及无机盐等。具有促进脂肪分解、消化液分泌，降血脂，抗动脉硬化，抗血小板聚集，抗氧化及增强免疫等作用。

【参考文献】

1.《日用本草》："化食积，行结气，健胃宽膈，消血痞气块。"

2.《滇南本草》："消肉积滞，下气。治吞酸，积块。"

3.《本草纲目》："化饮食，消肉积，癥瘕，痰饮，痞满，吞酸，滞血痛胀。"

香　蕉（《本草纲目拾遗》）

【基原】为芭蕉科植物大蕉 *Musa sapientum* L. ［*M. paradisiaca* L. var. *Sapientum*（L.）

O. Kuntze］或香蕉 *M. nana* Lour. 的果实。

【别名】蕉子、蕉果。

【性味】味甘，性寒。

【归经】肺、脾经。

【功效】清热，润肺，滑肠，解毒。

【应用】

1. 用于肺热燥咳。香蕉甘凉，清肺热而止咳。如《食物中药与便方》中取香蕉 1~2 根，冰糖炖服，连服数日，用于久咳不愈。

2. 用于习惯性便秘。本品质润滑肠，经常食用，有助于大便通畅。

【用法】鲜品宜生食或制成香蕉干食用。

【研究】香蕉中含有碳水化合物、维生素、矿物质以及 5-羟色胺、黏液等成分。凡习惯性便秘可常食之。香蕉含钾较多，又有通便之功，尤其适于高血压、冠心病、便秘者食用。

【参考文献】

1.《日用本草》："生食破血，合金疮，解酒毒；干者解肌热烦渴。"

2.《现代实用中药》："治便秘，高血压，血管硬化等。"

3.《福建药物志》："治大便秘结，痢疾，扁桃体炎。"

荔 枝（《食疗本草》）

【基原】为无患子科植物荔枝 *Litchi chinensis* Sonn. 的成熟假种皮或果实。

【别名】荔果、离枝、丽枝。

【性味】味甘、微酸，性温。

【归经】脾、肝经。

【功效】养血健脾，润肤养颜。

【应用】

1. 用于脾虚泄泻。本品味酸，可健脾止泻。如《全国中草药汇编》用荔枝干果 7 枚、大枣 5 枚，水煎服，治脾虚久泻。

2. 用于面色少华、肌肤干燥或头晕目眩等症。本品甘温益气养血。宜干品煮水食用。

【用法】鲜品宜生食，干品可煎汤。

【注意】素体偏热者不宜多食。

【研究】荔枝中含有较多的葡萄糖、维生素、柠檬酸、矿物质、水分等营养成分。

【参考文献】

1.《食疗本草》："益智，健气及颜色。"

2.《玉楸药解》："暖脾补精，温滋肝血。"

3.《全国中草药汇编》："益气补血，主治病后体弱，脾虚久泻。"

龙眼肉 (《本草纲目拾遗》)

【基原】为无患子科植物龙眼 *Dimocarpus longan* Lour. ［*Euphoria longan*（Lour.）Steud.］的假种皮。

【别名】桂圆、益智。

【性味】味甘，性温。

【归经】心、肾、肝、脾经。

【功效】补心脾，益气血，安心神。

【应用】

1. 用于心脾两虚引起的不思饮食、心慌心悸、失眠健忘等。龙眼肉味甘，养心血安心神，补脾助运以促气血化生。如《食疗粥谱》用龙眼干 15g、粳米 60g、莲子 10g、芡实 15g，共煮粥，加白糖少许，适量服食，可治思虑过度、劳伤心脾、虚烦不眠。

2. 用于气血不足导致的面色萎黄少华、倦怠乏力或月经不调等。本品甘温益气而生血，单味常食，或搭配其他食物食用。

【用法】鲜品宜生食，干品可煎汤。

【注意】痰火及湿滞者慎食。

【研究】龙眼肉含葡萄糖、水分、多种维生素及多种微量元素等营养成分。

【参考文献】

1. 《开宝本草》："归脾而能益智。"

2. 《本草药性大全》："养肌肉，美颜色，除健忘，却怔忡。"

3. 《随息居饮食谱》："补心气，安志定神；益脾阴，滋营充液。"

枇 杷 (《名医别录》)

【基原】为蔷薇科植物枇杷 *Eriobotrya japonica*（Thunb.）Lindl. ［*Mespilus japonica* Thunb.］的果实。

【别名】金丸、芦枝

【性味】味甘、酸，性凉。

【归经】脾、肺经。

【功效】润肺，下气，止渴。

【应用】

1. 用于肺热燥咳。枇杷性凉质润，清肺热，润肺燥，止咳嗽。如《福建药物志》用鲜枇杷肉 60g，冰糖 30g，水煎服，治肺热咳嗽。

2. 用于胃热引起的恶心呕吐、口干烦渴。本品性凉，清泄胃热，生津止渴。宜鲜品食用。

【用法】鲜品生食，或制脯食用。

【注意】脾胃虚寒者不宜多食。

【研究】枇杷含有机酸、糖类、水分及胡萝卜素等化合物。

【参考文献】

1.《本草元命苞》："除肺热在上焦，止吐逆于胸膈。"

2.《药性切用》："润肺定咳，止渴除烦。"

3.《本草求原》："下痰气，止血。"

橄　榄（《日华子本草》）

【基原】为橄榄科植物橄榄 *Canarium album*（Lour.）Raeusch. 的成熟果实。

【别名】青果、橄榄子、余甘子。

【性味】味甘、酸、涩，性凉。

【归经】肺、胃、脾、肝经。

【功效】清肺利咽，生津止渴，解毒。

【应用】

1. 用于肺热咳嗽，痰中带血。橄榄性凉，清肺热而止咳嗽，凉血止血。宜鲜品食用，与梨配伍清热止咳之效更佳。

2. 用于热邪伤津引起的口干舌燥、烦渴欲饮及咽喉肿痛。本品性凉清肺热而利咽喉，甘酸化阴生津止渴。如《王氏医案》之青龙白虎汤，用橄榄、萝卜，水煎服。治时行风火喉痛、喉间红肿。

3. 用于野蘑菇以及鱼蟹中毒或疮肿疼痛。本品性凉清热解毒，味甘和解毒性。单用或配伍他药皆可。如《顾体医话》用橄榄捣为泥，食之，治野蕈中毒。

4.《随息居饮食谱》中用橄榄捣汁，或煎浓汤饮，治河豚、鱼、鳖诸毒，诸鱼骨鲠。

【用法】多腌制食用。

【注意】脾胃虚寒及便秘者慎用。

【研究】橄榄含一定量的碳水化合物、多种维生素以及钙、磷、铁等。

【参考文献】

1.《食疗本草》："主鲠鱼毒，煮汁服之。"

2.《本草纲目》："生津液，止烦渴，治咽喉痛。咀嚼咽汁，能解一切鱼鳖毒。"

3.《随息居饮食谱》："凉胆息惊，解野蕈毒。"

杨　梅（《食疗本草》）

【基原】为杨梅科植物杨梅 *Myrica rubra*（Lour.）Sieb. et Zucc. [*Mosella rubra* Lour.] 的果实。

【别名】白蒂梅、椴梅、山杨梅。

【性味】味甘、酸，性温。

【归经】脾、胃、肝经。

【功效】生津除烦，和中消食，解酒，涩肠。

1. 用于口干或酒后口渴。本品酸甘生津。常鲜品食用。

2. 用于饮食积滞引起的胃中嘈杂、恶心呕吐、脘腹胀满。杨梅和胃消食。取杨梅直接嚼食即可。

3. 用于痢疾腹泻。本品味甘缓急止痛，酸则涩肠而止泻。如江西《草药手册》中用杨梅 15g，水煎服，治痢疾。

【用法】鲜品生食，或榨汁饮，或作脯食用。

【注意】不宜多食。

【研究】杨梅中含丰富的维生素 C、葡萄糖、果糖、水分和多种有机酸。食欲不振或胃酸过少、萎缩性胃炎者可适量食之。

【参考文献】

1.《玉楸药解》："酸涩降敛，治心肺烦郁，疗痢疾、损伤，止血衄。"

2.《药性切用》："涩肠止泻。"

3.《福建药物志》："和胃，解毒，治食积腹痛，砒中毒。"

沙　棘 (《内蒙古中草药》)

【基原】为胡颓子科植物中国沙棘 *Hippophae rhamnoides* L. subsp. *sinensis* Rousi〔*H. rhamnoides* auct. non L.；*H. rhamnoides* L. var. *procera* Rehd.〕或云南沙棘 *Hippophae rhamnoides* L. subsp. *yunnanensis* Rousi 的果实。

【别名】沙枣、酸刺、醋柳。

【性味】味酸、涩，性温。

【归经】肺、肝、胃经。

【功效】止咳化痰，健胃消食，活血散瘀。

【应用】

1. 用于咳嗽痰多。沙棘性温，功能化痰而止咳嗽，可与葡萄干等配伍，煮水温服。

2. 用于食积、胃痛、腹痛。本品味酸可消食化积，宜用治食积胃痛；涩而收敛定痛。如《沙漠地区药用植物》用沙棘干品 3~9g，水煎服，治胃痛、消化不良。

【用法】多以干品泡水喝。

【注意】素体偏热者慎食。

【研究】沙棘含有多种维生素和多种微量元素。其中维生素 C 较多，具有改善心肌微循环、降低心肌耗氧量、降血脂、抗血管硬化、抗炎、抗疲劳、抗辐射、抗溃疡、保肝及增强免疫等作用。

【参考文献】

1.《内蒙古中草药》："止咳祛痰，通经。治肺脓肿，闭经。"

2.《沙漠地区药用植物》："健胃，止血，消炎解毒。能防治铅、苯类职业性中毒；治胃痛，消化不良，胃溃疡，皮下出血，月经不调，咽喉疼痛。与油剂配用可治烧伤。"

3.《新疆药用植物志》："滋补肝肾。用于身体虚弱及维生素缺乏症。外用治皮肤放射线损伤。"

刺　梨（《本草纲目拾遗》）

【基原】 为蔷薇科植物缫丝花 *Rosa roxburghii* Tratt 或瓣丝花 *Rosa roxburghii* Tratt. f. *normalis Rehd.* et Wils. 的成熟果实。

【别名】 茨梨、文光果。

【性味】 味甘、酸、涩，性平。

【归经】 脾、胃经。

【功效】 健胃，消食，止泻。

【应用】

1. 用于脾胃不足引起的食积、脘腹胀满。刺梨味甘益脾以助运化，健胃气助其受纳腐熟水谷，故有健胃消食之功。

2. 用于肠炎泄泻。本品味甘益脾胃，酸涩固肠以止泻。如《中医杂志》用鲜刺梨煮水浓缩熬膏，每次 5~20mL，每日 2 次。治婴幼儿秋季腹泻。

【用法】 生食或煎汤服。

【研究】 刺梨中含有碳水化合物、维生素、微量元素等营养成分，其中维生素 C 含量相对较多。现代研究显示，刺梨对肿瘤的发生具有一定的预防作用。

【参考文献】

1.《四川中药志》1960 年版："解暑，消食。治维生素 C 缺乏病。"

2.《贵州民间方药集》："健胃，消食积饱胀，并滋补强壮。"

3.《湖南药物志》："止泄。"

猕猴桃（《开宝本草》）

【基原】 为猕猴桃科植物猕猴桃 *Actinidia chinensis* Planch. 的果实。

【别名】 奇异果。

【性味】 味甘、酸，性凉。

【归经】 胃、肝、肾经。

【功效】 解热，止渴，健胃，通淋。

【应用】

1. 用于烦热口渴或消渴。猕猴桃性凉清热，味甘酸化阴，生津而止渴。宜生食。

2. 用于饮食无味，胃脘闷胀。本品味甘益胃气助其受纳水谷，酸则开胃助谷腐熟而消食。生食或干品水煎服。

3. 用于水肿或小便淋漓涩痛等。本品味甘能渗利水湿，兼通淋浊，甘则缓急止痛。如《广西本草选编》用猕猴桃果实 15g，水煎服，治尿路结石。

【用法】 宜生食，榨汁或作酱食用。

【注意】 脾胃虚寒者不宜多食。

【研究】 猕猴桃中含有一定量的碳水化合物、水分、维生素、微量元素等营养物质，其中维生素 C 含量较多。现代研究显示猕猴桃具有阻断致癌物亚硝胺在体内形成的作用。

【参考文献】

1.《食经》："和中安肝。主黄疸，消渴。"

2.《开宝本草》："止暴渴，解烦热……下石淋。"

3.《全国中草药汇编》："调中理气，生津润燥，解热除烦。治消化不良、食欲不振、呕吐、烧烫伤。"

椰子浆（《海药本草》）

【基原】为棕榈科植物椰子 *Cocos nucifera* L. 果实的胚乳中的浆液。

【别名】椰酒。

【性味】味甘，性凉。

【归经】脾、胃、膀胱经。

【功效】生津，利尿，止血。

【应用】

1. 用于热伤津液所致的口干咽燥、烦渴欲饮及消渴。椰子浆性凉清热，生津止渴。宜直接饮用。

2. 用于热证小便短少色黄。本品性凉清热，利小便。鲜品饮服为佳。

3. 用于衄血、吐血等。本品性质寒凉，可凉血止血。

【用法】饮服。

【注意】脾胃虚寒者勿多食。

【研究】椰子汁含水分较多，还含有较多的蛋白质、碳水化合物、矿物质及 B 族维生素。

【参考文献】

1.《海药本草》："主消渴，吐血，水肿，去风热。"

2.《全国中草药汇编》："补虚，生津，利尿，杀虫。主治心脏性水肿，口干烦渴，姜片虫。"

西　瓜（《日用本草》）

【基原】为葫芦科植物西瓜 *Citrullus lanatus*（Thunb.）Matsum. et Nakai［*C. vulgaris* Schrad. ex Eckl. et Zeyh.］的果瓤。

【别名】寒瓜。

【性味】味甘，性寒。

【归经】心、胃、膀胱经。

【功效】清热除烦，解暑生津，利尿。

【应用】

1. 用于暑热引起的口渴烦热、小便短赤。西瓜性寒清暑热，质地多汁，生津止渴，被誉为"天然白虎汤"。如《本草汇言》用红瓤西瓜 1 个，取汁，徐徐饮之，不愈再服，用于治疗阳明热证。

2. 用于水肿、小便不利。本品味甘能渗湿利水。如《吉林中草药》用大西瓜 1 个，开一小孔，灌入捣烂的紫皮大蒜 2 头，蒸熟后，服汁，每次 1 碗，每日服 2 次，治阳性水肿。

3. 用于心火上炎导致的口疮等。本品性寒，清心热。多制成西瓜霜用。

【用法】宜生食，捣汁或制霜用。

【注意】脾胃虚寒者不宜多食。

【研究】西瓜中除含大量水分外，尚含有少量的碳水化合物、维生素、矿物质等。为夏季常食的清热解暑、利尿通淋的果蔬之一，素有"天然白虎汤"之称，受到人们的喜爱。

【参考文献】

1. 《饮膳正要》："主消渴，治心烦，解酒毒。"

2. 《日用本草》："消暑热，解烦渴，宽中下气，利水，治血痢。"

3. 《医学入门·本草》："病热口疮者食之立愈。"

甜 瓜 （《开宝本草》）

【基原】为葫芦科植物甜瓜 *Cucumis melo* L. 的果实。

【别名】甘瓜。

【性味】味甘，性寒。

【归经】心、胃经。

【功效】清暑热，解烦渴，利小便。

【应用】

用于暑热导致的烦渴、小便赤短。甜瓜性寒，清暑热，除烦热，生津止渴，渗湿利尿。多生食为宜。

【用法】宜生食或制成干品食用。

【研究】甜瓜含有一定量的碳水化合物、水分、维生素、膳食纤维及矿物质等。甜瓜食之凉爽可口，为夏季暑月常用果蔬之一。

【参考文献】

1. 《食疗本草》："止渴，益气，除烦热，利小便，通三焦间壅塞气。"

2. 《本草衍义》："暑月服之，不中暑气。"

甘 蔗 （《名医别录》）

【基原】为禾本科植物甘蔗 *Saccharum sinensis* Roxb. 的新鲜茎秆。

【别名】薯蔗、糖蔗。

【性味】味甘，性寒。

【归经】肺、脾、胃经。

【功效】清热生津，润燥和中，解毒。

【应用】

1. 用于热病口渴，反胃呕哕。甘蔗性寒，清胃热，降胃气，止呕哕。鲜品咀嚼咽汁或捣汁饮，如《肘后备急方》用甘蔗汁，温服，治卒干呕不息。

2. 用于阴虚肺燥，干咳痰少。本品甘寒润燥生津。如《外台秘要》取鲜甘蔗洗净，去皮，捣烂绞汁，频频饮之，用治热病伤津、心烦口渴、口干、肺燥咳嗽。

【用法】鲜品宜生食或削皮捣汁饮。

【注意】脾胃虚寒者慎用，发霉变质的甘蔗禁食。

【研究】甘蔗中蔗糖含量相对较多，是制造食糖的主要原料。还含有多种维生素、矿物质及有机酸。

【参考文献】

1. 《备急千金要方·食治》："止渴去烦，解酒毒。"

2. 《日用本草》："止虚热烦渴，解酒毒。"

3. 《四川常用中草药》："治肺燥咳嗽。"

菱　角（《名医别录》）

【基原】为菱科植物家种的菱 *Trapa bispinosa* Roxb. 或乌菱 *T. bicornis* Osbeck 或无冠菱 *T. korshinskyi* V. Vassil.［*T. japonica* fler.］或格菱 *T. natans* L. var. *komarovii* V. Vassil.［*T. pseudoincisa* Nakai］的果肉。

【别名】水菱、菱实。

【性味】味甘，性凉。

【归经】脾、胃经。

【功效】健脾益胃，除烦止渴，解毒。

【应用】

1. 用于脾虚，食少，胃脘不舒，体倦乏力。菱角味甘健脾和中。如《常见抗癌中草药》用菱角 60g、薏苡仁 30g，水煎当茶饮，治消化性溃疡、初期胃癌。

2. 用于暑热口渴。本品甘凉，生津止渴。宜生食或煮熟食用。

【用法】宜炒食。

【注意】脾胃虚寒及中焦气滞者慎食。

【研究】菱角中含有较多的碳水化合物，以及少量的蛋白质、维生素、膳食纤维、矿物质等营养成分。研究表明菱角对肝癌、胃癌及子宫癌具有一定的抑制作用。

【参考文献】

1. 《名医别录》："主安中补脏，不饥轻身。"

2. 《滇南本草图说》："醒脾，缓中。"

3. 《医林纂要·药性》："止渴，除烦，清暑。"

二、干果、坚果

大　枣 （《神农本草经》）

【基原】为鼠李科植物枣 *Ziziphus jujuba* Mill. 的果实。

【别名】干枣、红枣。

【性味】味甘，性温。

【归经】脾、胃经。

【功效】补脾胃，益气血，安心神，调营卫，和药性。

【应用】

1. 用于脾虚证。本品味甘，健脾益气。如《太平圣惠方》所载大枣粥，用大枣 14 枚、茯神 15g、粟米 60g，将大枣、茯神与粟米如常法煮粥，可用治脾胃虚弱证。

2. 用于心慌心悸，失眠多梦。大枣味甘可益气血，安心神。如《备急千金要方》用大枣 20 枚、葱白若干，水煎去渣顿服，治虚劳烦闷不得眠。

3. 大枣味甘，既可调营卫，又能和药性，常与生姜、甘草等药物配伍，故中药处方常用之。

【用法】鲜品多生食，干品宜煎汤、煮粥食用或水浸代茶饮。

【注意】凡湿盛、痰凝、气滞者应慎用或禁用。

【研究】大枣含糖类、黄酮类、有机酸、维生素类及微量元素等化学物质。具有促进消化液分泌、保肝护肠、抗变态反应、抗突变、抗癌等多种作用。

【参考文献】

1. 《吴普本草》："主调中益脾气，令人好颜色，美志气。"

2. 《食疗本草》："和百药毒，通九窍，补不足气。"

3. 《本草汇言》："补中益气，壮心神，助脾胃，养肝血，保肺气，调营卫，生津之药也。"

栗　子 （《备急千金要方·食治》）

【基原】为壳斗科植物板栗 *Castanea mollissima* Bl. 的种仁。

【别名】板栗、栗果、风栗。

【性味】味甘、微咸，性平。

【归经】脾、肾经。

【功效】益气健脾，补肾强筋，活血消肿，止血。

【应用】

1. 用于脾肾阳虚泄泻。栗子温补脾肾，先后天同治，运化与固摄有力，泄泻可愈。如《本草逢原》用栗子煨熟食之，治脾肾虚寒之暴注。

2. 用于腰膝酸痛、下肢软弱、行走不便等。本品味甘咸，补肾强筋。如《经验方》取栗子风干，每日空心食七枚，再食猪肾粥，可用治肾虚腰膝无力。

【用法】可炒熟食，或煮粥食用。

【注意】凡食积气滞者不宜多食。

【研究】栗子中含有较丰富的碳水化合物，还含有一定量的蛋白质、脂肪、钙、磷、铁、钾等矿物质及多种维生素等营养成分。

【参考文献】

1.《名医别录》："主益气，厚肠胃，补肾气，令人耐饥。"

2.《千金要方·食治》："生食之，甚治腰脚不遂。"

3.《滇南本草》："治山岚瘴气，疟疾，或水泻不止，或红白痢疾。用火煅为末。每服三钱姜汤下……生吃止吐血、衄血、便血，一切血症。"

芡　实（《本草纲目》）

【基原】为睡莲科植物芡 *Euryale ferox* Salisb. 的成熟种仁。

【别名】鸡头实、鸡头米。

【性味】味甘、涩，性平。

【归经】脾、肾、心、胃、肝经。

【功效】固肾涩精，补脾止泻。

【应用】

1. 用于脾虚泄泻。芡实味甘健脾，味涩，能止泻。可与莲子、山药等配伍煮汤。

2. 用于肾虚滑精、遗尿、带下等。本品味甘涩，益肾气，强固摄，兼能涩精止遗。可与莲子配伍，煮粥食用。

【用法】宜煮粥或煎汤，或作丸服。

【注意】凡小便不利、食积者当慎用。

【研究】芡实含碳水化合物、蛋白质、脂肪、多种维生素以及钙、磷、铁等微量元素。

【参考文献】

1.《食疗本草》："补中焦。"

2.《滇南本草》："止渴益肾。治小便不禁、遗精、白浊、带下。"

3.《本草从新》："补脾固肾，助气涩精。治梦遗滑精……疗带浊泄泻，小便不禁。"

白　果（《日用本草》）

【基原】为银杏科植物银杏 *Ginkgo biloba* L. 的成熟种子。

【别名】银杏。

【性味】味甘、苦、涩，性平，有小毒。

【归经】肺、肾经。

【功效】敛肺定喘，止带缩尿。

【应用】

1. 用于肺虚咳喘。白果味甘涩，既能益肺气，又能敛肺、止咳平喘。如《食物中药与便方》用白果 9～12g 炒后去壳，加水煮熟，入砂糖或蜂蜜，连汤食之，用治支气管哮喘、肺结核咳嗽。

2. 用于遗精、带下等。本品能涩精止遗。如《湖南药物志》用白果 3 枚，酒煮食，连服 4～5 天，治梦遗。

【用法】宜制熟食用，或煎汤、炒食。

【注意】白果仁有毒，不宜多食。

【研究】白果仁含脂肪、蛋白质、碳水化合物、氰苷及维生素 B_2 等。

【参考文献】

1.《本草品汇精要》："煨熟食之，止小便频数。"

2.《本草纲目》："熟食温肺益气，定喘嗽，缩小便，止白浊。"

3.《医林纂要·药性》："炒食补肺，泄逆气，固肾，除邪湿。"

花　生（《滇南本草图说》）

【基原】为豆科植物落花生 *Arachis hypogaea* L. 的种子。

【别名】落花生、长生果。

【性味】味甘，性平。

【归经】脾、肺经。

【功效】健脾养胃，润肺化痰。

【应用】

1. 用于脾虚食少，反胃不舒。花生味甘健脾以助运化，养胃以助受纳腐熟水谷。可水煮食用。

2. 用于肺燥咳嗽。本品味甘，功能润肺化痰止咳。如《杏林医学》所载用花生文火煎汤调服，治久咳、秋燥、小儿百日咳。

3. 用于产后乳汁量少。本品可补后天之本，脾胃健，气血生化有源。如《陆川本草》用花生炖猪蹄，适量食之，可用治乳汁少。

【用法】可生食、煮炖、炒食，或制酱等食用。

【研究】花生中含有较多的脂肪、蛋白质、微量元素及少量的碳水化合物、维生素等营养成分。此外，花生衣具有止血的作用，可用治紫斑等证。

【参考文献】

1.《滇南本草图说》："补中益气，盐水煮食养肺"。

2.《本草备要》："补脾润肺。"

3.《本草纲目拾遗》："多食治反胃。"

【附品】

花生衣：是花生种仁的红色外衣，又称为花生皮。味苦涩，性平，入肺、脾、肝经。具有益气养血、止血的功效。现代研究有促进凝血作用。

胡桃仁（《本草纲目》）

【基原】为胡桃科植物胡桃 *Juglans regia* L.［*J. orientis* Dode；*J. sinensis*（C. DC.）Dode］的成熟种仁。

【别名】核桃仁、胡桃、核桃。

【性味】味甘、涩，性温。

【归经】肾、肝、肺经。

【功效】补肾益精，温肺定喘，润肠通便。

【应用】

1. 用于肺肾亏虚，咳嗽喘息。胡桃仁甘温，功能补肺益肾。单用生、熟食之数粒，日久效显。

2. 用于肾虚尿频遗尿、滑精带下等。本品甘涩温，善补肾气而增强固摄，涩精止遗。如《本草纲目》中用胡桃煨熟，卧时嚼之，温酒送下，可治小便频数。

3. 用于肠燥便秘。本品富含油脂，能润肠通便。若配伍蜂蜜，效果更佳。

4. 经常食用本品，可有润肤、乌发、益智之效。

【用法】宜生食，或炒食、煎汤。

【注意】素有火热或便溏者禁食。

【研究】胡桃仁含不饱和脂肪酸、蛋白质、碳水化合物及多种微量元素。

【参考文献】

1. 《食疗本草》："除风，令人能食……通经脉，黑鬓发……常服，骨肉细腻光润，能养一切老痔疮。"

2. 《玉楸药解》："止嗽定喘，利水下食。"

3. 《医林纂要·药性》："补肾，润命门，固精，润大肠，通热秘，止寒泻虚泻。"

黑芝麻（《本草纲目》）

【基原】为胡麻科植物芝麻 *Sesamum indicum* L. 的成熟黑色种子。

【别名】巨胜子、黑油麻、脂麻。

【性味】味甘，性平。

【归经】肝、脾、肾经。

【功效】补益肝肾，养血益精，润肠通便。

【应用】

1. 用于肝肾不足引起的头晕耳鸣、腰膝酸软等。黑芝麻补肝养血，滋肾益精。如《医级》之桑麻丸，用炒黑芝麻、霜桑叶各等份，为末，以糯米饮捣丸（或炼蜜为丸），每日服 2 丸，治肝肾不足、时发目疾、皮肤燥涩、大便闭坚。

2. 用于产妇乳汁不足。本品味甘益精血以资乳汁化生。如《本草纲目》引唐氏用芝麻炒研，入盐少许食之，治妇人乳少。

3. 用于肠燥便秘。本品油多质润，滑利肠道而通行大便。可与粳米煮粥食用。

4. 经常食用本品，还有润肤、乌发之效。

【用法】多炒熟研粉、作糊、制酱等食用。

【注意】大便稀溏者慎用。

【研究】黑芝麻主要含不饱和脂肪酸、蛋白质、碳水化合物、多种维生素及微量元素，具有延缓衰老的作用。

【参考文献】

1.《神农本草经》："主伤中，虚羸，补五内，益气力，长肌肉，填脑髓。久服轻身不老。"

2.《玉楸药解》："补益精液，润肝脏，养血舒筋，疗语謇、步迟、皮燥发枯、髓涸肉减、乳少、经阻诸证。"

海松子 (《开宝本草》)

【基原】为松科植物红松 *Pinus koraiensis* Sieb. et Zucc. ［*P. mandschurica* Rupr.；*Apinus koraiensis*（Sieb. et Zucc.）Moldenke］的种子。

【别名】松子、松子仁。

【性味】味甘，性微温。

【归经】肝、肺、大肠经。

【功效】润燥，养血，祛风。

【应用】

1. 用于肺燥干咳。海松子味甘质润，可润肺燥。如《外台秘要》之凤髓汤，用松子仁和胡桃仁，研膏，加蜜熬煮，每服 6g，食后沸汤点服，治肺燥咳嗽。

2. 用于体虚大便秘结。本品味甘益气养血，润肠通便。生食或炒食。

【用法】多炒食或煎汤。

【注意】便溏、滑精及痰饮者慎用。

【研究】松子仁中的不饱和脂肪酸含量相对较多，此外，尚含有少量的蛋白质、碳水化合物、维生素及矿物质等营养成分。

【参考文献】

1.《日华子本草》："逐风痹寒气，虚羸少气，补不足，润皮肤，肥五脏。"

2.《本草纲目》："润肺。治燥结咳嗽。"

3.《本草通玄》："益肺止咳，补气养血，润肠止渴，温中搜风，润皮肤，肥五脏。"

向日葵子 (《采药书》)

【基原】为菊科植物向日葵 *Helianthus annuus* L. 的种子。

【别名】葵花子。

【性味】味甘，性平。

【归经】肺、大肠经。

【功效】透疹，止痢，透痈脓。

【应用】

1. 用于麻疹透发不畅。向日葵子入肺，味甘，功能益肺，肺主皮毛，有助于麻疹透发。如《浙江药用植物志》用向日葵子 50g，捣碎，开水冲服，治小儿麻疹不透。

2. 用于血痢腹痛。本品味甘，缓急止痢定痛。如《福建民间中草药》用向日葵子 30g，开水煮 30 分钟，加冰糖 3g 服食，主治血痢。

3. 用于疮疡出血不止，日久不愈。如《浙江药用植物志》载用向日葵子生熟各半，研粉调蜂蜜外敷，治疗慢性骨髓炎。

【用法】多炒熟食用。

【研究】向日葵子中含有丰富的不饱和脂肪酸、蛋白质，此外含少量碳水化合物、维生素、膳食纤维及矿物质等。现代研究表明向日葵子油有抑制血栓形成的作用。

【参考文献】

1.《采药书》："通气透脓。"

2.《浙江药用植物志》："祛风，透疹。治小儿麻疹不透。"

第六节　畜肉类

畜肉是指畜类的肌肉。《黄帝内经》言"五畜为益"，是对畜肉在日常膳食中的作用概括描述。

畜肉类包括猪、牛、羊、驴、兔肉等。一般味甘，性质各异。猪肉、驴肉、兔肉性平，牛肉、羊肉性温，都具有补益作用，虚性体质、体弱多病者及老年人，可以适当多食。

畜肉主要含有蛋白质、脂肪、维生素、矿物质等营养物质。该类食物营养价值高，但因其所含的饱和脂肪酸较多，长期大量食用易引起肥胖症、高血脂、高血压及心脑血管疾病等，故应与蔬菜、谷类搭配成平衡膳食为宜。

猪　肉（《本草经集注》）

【基原】为猪科猪属动物猪 *Sus scrofa domestica* Brisson 的肉。

【别名】猪、豕、豚。

【性味】味甘、咸，性平。

【归经】脾、胃、肾经。

【功效】补肾滋阴，养血润燥。

【应用】

1. 用于阴虚肺燥所致的干咳少痰、口燥咽干等症。本品肥厚滋润，可滋阴润燥，如《食医心镜》猪肉猪脂煎，将本品切块，用猪脂煎熟食用，治上气咳嗽烦满。

2. 用于温病津伤。本品补肾液，充胃汁，为"急救津液之无上妙品"。如《温热经纬》中猪肉汤主治疫证邪火已衰、津不能回者，用时选取鲜猪肉数斤，切成大块，用急火煮为清汤，吹净浮油后放凉，大口饮汤。

3. 用于气血不足之羸瘦乏力、头晕目眩等症。本品有益气养血之功，素体瘦弱之人，可配姜、枣烹调后，食肉饮汤。

【用法】宜炒、炖、煮或烧制食用。

【注意】本品滋腻，外感疾病、湿热内蕴或身体肥胖者慎食。

【研究】猪肉中主要含有蛋白质、脂肪、维生素以及多种矿物质等营养物质。其中瘦猪肉中优质蛋白质含量较高，肥猪肉中饱和脂肪酸含量较多。凡有肥胖、高血压、糖尿病等遗传易发病及心脑血管疾病患者均应少食肥猪肉。

【参考文献】

1.《本经逢原》："精者补肝益血。"

2.《随息居饮食谱》："猪肉，补肾液，充胃汁，滋肝阴，润肌肤，利二便，止消渴，起尪羸。"

【附品】

①猪心：为猪的心脏。味甘、咸，性平；入心经。具有补心安神的功效。常用于心气不足之惊悸、怔忡、自汗、不眠等证。

②猪肝：为猪的肝脏。味甘、苦，性温；入肝、脾、胃经。具有养肝明目、补气健脾的功效。常用于肝虚目昏、夜盲等证。

③猪蹄：为猪的前后蹄。味甘咸，性平；入胃经。具有补气血、润肌肤、通乳汁、托疮毒等功效。常用于气血不足、乳脉不通等证。

④猪肾：为猪的肾脏，又名猪腰子。味咸，性平；入肾经。有补肾益阳的功效。常用于肾虚腰痛、肾虚久泻等病证。

⑤猪肚：即猪胃。味甘，性温；入脾、胃经。具有补益脾胃的功效。常用于脾胃虚弱、食少便溏、疲乏无力或小儿疳积。

⑥猪血：为猪的血液。味咸，性平；入心、肝经。具有补血养心、息风镇惊、下气、止血的功效。常用于头风眩晕、癫痫惊风、中满腹胀等病证。

⑦猪肺：为猪的肺脏。味甘，性平；入肺经。具有补肺止咳的功效。常用于肺虚之久咳、痰少、短气或咳血等。

⑧猪肤：又名猪皮。味甘，性凉；入肺、肾经。具有清热利咽的功效。常用于肺燥阴伤或阴虚火炎之心烦、咽痛等。

牛　肉（《名医别录》）

【基原】为牛科野牛属动物黄牛 *Bos taurus domesticus* Gmelin 或水牛属动物水牛 *Bubalus bubalis* Linnaeus 的肉。

【别名】牛、水牛。

【性味】味甘，水牛肉性凉，黄牛肉性温。

【归经】脾、胃经。

【功效】补脾胃，益气血，强筋骨。

【应用】

1. 用于少食、泄泻、浮肿等属脾胃气虚者。本品味甘，专补脾土。可单用本品煮汤饮，亦可与赤小豆等健脾利水之品相配食用。

2. 用于脾胃虚寒，食少纳差。黄牛肉可温脾胃，补气血，《饮膳正要》之牛肉脯即用本品去除脂膜，切成大片，用胡椒、陈皮、高良姜、砂仁等辛香料研成的细末，与姜、葱汁一起拌匀，盐腌焙干后，作脯食用，用于治疗中焦虚寒、脾胃久冷、不思饮食。

3. 用于虚损劳倦，症见虚羸少气、自汗乏力等。如《乾坤生意》中返本丸用黄犍牛肉焙干为末，与山药、莲肉等益气健脾之品相配，以大枣泥和丸后服食。

【用法】宜炒、炖、煮或烧制食用。

【研究】牛肉中含有多种营养物质，营养价值较高，相比猪肉，牛肉的蛋白质含量更高而脂肪较少。其饱和脂肪酸含量较高，心脑血管疾病、糖尿病、肥胖等患者均应少食为宜。

【参考文献】

1.《本草拾遗》："消水肿，除湿气，补虚，令人强筋骨、壮健。"

2.《韩氏医通》："黄牛肉，补气，与绵黄芪同功。"

3.《医林纂要》："牛肉味甘，专补脾土，脾胃者，后天气血之本，补此则无不补矣。"

羊　肉（《本草经集注》）

【基原】为牛科山羊属动物山羊 *Capra hircus* Linnaeus 或绵羊属动物绵羊 *Ovis aries* Linnaeus 的肉。

【别名】羖。

【性味】味甘，性温。

【归经】脾、胃、肾经。

【功效】温中健脾，补肾壮阳，益气养血。

【应用】

1. 用于老人日常保养。本品补肾健脾、温养气血，老人常服甚宜。如《养老奉亲书》羊肉粥，能补衰弱、壮筋骨。

2. 用于肾阳虚所致的阳痿、腰膝酸软、夜尿多、小便清长等。本品可益肾气，强阳道。如《食医心镜》用白羊肉半斤与大蒜、薤白拌食，三日一次，取壮阳益肾之功。

3. 用于产后腹中痛及腹中寒疝、虚劳不足或血虚经寒腹痛。本品暖中止痛，利产妇，又能益气养血。如《金匮要略》中当归生姜羊肉汤，用时可取羊肉 500g，剔去筋膜后，水焯去血沫，再斩成小块，与当归 15g、生姜 25g 同煮服食。

4. 用于脾胃虚寒，食少或腹泻，肢冷不温。本品温中气，健脾胃。如《饮膳正要》春盘面。

【用法】宜炒、炖、煮或烧制食用。

【研究】羊肉中主要含有蛋白质，脂肪含量低于猪肉，并含有维生素 B_1、维生素 B_2 等。

【参考文献】

1.《日用本草》："治腰膝羸弱，壮筋骨，厚肠胃。"

2.《本草发挥》："东垣云：羊肉甘热，能补血之虚，羊肉，有形之物也，能补有形肌肉之气，凡味与羊肉同者，皆可以补之。故曰：补可去弱，人参、羊肉之属是也，人参补气，羊肉补形也。"

驴 肉（《备急千金要方·食治》）

【基原】为马科驴属动物驴 *Equus asinus* Linnaeus 的肉。

【别名】驴、毛驴。

【性味】味甘、酸，性平。

【归经】心、肝经。

【功效】补血益气。

【应用】

用于心气不安，忧愁不乐。气血不足者，不能养心安神，本品可补心血、益心气、安心神。如《饮膳正要》之驴肉汤，将乌驴肉切碎，加豆豉，煮至烂熟，空腹调味连汤服用。

【用法】宜炒、炖、煮或烧制食用。

【研究】驴肉含有一定量的蛋白质、脂肪、维生素及矿物质等营养成分。

【参考文献】

1.《备急千金要方·食治》："主风狂，愁忧不乐，能安心气。"

2.《本草纲目》："补血益气，治远年劳损；煮汁空心饮，疗痔引虫。"

鹿 肉（《名医别录》）

【基原】为鹿科鹿属动物梅花鹿 *Cervus nippon* Temminck 或马鹿 *C. elaphus* Linnaeus 的肉。

【别名】花鹿、马鹿。

【性味】味甘，性温。

【归经】脾、肾经。

【功效】益气助阳，养血祛风。

【应用】

1. 用于气血两亏之虚劳羸瘦、产后无乳。乳汁为气血所化，本品益气养血，故可用于产后无乳，方如《寿亲养老新书》鹿肉臛，将鹿肉 4 两洗净、切细，与姜、葱等香料水煮入味做成肉羹服食。

2. 用于中风口僻不正。"治风先治血，血行风自灭"，中风口眼㖞斜者多为经络不通、气血不行，鹿肉可养血祛风，疗中风口僻，常用生肉割薄片贴患处。如《本草纲目》鹿椒贴，用生鹿肉与生花椒共捣，薄敷患处，治中风口偏。

【用法】宜炒、炖、煮或烧制食用。

【注意】本品性温热，上焦有痰热、胃家有火、阴虚火旺者慎服。

【研究】鹿肉具有高蛋白、低脂肪、低胆固醇的特点，对人体有良好的调补作用。

【参考文献】

1.《名医别录》："补中，强五脏，益气力。"

2.《食疗本草》："补虚羸瘦弱，利五脏，调血脉。"

3.《本草纲目》："养血，治产后风虚邪僻。"

兔　肉（《名医别录》）

【基原】为兔科兔属动物东北兔 *Lepus mandschurius* Radde 或华南兔 *L. sinensis* Gray 或蒙古兔 *L. tolai* Pallas 或高原兔 *L. oiostolus* Hodgson，穴兔属动物家兔 *Oryctolagus cuniculus domesticus*（Gmelin）等的肉。

【别名】家兔、东北兔、野兔。

【性味】味甘，性凉。

【归经】肝、大肠经。

【功效】健脾补中，凉血解毒。

【应用】

1. 用于脾胃虚弱，体倦乏力。本品补中益气，可单品煮食或与粳米煮粥食用。

2. 用于老人烦渴，饮水不足，日渐羸瘦困弱。兔肉性寒利，可解热以治消渴。如《海上集验方》将兔去皮、爪、内脏后，炖煮煎稠，滤取清汁，澄冷后渴即饮用，治消渴羸瘦。

【用法】宜炒、炖、煮或烧制食用。

【研究】兔肉中主要含有优质蛋白质。与其他畜肉相比，兔肉所含的脂肪和胆固醇较低。心脑血管疾病、糖尿病患者可常适量选食之。

【参考文献】

1.《名医别录》："主补中益气。"

2.《备急千金要方·食治》："止渴。"

3.《本草纲目》："凉血，解热毒，利大肠。"

第七节　禽肉类

禽肉是禽类的肌肉。常见的有鸡、鸭、鹅、鹌鹑、鸽子等，是膳食中的重要组成部分。

禽肉一般味甘咸，性平，或温或凉，功效以补益居多。可用于气血不足、肝肾亏虚所致的虚损羸瘦、阴虚消渴等证。

禽肉含丰富优质蛋白质，营养价值较高；脂肪中的脂肪酸易于人体吸收。禽肉还含有多种维生素和矿物质等营养素。禽类的肝脏含胆固醇较多，高血脂及心血管病患者少食。

鸡　肉 (《神农本草经》)

【基原】为雉科雉属动物家鸡 *Gallus gallus domesticus* Brisson 的肉。

【别名】鸡。

【性味】味甘，性温。

【归经】脾、胃经。

【功效】温中益气，补精填髓。

【应用】

1. 用于脾虚水肿。本品味甘归脾，气温益胃，长于治脾胃之病。如《本草纲目》黄鸡赤豆汤，以黄雌鸡一只，去毛、爪、内脏后，与赤小豆 200g 同煮，熟后取汤汁饮用，可益脾消肿，治脾虚水湿不运之水癖水肿。

2. 用于气血不足之虚损羸瘦，久病不复。本品补精髓、益气血，尤擅于治产后虚羸，如《太平圣惠方》百合粳米鸡，取黄雌鸡一只，去毛后，从背上开破，纳入生百合 20g、粳米 100g，缝合后酌配调料加水煮熟，开腹取出百合及米饭，和鸡汤、鸡肉作羹食用。

3. 用于产后乳汁不足。产后气血大伤，若素体脾胃不健、气血不足之人，常有泌乳不足，可用本品与大枣、黄豆、花生等共煮食。

【用法】宜炖汤或烧制、炒食。

【研究】鸡肉含丰富蛋白质及一定量的脂肪，还含多种维生素以及钙、磷、铁等矿物质，是良好的滋补品。

【参考文献】

1. 《神农本草经》："丹雄鸡：主女人崩中漏下，赤白沃，补虚温中，止血，杀毒。黑雌鸡：主风寒湿痹，安胎。"

2. 《名医别录》："丹雄鸡：主久伤乏疮。白雄鸡：主下气，疗狂邪，安五脏，伤中，消渴。黄雌鸡：主伤中，消渴，小便数不禁，肠澼泄利，补益五脏，续绝伤，疗劳，益气力。乌雄鸡：主补中止痛。"

乌骨鸡肉 (《本草纲目》)

【基原】为雉科雉属动物乌骨鸡 *Gallus gallus domesticus* Brisson 的肉。

【别名】乌鸡、乌骨鸡。

【性味】味甘，性平。

【归经】肝、肾、肺经。

【功效】补肝肾，益气血，退虚热。

【应用】

1. 用于阴虚证。本品能补肝肾、退虚热。肌肉消瘦、四肢倦怠、五心烦热、咽干颊赤、潮热盗汗等阴虚发热证皆可用之。

2. 用于肝肾不足。本品能补肝肾而益气血，常用于下元虚惫之赤白带下、遗精白浊等症，如《本草纲目》所载的白果炖乌鸡，即将乌骨鸡 1 只洗净后，取白果、莲子肉、糯米各 15g，胡椒 3g 装入鸡腹中煮熟，空腹食用。

3. 用于老人脚气攻心、烦闷、胸腹胀满。如《老老余编》乌鸡羹方以乌鸡一只，治如常法，葱白切细、粳米研末，煮熟后以五味作羹，常食为佳。

【用法】宜炖汤或烧制。

【研究】乌骨鸡肉含有较多的蛋白质以及一定量的脂肪、维生素以及钙、磷、铁等矿物质。

【参考文献】

1.《滇南本草》："补中止渴。"

2.《本草经疏》："乌骨鸡补血益阴，则虚劳羸弱可除，阴回热去，则津液自生，渴自止矣。阴平阳秘，表里固密，邪恶之气不得入。心腹和而痛自止。益阴，则冲、任、带三脉俱旺，故能除崩中带下一切虚损诸疾也。"

3.《本草纲目》："乌雄鸡属木，乌雌鸡属水，故胎产宜之；黄雌鸡属土，故脾胃宜之；而乌骨者，又得水木之精气，故虚热者宜之，各从其类也。"

鸭　肉（《滇南本草》）

【基原】为鸭科鸭属动物家鸭 *Anas domestica* Linnaeus 的肉。

【别名】鹜、水鸭。

【性味】味甘、微咸，性平。

【归经】肺、脾、肾经。

【功效】补益气阴，利水消肿。

【应用】

1. 用于阴虚劳热，咳嗽咯血。本品可滋阴血，退虚热。如《验方新编》七味鸭、神仙鸭等。

2. 用于脾胃虚弱、水肿兼小便不利。本品益气安中，脾虚水湿不运者，可与冬瓜、薏苡仁配伍，煮熟食。如《饮膳正要》青鸭羹，取青头雄鸭 1 只，与赤小豆 200g、草果 5 枚，煮羹食。

【用法】宜炖汤或烧制、炒食。

【注意】本品冷利，外感初起或便溏、腹泻者不宜。

【研究】鸭肉中蛋白质含量略低于鸡肉，而脂肪高于鸡肉，还含有钙、磷、铁等矿物质和维生素 B_1、维生素 B_2 等营养成分。

【参考文献】

1.《本草备要》："入肺、肾血分，滋阴补虚，除蒸止嗽，利水道，治热痢。白毛乌骨者，为虚劳圣药。"

2.《冯氏锦囊秘录》："鸭肉补虚，治劳怯，止嗽化虚痰，利小便，消水肿胀满，和脏腑，退卒热惊痫。"

鹅　肉（《名医别录》）

【基原】 为鸭科雁属动物家鹅 *Anser cygnoides domestica* Brisson. 的肉。

【别名】 鹅、舒雁、家雁。

【性味】 味甘，性平。

【归经】 脾、肺、肝经。

【功效】 益气补虚，和胃止渴。

【应用】

1. 用于脾胃虚弱，消瘦乏力，饮食减少。本品味鲜美，能补虚益气，其性味平和，宜于病后康复食用。可与大枣、山药配伍，煮熟食用。

2. 用于气阴不足，乏力短气或消渴。本品益气和胃，胃气和顺，则津自生、渴自止。多煮汤食用。

【用法】 多炖汤或作烧鹅。

【注意】 补益及治消渴以白鹅为佳；湿热内蕴者慎食。

【研究】 鹅肉含有较多的蛋白质和脂肪，还含有一定量的维生素和矿物质。

【参考文献】

1.《名医别录》："利五脏。"

2.《随息居饮食谱》："补虚益气，暖胃生津。性与葛根相似，能解铅毒。"

3.《日华子本草》："白鹅：解五脏热，止渴。苍鹅：发疮脓。"

鸽　肉（《嘉祐本草》）

【基原】 为鸠鸽科鸽属动物原鸽 *Columba livia* Gmelin 或家鸽 *C. livia domestica* Linnaeus 或岩鸽 *C. rupestris* Pallas 的肉。

【别名】 鹁鸽、飞奴。

【性味】 味咸，性平。

【归经】 肺、肝、肾经。

【功效】 滋肾益气，祛风解毒，调经止痛。

【应用】

1. 用于阴虚所致的消渴多饮，气短乏力。本品入肾入肺，补精益气，为久患虚羸之要品，可与山药配伍，炖熟食。如《食医心镜》取白花鸽一只，切成小片，用酥油煎煮，取汁含咽，治消渴饮水不知足。

2. 用于肝肾阴虚，妇女月经量少、闭经。本品滋肾调经，可以单品蒸食或炖煮食用。

3. 用于干血痨。如《种福堂公选良方》以白鸽子一只，去肠杂，入血竭一两，以线缝合，陈酒煮熟食之，以行瘀血。

【用法】宜炖汤或作烧鸽。

【研究】鸽肉中含丰富的蛋白质，还含有多种维生素和矿物质以及脂肪、卵磷脂。

【参考文献】

1.《本经逢原》："久患虚赢者，食之有益。"

2.《本草再新》："治肝风肝火，滋肾益阴。"

鹌鹑肉（崔禹锡《食经》）

【基原】为雉科雉属动物鹌鹑 *Coturnix coturnix*（Linnaeus）的肉。

【别名】鹑鷃。

【性味】味甘，性平。

【归经】大肠、心、肝、脾、肺、肾经。

【功效】益中气，止泻痢，壮筋骨。

【应用】

1. 用于脾胃虚弱、少食体倦、泻痢等。本品益中气、助脾胃，可与扁豆、山药等益气健脾之品配伍，煮熟食用。

2. 用于肝肾不足，腰膝酸软。本品能壮腰膝、强筋骨，煮熟后，食肉喝汤。如《饮膳正要》炒鹌鹑，将鹌鹑切块，与萝卜、生姜、羊尾和面丝等，用煮鹌鹑汤炒后，葱、醋调和食用。

【用法】多炖汤或烧制。

【研究】鹌鹑肉含有丰富的蛋白质，脂肪含量较低，特别适合中老年人以及肥胖症患者食用。

【参考文献】

1.《食经》："主赤白下痢，漏下血，暴风湿痹，养肝肺气，利九窍。"

2.《医学入门》："补五脏，益中续气，实筋骨，耐寒温，消结热。"

第八节　奶蛋类

奶蛋类食物是指畜类分泌的乳汁和禽类的蛋的总称。它们是平衡膳食的重要组成部分，是谷薯类食物的重要补充。

奶蛋类食物一般味甘性平，作用和缓，多具有补益作用，适合调补之用。

奶类蛋白质含有多种人体所需的必需氨基酸，属于优质蛋白，奶类还含有乳糖、脂肪等。蛋类除蛋白质、脂肪、碳水化合物外，还含有脂溶性维生素、矿物质等营养成分。奶蛋含有丰富的营养物质，且易被人体消化吸收，对人体的生长发育具有重要作用。

牛　乳（《本草经集注》）

【基原】为母牛乳腺中分泌的乳汁。

【别名】牛奶。

【性味】味甘，性平。

【归经】心、肺、胃经。

【功效】补虚损，益肺胃，养血，生津润燥。

【应用】

1. 用于虚弱羸瘦、一切气血虚弱证。可单用煮饮或配伍蜂蜜、鸡蛋等同用。亦常配伍粳米、燕麦、大枣等补脾益胃之品煮粥食，如《调疾饮食辨》牛乳粥用本品与粳米共煮，用于大补阴血。

2. 用于气血不足之头晕眼花、神疲乏力。牛乳化生于气血，能养血脉、滋五脏、补虚羸，可单用常服，如《备急千金要方》以黄牛乳煮沸饮用，用于病后羸弱、百病虚劳；亦常配伍粳米、燕麦、大枣等补脾益胃之品煮粥食。

3. 用于脾胃虚弱，气虚上逆，症见翻胃、呕哕、噎膈等。本品益胃补虚，如《丹溪心法》姜韭牛乳饮以本品配韭菜汁、生姜汁，和匀温服治翻胃；亦可与姜葱同用，治小儿吐奶。

【用法】宜温热饮用或煮粥。

【注意】生饮微寒，熟食偏温。脾胃虚寒泄泻、中有痰湿积饮者慎服。

【研究】牛乳营养丰富、容易消化吸收。其中含有优质蛋白质，消化率高达98%；含有的乳糖是最容易消化吸收的糖类；含钙丰富，且钙、磷比例比较合适；含有一定量的脂溶性维生素。

【参考文献】

1. 《本草经疏》："牛乳乃牛之血液所化，其味甘，其气微寒无毒。甘寒能养血脉，滋润五脏，故主补虚羸，止渴。"

2. 《重庆堂随笔》："牛乳滋润补液，宜于血少无痰之证，惟性温而腻，若有痰火者，反能助痰滞膈而增病也。"

羊　乳 （《本草经集注》）

【基原】为牛科山羊属动物山羊 *Capra hircus* Linnaeus 或绵羊属动物绵羊 *Ovis aries* Linnaeus 的乳汁。

【别名】羊奶。

【性味】味甘，性微温。

【归经】肝、胃、心、肾经。

【功效】补虚，润燥，和胃，解毒。

【应用】

1. 用于肾虚、消渴等。本品温润，可补肺肾气，治虚劳，益精气，如《贞元集要广利方》中将本品生用，口渴即饮。

2. 用于胃气上逆之呕哕。本品补虚和胃，单独饮用可治胃虚气逆之呕哕。如《食物疗法》羊乳饮以羊乳250g煮熟后，纳入竹沥水20g、蜂蜜20g、韭菜汁10g，调匀温饮，用于老年阳气不充、痰血凝结而引起的噎膈反胃等证。

【用法】宜温热饮用或煮粥。

【研究】含有丰富的蛋白质，比牛乳更容易消化。维生素 C 和胡萝卜素含量较牛乳高。绵羊乳中脂肪与蛋白质比山羊乳更为丰富。

【参考文献】

1.《本草纲目》："治大人干呕及反胃，小儿哕哯及舌肿，并时时温饮之。"

2.《药性论》："润心肺，治消渴。"

3.《食疗本草》："补肺、肾气，和小肠，亦主消渴，治虚劳，益精气。"

鸡 蛋（《神农本草经》）

【基原】为雉科雉属动物家鸡 *Gallus gallus domesticus* Brisson 的卵。

【别名】鸡卵、鸡子。

【性味】味甘，性平。

【归经】肺、脾、胃经。

【功效】滋阴润燥，养血安胎。

【应用】

1. 治产后血晕，身痉直，戴眼，口角与目外眦向上牵急，不知人。如《本草衍义》中用鸡蛋 1 枚，去壳分清，以荆芥末 6g 调服。

2. 用于妊娠胎动不安。本品有养血安胎之功，可以与清酒和服，治妊娠胎动不安。

3. 用于阴虚燥咳或干咳，可取鸡子黄，以沸水冲化，送服。

【用法】宜煮食、炒食或蒸食。

【研究】鸡蛋含有人体所需要的大部分营养物质，如优质蛋白、磷脂、脂溶性维生素、铁、锌等。近年国内外对鸡蛋的营养价值和保健功能有了新的评说，认为它能健脑益智、保护肝脏、预防癌症、延缓衰老。

【参考文献】

1.《本草纲目》："卵白，其气清，其性微寒；卵黄，其气浑，其性温；卵则兼黄白而用之，其性平。"

2.《本草便读》："鸡子内黄外白，入心肺，宁神定魄；和合熟食，亦能补益脾胃；生冲服之，可以养心营，可以退虚热。"

鸭 蛋（《本草经集注》）

【基原】为鸭科鸭属动物家鸭 *Anas domestica* Linnaeus 的卵。

【别名】鸭卵。

【性味】味甘，性凉。

【归经】肺、大肠经。

【功效】滋阴，清肺，平肝，止泻。

【应用】

1. 用于阴虚肺燥，咳嗽痰少，咽干口渴。本品能滋阴清肺，可与银耳、冰糖煮食。

2. 用于鼻衄，头胀头痛。以青壳鸭蛋与马兰头同煮，蛋熟后，将壳敲碎，再煮蛋至乌青色，吃蛋喝汤，取鸭蛋清肺平肝之功。

3. 用于妇人胎前产后赤白痢。如《济阴纲目》鸭蛋汤，鸭蛋1枚打破，入姜汁内搅匀，再加蒲黄少许，煎至微沸，空腹时温服。

【用法】宜煮食、炒食、蒸食或制成松花蛋。

【研究】鸭蛋内含丰富的蛋白质、脂肪、卵磷脂及多种脂溶性维生素、矿物质等营养成分。鸭蛋脂肪含量比鸡蛋多，咸鸭蛋含有较多的钠盐。

【参考文献】

1. 《日华子本草》："治心腹胸膈热。"

2. 《本草备要》："能滋阴。"

鸽　蛋（《本草纲目》）

【基原】为鸠鸽科鸽属动物原鸽 *Columba livia* Gmelinhe 或家鸽 *Columba. livia domestica* Linnaeus 产的卵。

【别名】鸽卵。

【性味】味甘、咸，性平。

【归经】肺、脾、胃、肾经。

【功效】补肾益气，解疮痘毒。

【应用】

1. 用于肾虚，症见腰膝酸软、遗精滑泄等。本品补肾益气，可配龙眼肉，加冰糖蒸熟后食用。

2. 用于预防麻疹。据《吉林中草药》介绍，麻疹流行时期，可每日服2枚，连服3~5天。

【用法】宜煮食。

【研究】鸽蛋富含优质蛋白质、磷脂、钙、铁等矿物质和多种维生素。

【参考文献】

《本草纲目》："解疮毒、痘毒。"

雀　蛋（《名医别录》）

【基原】为文鸟科麻雀属动物麻雀 *Passer montanus* Linnaeus 的卵。

【别名】雀卵。

【性味】味甘、酸，性温。

【归经】肾经。

【功效】补肾阳，益精血，调冲任。

【应用】

1. 用于男子阳痿。本品补肾助阳，温命门之火，如《本草述》雀卵丸，以雀卵和菟丝子末制成丸，如梧桐子大小，空腹盐汤或酒送服。

2. 用于夜盲症。本品可益精血，充髓明目，单独服用即可取效。

【用法】宜煮食或入丸剂。

【注意】阴虚内热者不宜食用。

【研究】雀蛋含有丰富的优质蛋白质、卵磷脂、多种维生素和铁、磷、钙等矿物质，具有健体、养颜、增强性功能等作用。

【参考文献】

1. 《医林纂要》："补心，明目，充髓。治鸡盲眼。"

2. 《会约医镜》："补阳滋阴。"

3. 《随息居饮食谱》："利经脉，调冲任。"

鹌鹑蛋 （《山东药用动物》）

【基原】为雉科鹑属动物鹌鹑 *Coturnix coturnix* Linnaeus 的卵。

【别名】鹌鹑卵。

【性味】甘、淡、平。

【归经】脾、肾经。

【功效】补虚、健胃、健脑。

【应用】

1. 用于体虚。鹌鹑蛋味甘，补中益气，适合老人、孕妇、体虚者食用。

2. 用于小儿。鹌鹑蛋健脑益智，小儿经常食用，可促进大脑发育。

【用法】多煮食。

【研究】鹌鹑蛋富含蛋白质、多种维生素、铁、卵磷脂等营养成分。

【参考文献】

1. 《常见动物药》："补虚健胃。"

2. 《中国动物药》："治失眠。"

第九节　水产类

水产类食物是指鱼类、甲壳类、软体类动物为代表的各种水生食用动物的肉类及少量水生植物的茎叶类食物的总称。

水产类食物以甘咸味居多，多具有滋气血、和脾胃、利水湿、软坚散结的功效，可用于气血不足、脾虚水湿、瘿瘤等证。

鱼类含有丰富的蛋白质，而且容易消化，是优质蛋白质的良好来源。鱼类的总脂肪量低。深海鱼中还含有二十碳五烯酸（EPA）及二十二碳六烯（DHA），具有降血脂、保护心血管的作用，还可以营养大脑，预防老年痴呆。水产品含有丰富的钙，可促进人体骨骼的健康，纠正骨质疏松症。部分水产品含碘较多，碘对于促进生长发育、预防甲状腺功能低下有一定作用。

一、鱼类

鲩　鱼 （《本草纲目拾遗》）

【基原】为鲤科草鱼属动物草鱼 *Ctenopharyngodon idellus*（Cuvier et Valenciennes）的肉或全体。

【别名】草鱼。

【性味】味甘，性温。

【归经】脾、胃经。

【功效】平肝祛风，温中和胃。

【应用】

1. 用于胃寒冷痛。本品味甘性温，能温中和胃，常与白豆蔻、砂仁等香料相配。如《金峨山房药录》之蔻砂鲩鱼汤，以鲩鱼 1 条，白豆蔻、砂仁各 3g，同煮饮汤，用于胃寒冷痛、食欲不振等。

2. 用于头风头痛。本品能平肝祛风，治肝虚风扰之头风头痛，可直接加葱煮食，亦可与香菜等辛香祛风之品同煮。如《古鄞食谱》鲩鱼汤，用鲩鱼煨汤，或以芫荽煮食，若以鲩鱼头蒸食更良，用于风虚头痛。

【用法】宜煮汤或烧制。

【研究】鲩鱼含蛋白质、脂肪、钙、磷、铁、维生素 B_1、维生素 B_2、烟酸等营养成分。

【参考文献】

1. 《本草纲目》：“暖胃和中。”

2. 《医林纂要》：“平肝，祛风，治痹，截疟。治虚劳及风虚头痛，截久疟，其头蒸食尤良。”

鲢　鱼 （《本草纲目》）

【基原】为鲤科鲢属动物鲢鱼 *Hypophthalmichthys molitrix*（Cuvier et Valenciennes）的肉或全体。

【别名】鲢子、白鲢。

【性味】味甘，性温。

【归经】脾、胃经。

【功效】温中益气，利水。

【应用】

1. 用于脾胃虚弱，食少乏力，虚寒冷泄。本品温中益气，最宜脾胃阳气不足者，可单用或酌加温中和胃之品煎汤服，或加生姜、胡椒等蒸食。

2. 用于咳嗽。本品暖脾胃、补中气，能培土以生金，如《食医心镜》用鲢鱼1条、调以姜、醋煮食。

3. 用于脾虚水肿。本品既可补中，又能利水，如《外台秘要》鲢鱼赤豆汤，取鲢鱼1条，赤小豆30g，共煮食。

【用法】宜煮汤或烧制。

【研究】鲢鱼含有多种氨基酸及维生素 B_1、维生素 B_2、烟酸等营养成分。现代研究鲢鱼有利尿作用。

【参考文献】

1. 《本草纲目》："温中益气。"

2. 《随息居饮食谱》："暖胃，补气，泽肤。"

鲤 鱼 (《神农本草经》)

【基原】为鲤科鲤属动物鲤 *Cyprinus carpio* Linnaeus 的肉或全体。

【别名】赤鲤、鲤拐子、鲤子。

【性味】味甘，性平。

【归经】脾、肾、胃、胆经。

【功效】健脾和胃，利水下气，通乳，安胎。

【应用】

1. 用于脾虚水肿，小便不利。本品可健脾利水，如《外台秘要》鲤鱼赤小豆汤，取鲤鱼1条，将鱼肉与赤小豆100g同煮，熟后去滓取汤汁，顿服，主治水病身肿。

2. 用于脚气。本品利水下气，如《养老奉亲书》鲤鱼臛，用鲤鱼500g取肉与莼菜120g、粳米100g、葱白少许，相合煮臛，再以椒、姜等调和，空腹食用，主治老人脚气上逆、胸闷烦躁。

3. 用于妊娠胎动不安。本品有安胎之功，如《食医心鉴》鲤鱼汤，鱼去鳞鳃及内脏后，与葱白同煮食，治疗妊娠胎动、呕吐不下食。

4. 用于产后乳汁不足。本品有通乳之功，可单用煮食，若与猪蹄同煮，煎汤服食，效果更佳。

【用法】宜煮熟、煎汤或煨热食。

【研究】鲤鱼肉含有丰富的蛋白质、多种矿物质、维生素及不饱和脂肪酸。

【参考文献】

1. 《本草纲目》："鲤，其功长于利小便，故能消肿胀、黄疸、脚气、喘嗽、湿热之病。作鲙则性温，故能去痃结冷气之病。烧之则从火化，故能发散风寒，平肺通乳，解肠胃及肿毒之邪。"

2. 《本草拾遗》："主安胎。胎动、怀妊身肿，为汤食之。

鲫 鱼 (《名医别录》)

【基原】为鲤科鲫鱼属动物鲫鱼 *Carassius auratus* (Linnaeus) 的肉或全体。

【别名】鲋。

【性味】味甘，性平。

【归经】脾、胃、大肠经。

【功效】健脾和胃，利水消肿，通血脉。

【应用】

1. 用于脾胃虚弱不欲食，食后不化。本品健脾和胃。如《新修本草》以本品与莼菜同作羹食，用于胃弱不下食。

2. 用于脾虚水肿。本品健脾利水，能行水而不燥，补脾而不濡，如《明州医话》中鲫鱼砂葱汤，以鲫鱼 1 条、砂仁 3g、葱 10 根，煮汤食。

3. 用于产后乳汁不足。鲫鱼有健脾胃、通血脉之功，可与猪前蹄、黄豆、花生等品共用于下乳。

【用法】宜煮汤食用。

【研究】鲫鱼含丰富的蛋白质、一定量的脂肪、少量碳水化合物、钙、磷、铁、维生素等营养成分。

【参考文献】

1. 《医林纂要》："鲫鱼性和缓，能行水而不燥，能补脾而不濡，所以可贵耳。"

2. 《本草经疏》："鲫鱼入胃，治胃弱不下食；入大肠，人赤白久痢、肠痈。脾胃主肌肉，甘温能益脾生肌，故主诸疮久不瘥也。"

青　鱼（《本草经集注》）

【基原】为鲤科青鱼属动物青鱼 *Mylopharyngodon piceus*（Richardson）的肉或全体。

【别名】鲭、乌青、乌鲩。

【性味】味甘，性平。

【归经】肝经。

【功效】化湿除痹，益气和中。

【应用】

1. 用于湿痹、脚气等证。本品益气化湿，脾胃健则湿自除，如《食疗本草》记载青鱼和韭白煮食之，用治脚气无力。

2. 用于中气不足、头晕乏力等证。例如《杏林春满集》中用青鱼与鲜猪瘦肉同煮食，治疗头晕无力、未老先衰。

【用法】宜煮汤或烧制。

【研究】青鱼含有丰富的蛋白质以及矿物质等营养成分，具有增强体质、延缓衰老等作用。

【参考文献】

1. 《食疗本草》："和韭白煮食之，治脚气脚弱，烦闷，益心力。"

2. 《日华子本草》："益气力。"

3. 《开宝本草》："主脚气湿痹。"

鳝 鱼 (《雷公炮炙论》)

【基原】为合鳃科鳝属动物黄鳝 *Monopterus albus* (Zuiew) 的肉或全体。

【别名】黄鳝。

【性味】味甘，性温。

【归经】肝、脾、肾经。

【功效】益气血，补肝肾，强筋骨，祛风湿。

【应用】

1. 用于气血不足，虚羸瘦弱，体倦乏力，产后恶露不尽及久痢、痔疮出血等证。本品温补力强，可补脾益肾、养肝血，常煮食。

2. 用于足痿无力。本品补肝肾、强筋骨，可以与金针菜、冬瓜、长葱合为羹，治疗足痿无力。

3. 用于久痢虚损。久泻久痢多致滑泄，又易伤阳气阴血，本品可益气养血。如《云南中医验方》黄鳝红糖散，将鳝鱼 1 条去肚杂后焙枯，再加红糖 15g，共研为末，拌匀吞服，亦可用于老人虚痢。

【用法】宜煮汤或烧制，或捣肉为丸。

【注意】本品发风动气，虚热及外感病患者慎服。

【研究】鳝鱼含蛋白质、脂肪、钙、磷、铁、维生素 A、烟酸及 B 族维生素质等营养成分。

【参考文献】

1.《名医别录》："时行病起，食之多复。"

2.《本草经疏》："鳝鱼，甘温具足，所以能补中益血。甘温能通经脉，疗风邪，故又主疗沈唇，及今人用之以治口眼歪斜也。""凡病属虚热者不宜食。"

鳙 鱼 (《本草纲目拾遗》)

【基原】为鲤科鳙属动物鳙鱼 *Aristichthys nobilis* (Richardson) 的肉或全体。

【别名】胖头鱼。

【性味】味甘，性温。

【归经】脾、胃经。

【功效】温中健脾，壮筋骨。

【应用】

1. 用于脾胃虚寒，腹痛喜温。本品暖胃健脾，可与生姜、葱白相配，煎汤服食。

2. 用于腰膝酸痛，步履无力。可取鳙鱼 1 条，洗净，煮汤，分次食用。

3. 用于老人多痰、眩晕。本品温健脾运，可用于体虚痰湿不运而见眩晕者，如《曲池妇科》即以本品配胡桃仁煮食。

【用法】宜煮汤食。

【研究】鳙鱼含蛋白质、脂肪及多种维生素和矿物质。鳙鱼尤以头部脂肪丰富而肥美，其鱼肉肥嫩。

【参考文献】

《本草求原》："暖胃，去头眩，益脑髓，老人痰喘宜之。"

鲚　鱼（《食疗本草》）

【基原】 为鳀科鲚属动物刀鲚 *Coilia ectenes* Jordan et Seale 及其近缘种的肉或全体。

【别名】 刀鱼、凤尾鱼、毛花鱼。

【性味】 味甘，性平。

【归经】 脾经。

【功效】 健脾补气，泻火解毒。

【应用】

1. 用于脾胃虚弱而见神疲乏力、食少纳差等症。本品有助脾胃运化之功，能益气扶正，多煎汤服食。

2. 用于疮疖痈疽，多外用。如《山东药用动物》，用鲚鱼肉与冰片捣烂，外敷患处。

【用法】 宜煮汤或腌制。

【研究】 鲚鱼含蛋白质、脂肪及微量元素锌、硒等营养成分，有利于儿童大脑发育。临床观察证实，鲚鱼有益于提高人体对化疗的耐受性。

【参考文献】

1. 《本草求原》："贴败疽痔漏。"

2. 《随息居饮食谱》："补气。"

3. 姚可成著《食物本草》："发疥，不可多食。"

带　鱼（《本草从新》）

【基原】 为带鱼科带鱼属动物带鱼 *Trichiurus haumela*（Forskal）的肉或全体。

【别名】 白带鱼。

【性味】 味甘，性平。

【归经】 胃经。

【功效】 补虚，解毒，止血。

【应用】

1. 用于病后体虚，少食体倦。本品既补脾气，又养肝血，安心神。如《金峨山房药录》中用带鱼清蒸，取其上层油食之最佳，可用于治疗妇女绝经前后之食少便溏、体倦乏力、烦躁不安等症。

2. 用于乳汁不足。可将鲜带鱼洗净，切段，蒸熟食用。

【用法】 宜煮汤、烧制或蒸食。

【注意】 多食发疥。

【研究】 带鱼含有丰富的蛋白质和脂肪，且富含镁元素，对心血管系统有很好的保护作用。

【参考文献】

1.《本草从新》："补五脏，去风杀虫。"

2.《食物宜忌》："和中开胃。"

3.《随息居饮食谱》："暖胃，补虚，泽肤。"

鳜 鱼（《开宝本草》）

【基原】为鮨科鳜属动物鳜鱼 *Siniperca chuatsi*（Basilewsky）的肉或全体。

【别名】桂鱼。

【性味】味甘，性平。

【归经】脾、胃经。

【功效】补气血，益脾胃。

【应用】用于气血不足、虚劳羸瘦、体弱乏力、食欲不振等证，本品有"鱼中上品"之称，可补气养血，益脾胃，例如《随息居饮食谱》记载清蒸鳜鱼，治疗气血虚弱、虚痨等证。亦可与山药、大枣等益气养血之品相配。

【用法】宜作汤、羹，或蒸食。

【研究】鳜鱼含有蛋白质、脂肪、少量维生素、钙、钾、镁、硒等矿物质，肉质细嫩，极易消化。

【参考文献】

1.《食疗本草》："补劳，益脾胃。"

2.《日华子本草》："益气，治肠风泻血。"

3.《开宝本草》："主腹内恶血，益气力，令人肥健，去腹内小虫。"

鲈 鱼（《食疗本草》）

【基原】为鮨科真鲈属动物鲈鱼 *Lateolabrax japonicus*（Cuvier et Valenciennes）的肉或全体。

【别名】花鲈。

【性味】味甘，性平。

【归经】肝、脾、肾经。

【功效】益脾胃，补肝肾。

【应用】

1. 用于胎动不安。本品能补中气、强肝肾，可用于气血虚弱、肝肾不足所致的胎动不安，可将鲈鱼细切作汤食，或用鲈鱼肉加米酒炖服，用于安胎。

2. 用于水肿、小便不利。鲈鱼健运脾气，渗利水湿，可用鲈鱼与薏苡仁同煮食，治疗水肿。

【用法】宜煮食、烧制、清蒸，或细切制为羹、脍。

【研究】鲈鱼含蛋白质、脂肪及钙、磷、铁、维生素 B_1、维生素 B_2、烟酸等。

【参考文献】

1.《食疗本草》："安胎，补中。作鲙尤佳。"

2.《嘉祐本草》："补五脏，益筋骨，和肠胃，治水气。"

3.《本草衍义》："益肝肾。"

鲥　鱼（《食疗本草》）

【基原】为鲱科鲥属动物鲥鱼 *Macrura reevesii*（Richardson）的肉或全体。

【别名】箭鱼、时鱼、鲥刺。

【性味】味甘，性平。

【归经】脾、肺经。

【功效】健脾补肺，行水消肿。

【应用】

1. 用于水肿。脾肺不足，可致水气泛滥，本品可补脾肺、行水气，则水去肿消，多煮汤食用。

2. 用于虚证。本品甘平，平补肺胃。例如《古鄞食谱》中将鲥鱼洗净切片后，放上香菇、火腿、竹笋，再加葱、姜、酒、糖、盐，上笼蒸熟即可，其味鲜美，用于产后气血亏虚。

3. 用于疔疮火伤。本品外用可促进伤口愈合，如《食鉴本草》用鲥鱼蒸煮时所得的浮油外敷，治疗疔疮。

【用法】宜煮汤、烧制或清蒸。

【研究】鲥鱼含蛋白质、脂肪及钙、磷、铁、维生素 B_1、烟酸等营养成分，其中脂肪含量较高。

【参考文献】

1.《食疗本草》："补虚劳。"

2.《日用本草》："快胃气。"

3.《本经逢原》："性补，温中益虚。"

泥　鳅（《滇南本草》）

【基原】为鳅科泥鳅属动物泥鳅 *Misgurnus anguillicaudatus*（Cantor）或花鳅 *Cobitis taenis* Linnaeus 或大鳞泥鳅 *M. mizolepis*（Gunther）的肉或全体。

【别名】鳅鱼。

【性味】味甘，性平。

【归经】脾、肝、肾经。

【功效】补益脾肾，利水，解毒。

【应用】

1. 用于脾虚气弱，消瘦乏力。可用本品与山药、大枣等益气健脾之品煎汤服。

2. 用于湿热黄疸，小便不利。本品有利水解毒之功。如《泉州本草》将泥鳅同豆腐炖食，治黄疸效果颇佳。

3. 用于肾虚阳痿。《濒湖集简方》用泥鳅直接煮食，治阳事不起；亦可用本品同胡椒、韭子煎汤服食。

【用法】宜煮汤、烧制；或烧存性，入丸、散。

【研究】泥鳅的蛋白质含量较高。临床研究泥鳅可用于肝炎，能促使黄疸消退及转氨酶下降，尤其对急性黄疸型肝炎的疗效更为显著。

【参考文献】

1. 《滇南本草》："煮食治疮癣，通血脉而大补阴分。"

2. 《医学入门》："补中，止泄。"

3. 《本草纲目》："暖中益气，醒酒，解消渴。"

鳢　鱼 (《神农本草经》)

【基原】为鳢科鳢属动物乌鳢 *Ophioce phalus argus* Cantor 的肉或全体。

【别名】黑鱼、乌鱼。

【性味】味甘，性凉。

【归经】脾、胃、肺、肾经。

【功效】补脾益胃，利水消肿。

【应用】用于脾虚水肿、脚气、小便不利。本品可补脾益气，利水消肿，补泻兼施，常煮熟取汁，和冬瓜、葱白作羹服食，即《食医心镜》鳢鱼冬瓜汤，用鳢鱼和冬瓜、葱白羹食之，治疗十种水气病。

【用法】宜煮食、烧制。

【研究】鳢鱼的蛋白质含量较高，还含有一定量的脂肪和钙、磷、铁、维生素 B_1 及烟酸等成分。

【参考文献】

1. 《神农本草经》："主湿痹，面目浮肿，下大水。"

2. 《本草图经》："主妊娠有水气。"

3. 《滇南本草》："大补血气，治妇人干血痨症，煅为末服之。又煮茴香食，治下元虚损。"

鲳　鱼 (《本草拾遗》)

【基原】为鲳科鲳属动物银鲳 *Pampus argenteus* (Euphrasen) ［*Stromateoides argenteus* (Euphrasen)］ 及其近缘种的肉或全体。

【别名】白昌、昌鱼、平鱼。

【性味】味甘，性平。

【归经】脾、胃经。

【功效】益气养血，舒筋利骨。

【应用】

1. 用于气血不足证。本品能补胃益血充精，常食可益气力，令人肥健。

2. 用于筋骨疼痛、足软无力等症。本品补气养血，强壮筋骨。例如《曲池妇科》中与栗子同煮，治疗气血虚弱、筋骨疼痛。

3. 用于阳痿早泄。本品味甘，补益脾胃，益气生精，适合脾胃虚弱、贫血、肾虚精少的人食用。例如《古鄞食谱》中取鲳鱼 1 条、蚕茧 10 只共煮，用于治疗阳痿。

【用法】宜煮炖、烧制或蒸食。

【研究】鲳鱼含有优质蛋白，但含胆固醇较高，高脂血症及冠心病患者不宜过食。

【参考文献】

1. 《本草拾遗》：“肥健，益气力。”

2. 《本经逢原》：“益胃气。”

银　鱼（《本草纲目》）

【基原】为银鱼科短吻银鱼属动物太湖新银鱼 *Neosalanx tankankeii taihuensis* Chen 的肉或全体。

【别名】银条鱼。

【性味】味甘，性平。

【归经】脾、胃、肺经。

【功效】补虚，润肺，健胃。

【应用】

1. 用于肺阴不足证。本品能滋肺阴、补虚劳，可与百合、山药等煎汤、熬粥服食。

2. 用于胃虚气滞证。本品宽中健胃，可与生姜配合，作羹服食。

【用法】宜煎汤，或作羹粥。

【研究】银鱼为一种高蛋白低脂肪食品；富含钙、磷、铁，其中以钙含量最高，超过其他一般鱼类的含量，是上等滋养补品。

【参考文献】

1. 《随息居饮食谱》：“养胃阴，和经脉。”

2. 姚可成著《食物本草》：“水晶鱼……不可多食，动湿生疮。”

白　鱼（《开宝本草》或《本草纲目》）

【基原】为鲤科红鲌属动物翘嘴红鲌 *Erythroculter ilishaeformis*（Bleeker）的肉或全体。

【别名】白扁鱼。

【性味】味甘，性平。

【归经】胃经。

【功效】开胃消食，健脾行水。

【应用】

1. 用于血虚心悸、纳谷不香、脾虚泄泻等症。本品能够健脾开胃，腐熟水谷。例如《奉化方食》中取白鱼与葱、姜煮食，用于治疗食纳差。又如《古鄞食谱》中用糟白佐白粥食用，用于治疗慢性腹泻。

2. 用于身体虚弱、肢体浮肿等证。本品健运脾胃，运化水湿。例如《曲池妇科》中取白鱼佐食，用于治疗脾虚水肿。

【用法】适量炖或煮食。

【注意】白鱼属发物，患疮疖者不宜食，可发疽。

【研究】白鱼中含蛋白质、脂肪、钙、磷、铁、维生素 B_2 和烟酸等。

【参考文献】

1. 《食疗本草》："助脾气，能消食，理十二经络，舒展不相及气。"

2. 《日华子本草》："助血脉，补肝明目，灸疮不发，作脍食之良。"

3. 《随息居饮食谱》："甘温，暖胃下气，行水助脾，发痘排脓。"

石首鱼 （《食性本草》）

【基原】为石首鱼科黄鱼属动物大黄鱼 *Pseudosciaena crocea* （Richardson） 或小黄鱼 *P. polyactis* Bleeker 的肉或全体。

【别名】黄花鱼、黄鱼。

【性味】味甘，性平。

【归经】脾、胃、肝、肾经。

【功效】补肾，明目。

【应用】

1. 用于脾胃虚弱，食少腹泻，或脾虚水肿。可单用，或与粳米煮粥。

2. 用于肾虚滑精、腰膝酸软、头晕眼花、耳鸣等症。本品味咸，入肾经，可补肾纳气。例如《金峨山房药录》中将石首鱼与海参同煮，用于治疗肾虚头晕、耳鸣等证。

3. 用于胃脘疼痛、呕血等症。本品甘平，和胃止血，可用鱼腹中的白色鱼鳔制成鱼鳔胶珠内服，若呕血则用鱼鳔炙酥研末调服。

【用法】宜煎汤、烧制或腌制。

【注意】本品是发物，哮喘患者和过敏体质者应慎食。

【研究】石首鱼富含蛋白质、硒等微量元素和多种维生素，对人体有很好的补益作用。

【参考文献】

1. 《食经》："主下利，明目，安心神。"

2. 《随息居饮食谱》："填精。"

3. 《本草汇言》："动风发气，起痰助毒。"

鳗鲡鱼 （《名医别录》）

【基原】为鳗鲡科鳗属动物鳗鲡 *Anguilla japonica* Temminck et Schlegel 的肉或全体。

【别名】白鳝、鳗鱼、白鳗。

【性味】味甘，性平。

【归经】肺、脾、肾经。

【功效】健脾补肺，益肾固冲，祛风除湿，解毒杀虫。

【应用】

1. 用于虚劳体弱证。本品健脾胃，补肺肾，可单用蒸食。《经验广集》鳗鱼丸将本品蒸熟，与炒熟山药同和为丸，用薄荷水或酒水空腹时送服，治一切虚劳弱证。

2. 用于骨蒸痨瘦及肠风下虫。本品解毒杀虫，《太平圣惠方》单用本品切段，于酒中煮熟，蘸盐、醋服食。

3. 用于风湿痹痛或脚气肿痛。本品祛风除湿，可用本品与粳米同煮粥食。

【用法】宜煎汤、烧制或蒸食。

【研究】鳗鲡鱼含蛋白质、脂肪、钙、磷、铁、维生素 A、B 族维生素。其中鳗鲡鱼的肝脏含维生素尤其丰富，并以维生素 A 含量较高，故夜盲症患者尤当食之。

【参考文献】

1. 《名医别录》："主五痔疮瘘，杀诸虫。"

2. 《食疗本草》："疗妇人带下百病，一切风瘙如虫行。"

3. 《本草经疏》："鳗鲡鱼甘寒而善能杀虫，故骨蒸劳瘵，及五痔疮瘘人常食之，有大益也。"

二、虾蟹贝及其他

河 虾（《名医别录》）

【基原】为长臂虾科沼虾属动物日本沼虾 *Macrobrachium nipponense*（de Haan）等的肉或全体。

【别名】青虾。

【性味】味甘，性温。

【归经】肝、肾经。

【功效】补肾壮阳，通乳，托毒。

【应用】

1. 用于肾阳不足证。可与韭菜同炒，加盐调味食用，补肾兴阳，治阳痿、腰脚痿弱无力。可将本品生用，与小茴香捣和为丸，黄酒送服。

2. 用于产后乳汁不足。如《本草纲目拾遗》虾米酒，以鲜虾米 500g，取净肉捣烂，用温热黄酒送服，乳至后，再饮用猪蹄汤增效。

【用法】宜炒食或蒸食。

【注意】本品性属发物，多食易发风动疾，过敏体质者慎用。

【研究】河虾含蛋白质、钙较多，还含有脂肪、维生素 A、维生素 B_1、烟酸、维生素 B_2 和磷、铁等营养成分。

【参考文献】

1.《本草纲目》："作羹，治鳖瘕，托痘疮，下乳汁，法制壮阳道，煮汁吐风痰，捣膏敷虫疽。"

2.《食物宜忌》："治疣去癣。"

对 虾 (《本草纲目》)

【基原】为对虾科动物 *Penaeus orientalis* Kishinouye 的肉或全体。

【别名】海虾。

【性味】味甘、咸，性温。

【归经】肾经。

【功效】补肾兴阳，开胃化痰。

【应用】

1. 用于肾虚阳痿等证。本品甘温，可补肾兴阳。例如《泉州本草》以对虾浸酒中，醉死后服食或取出略加食盐和油，炒熟食，治疗阳痿。

2. 用于治疗痰火后半身不遂、筋骨疼痛。本品化痰，祛风通络，强壮筋骨。

【用法】宜炒食、蒸食、浸酒或作虾酱。

【注意】食对虾过敏者，可用虾壳煮水口服和洗擦身体。

【研究】对虾含有较多的蛋白质以及一定量的脂肪、碘、胆固醇等成分。虾皮中含钙丰富。

【参考文献】

1.《本草拾遗》："对虾，补肾兴阳，治痰火后半身不遂，筋骨疼痛。"

2.《随息居饮食谱》："开胃，化痰。"

蟹 (《神农本草经》)

【基原】为方蟹科绒螯蟹属动物中华绒螯蟹 *Eriocheir sinensis* H. Milne Edwards 或日本绒螯蟹 *E. japonicus*（de Haan）的肉或全体。

【别名】螃蟹。

【性味】味咸，性寒。

【归经】肝、胃经。

【功效】清热，散瘀，消肿解毒。

【应用】

1. 用于跌打损伤、骨折筋断。本品性专破血，可散瘀消肿、接骨续筋，如《泉州本草》合骨散即单用本品焙干研末，每次 10g 以黄酒送服，治骨伤筋断；《唐瑶经验方》蟹酒则将生蟹捣烂，以黄酒温浸，取汁服用。

2. 用于湿热黄疸。本品清热解毒散瘀，如《濒湖集简方》蟹丸，将蟹烧灰存性研末，用酒、蜂蜜和丸，治黄疸。

3. 用于妇人产后儿枕疼。《滇南本草》将本品用新瓦焙干，用热烧酒送服，治产后肚疼、瘀血不下者。

【用法】宜蒸食，或研末后以酒、醋等送服。

【注意】外邪未清、脾胃虚寒及宿患风疾者慎服。

【研究】螃蟹肉和内脏含蛋白质、脂肪、多种维生素及钙、磷、铁等多种矿物质。

【参考文献】

1.《神农本草经》："主胸中邪气热结痛，喎僻面肿。"

2.《日用本草》："不可与红柿同食。偶中蟹毒，煎紫苏汁饮之，或捣冬瓜汁饮之，俱可解散。"

3.《本经逢原》："蟹性专破血，故能续断绝筋骨。《本经》主胸中邪气热结痛，歪僻面肿，皆是瘀血为患。""惟蟹与柿性寒，所以二物不宜同食，令人泄泻发癥瘕。"

蚶（《本草拾遗》）

【基原】为蚶科魁蚶属动物魁蚶 *Scapharca inflata*（Reeve）或泥蚶属动物泥蚶 *Tegillarca granosa*（Linnaeus）或魁蚶属动物毛蚶 *S. subcrenata*（Lischke）等的肉或全体。

【别名】瓦屋子、蚶子、毛蛤。

【性味】味甘，性温。

【归经】脾、胃经。

【功效】补气养血，温中健胃。

【应用】

1. 用于气血不足、身体虚弱等证。本品甘温，可补气养血，经常食用可强健身体。如《本草经疏》中用蚶肉洗净煮食，治疗贫血无力。

2. 用于脾胃虚弱之脘腹冷痛、消化不良等证。本品甘温，暖胃益脾。多单用炖食。

【用法】宜煮汤、烧制。

【注意】本品性温，热证慎食。

【研究】蚶子含有蛋白质、维生素、矿物质等营养成分。蚶肉能抑制葡萄球菌、大肠杆菌的繁殖。蚶肉壳含碳酸钙及少量铁、镁、硅酸盐，能抑制胃液的分泌。

【参考文献】

1.《名医别录》："主痿痹泄痢，便脓血。"

2.《食疗本草》："润五脏，治消渴，开关节。"

3.《医林纂要》："补心血，散瘀血，除烦醒酒，破结消痰。"

蚌（《食疗本草》）

【基原】为蚌科冠蚌属动物褶纹冠蚌 *Cristaria plicata*（Leach）或帆蚌属三角帆蚌 *Hyriopsis cumingii*（Lea）或无齿蚌属背角无齿蚌 *Anodonta woodiana*（Lea）等蚌类的肉或全体。

【别名】河蚌、圆蚌。

【性味】味甘、咸，性寒。

【归经】肝、肾经。

【功效】清热，滋阴，明目，解毒。

【应用】

1. 用于目赤火眼。本品清肝明目解毒，如《四明医徵录》蚌肉金针菜汤，与金针菜同煮食。

2. 用于消渴烦热。本品滋阴清热，可单品煮食，或与鸡蛋蒸食。

3. 用于鼻疔。将冰片、硼砂研细，置活蚌壳内，待死后，用水溶液滴鼻。

【用法】宜煮食、煎汤或烧制。

【注意】脾胃虚寒者慎服。

【研究】蚌肉含丰富的钙、蛋白质、脂肪、维生素 A、维生素 B_1、维生素 B_2 等。研究显示蚌肉有利尿作用，蚌肉匀浆液对癌细胞有抑制作用。

【参考文献】

1. 《食疗本草》："主大热，解酒毒，止渴，去眼赤。"

2. 《本草拾遗》："主妇人劳损下血，明目，除湿，止消渴。"

3. 《随息居饮食谱》："清热滋阴，养肝凉血，熄风解酒，明目定狂。"

干　贝（《本草从新》）

【基原】为扇贝科栉孔扇贝属动物栉孔扇贝 *Chlamys farreri*（Jones et Preston）或华贵栉孔扇贝 *Chlamys. nobilis*（Reeve）或花鹊栉孔扇贝 *Chlamys. pica*（Reeve）的闭壳肌。

【别名】江珧柱、扇贝柱。

【性味】味甘、咸，性微温。

【归经】膀胱、肝经。

【功效】清热，利尿，明目退翳。

【应用】

1. 用于热淋。本品有清热利水之功，水热结于膀胱而见小便引痛，或时溺血，或如小豆汁者，可用《太平圣惠方》贝齿散，干贝与冬葵子等相配，捣细为散，用葱白煎汤，空腹送服。

2. 用于鼻渊脓血。将本品煅烧后研末，以黄酒送服。

3. 用于风热生翳。本品可清热、明目、退翳，使用时可将其研为细粉，点于眼中翳膜之上。

【用法】煎汤，或入丸、散。外用：研末撒。

【研究】干贝含有丰富的蛋白质、碳水化合物、维生素 B_2、钙、磷、铁等多种营养成分，具有滋阴功能，常食有助于降血压。

【参考文献】

1. 《神农本草经》："主目翳，腹痛下血，五癃，利水道。"

2. 《名医别录》："除寒热温痹，解肌，散结热。"

3. 《药性论》："能破五淋，利小便，治伤寒狂热。"

鲍 鱼（《本草经集注》）

【基原】为鲍科鲍属动物杂色鲍 *Haliotis diversicolor* Reeve 或皱纹盘鲍 *Haliotis. discus hannai* Ino 或耳鲍 *Haliotis. asinina* Linnaeus 或羊鲍 *Haliotis. ovina* Gmelin 的肉或全体。

【别名】鳆鱼、石决明肉、明目鱼。

【性味】味甘、咸，性平。

【归经】肾、脾、肝经。

【功效】滋阴清热，益精明目。

【应用】

1. 用于月经不调。本品滋阴养血，尚有清热之功，适于阴虚血热、崩中出血不止者，如《名医别录》用鲍鱼数只煮汁，加醋调味，饮汁。

2. 用于产后乳汁不足。本品滋阴养营，适于女子阴血不足、乳汁不下者，如《杏林春满集》，取本品 2 只，加葱炖食。

3. 用于青盲内障。本品益精明目，可单用煮食。

【用法】宜煮汤或烧制。

【注意】肉坚难化，脾弱者不宜多食。

【研究】鲍鱼的蛋白质含量较高，鲜品占 24%，干品高达 54%，甚至更高；还含有脂肪、无机盐和多种维生素。鲍鱼肉中含有鲍灵素 I 和鲍灵素 II，有较强抑制癌细胞生长的作用。

【参考文献】

1.《医林纂要》："补心缓肝，滋阴明目。又可治骨蒸劳热，解妄热，疗痈疽，通五淋，治黄疸。"

2.《随息居饮食谱》："补肝肾，益精明目，开胃养营，已带浊崩淋，愈骨蒸劳极。"

蚬 肉（《新修本草》）

【基原】为蚬科蚬属动物河蚬 *Corbicula fruminea*（Muller）或其近缘动物的肉。

【别名】扁螺、河蚬、沙蜊。

【性味】味甘、咸，性寒。

【归经】肝、脾经。

【功效】清热，利湿，解毒。

【应用】

1. 用于湿毒脚气、酒毒目黄。本品可清热解毒利湿，可用蚬肉煮食，或捣烂外敷。

2. 用于疗疮痈肿。本品可清热解毒，如《本草纲目》用生蚬浸水，洗痘痈，可无瘢痕。

【用法】宜煮食、煎汤或烧制。

【研究】蚬肉含有丰富的蛋白质以及脂肪、维生素和矿物质等营养成分。

【参考文献】

1.《本草纲目》："生蚬浸水，洗痘痂无瘢痕。"

2.《新修本草》："治时气，开胃，压丹石药及疗疮，下湿气。下乳，糟煮服良。生浸取汁，洗疗疮。"

蛏 肉 (《食疗本草》)

【基原】为竹蛏科缢蛏属动物缢蛏 Sinonovacula constricta（Lamarck）的肉或全体。

【别名】蛏子、青子。

【性味】味咸，性寒。

【归经】心、肝、肾经。

【功效】补阴，清热，除烦。

【应用】

1. 用于产后虚烦、少乳。本品甘寒，可滋阴养血、清热除烦。如《曲池妇科》中蛏肉汤，将蛏子 30~60g 洗净，调以黄酒煮汤食，用于治疗产后虚烦。

2. 用于湿热水肿。本品性寒清热，入肾经，主水利湿，还可利小便、消水肿，《泉州本草》以本品炖蒜梗服食，用于湿热水肿、小便不利。

【用法】宜煮食、煎汤或烧制。

【注意】脾胃虚寒者不宜食用。

【研究】蛏肉含有丰富的蛋白质以及脂肪、维生素和矿物质等营养成分，其中含碘量较高。

【参考文献】

1.《嘉祐本草》："补虚，主冷痢。煮食之，主妇人产后虚损，胸中邪热烦闷气。"

2.《本草从新》："补阴，主热痢。"

3.《医林纂要》："解渴醒酒，除烦去热。干食，补心滋阴。"

蛤 蜊 (《本草经集注》)

【基原】为蛤蜊科蛤蜊属动物四角蛤蜊 Mactra veneriformis Reeve ［Mactra quadrangularis Deshayes］等的肉或全体。

【别名】蛤梨、蛤剌、沙蛤。

【性味】味咸，性寒。

【归经】胃、肝、膀胱经。

【功效】滋阴，利水，化痰，软坚。

【应用】

1. 用于水肿、黄疸等证。本品咸寒，滋阴清热，利水通淋。如《饮食治疗指南》中以蛤蜊肉煮食，治疗水肿。

2. 用于妇人血块。本品咸能入血软坚，如《嘉祐本草》中用蛤蜊煮食。

【用法】宜煮食、煎汤或烧制。

【注意】本品性寒，脾胃虚寒者少食。

【研究】蛤蜊含蛋白质和碘较多。

【参考文献】

1.《本草经集注》："煮之醒酒。"

2.《嘉祐本草》："润五脏，止消渴，开胃，解酒毒，主老癖能为寒热者，及妇人血块，煮食之。"

3.《医林纂要》："功同蚌蚬，滋阴明目。"

田　螺（《药性论》）

【基原】为田螺科圆田螺属动物中国圆田螺 *Cipangopaludina chinensis*（Gray）或中华圆田螺 *C. cathayensis*（Heude）的肉或全体。

【别名】田中螺、黄螺。

【性味】味甘、咸，性寒。

【归经】肝、脾、膀胱经。

【功效】清热，利水，止渴，解毒。

【应用】

1. 用于水肿。内服时，以田螺煮汤喝，或取田螺肉晒干为末，以黄酒调服。

2. 用于内痔外痔肿痛。如《外科十法》之田螺水，将冰片放螺内，用流出的汁水，搽涂痔疮。

【用法】宜煎汤、炒食或烧制。

【研究】田螺含一定量蛋白质、多种维生素和钙、磷、铁等营养成分。

【参考文献】

1.《本草纲目》："利湿热，治黄疸；捣烂贴脐，引热下行，止噤口痢，下水气淋闭；取水搽痔疮胡臭，烧研治瘰疬癣疮。"

2.《本草拾遗》："煮食之，利大小便，去腹中结热，目下黄，脚气冲上，小腹结硬，小便赤涩，脚手浮肿；生浸取汁饮之，止消渴；碎其内敷热疮。"

螺　蛳（《本草纲目》）

【基原】为田螺科环棱螺属动物方形环棱螺 *Bellamya quadrata*（Benson）及其同属动物的肉或全体。

【别名】蜗篱、师螺、蜗蠃。

【性味】味甘，性寒。

【归经】膀胱经。

【功效】清热，利水，明目。

【应用】

1. 用于黄疸、酒疸。本品清热利水，亦可解酒毒，《永类钤方》螺蛳汤是将小螺蛳洗净，用清水煮熟，食肉喝汤，治疗黄疸。

2. 用于热淋。本品清膀胱之热，且能利小便，《扶寿精方》螺蛳酒即用螺蛳 200g，放入锅中，炒热后加适量米酒，煮至熟，食肉饮汤，主治五淋、白浊。

3. 用于痘疹目翳。本品能清火眼，退目翳，如《济急仙方》单用本品煮汤食。

【用法】宜煎汤、炒食或烧制。

【研究】螺蛳含有丰富的蛋白质及脂肪、钙等营养成分。

【参考文献】

1. 《名医别录》："主明目。"

2. 《日用本草》："解热毒，治酒瘟，利功、水，消疮肿。"

3. 《饮膳正要》："治肝气热，止渴。"

淡 菜 （《食疗本草》）

【基原】为贻贝科贻贝属动物厚壳贻贝 *Mytilus coruscus* Gould ［*M. crassitesta* Lischke］或贻贝 *M. edulis* Linnaeus 或翡翠贻贝 *M. viridis* Linnaeus ［*Perna viridis*（Linnaeus）］及其他贻贝类的肉或全体。

【别名】壳菜、珠菜、海红。

【性味】味甘、咸，性温。

【归经】肝、肾经。

【功效】补肝肾，益精血，消瘿瘤。

【应用】

1. 用于妇女月经量多。本品补肝肾、益精血，如《随息居饮食谱》用淡菜加入适量猪肉同煮，月经期服用，可治功能失调性子宫出血。

2. 用于肾虚阳痿、腰膝酸软、下腹冷痛等。淡菜补肝益肾，可单品煮食。

3. 用于瘿瘤。本品咸能软坚，如《古鄞食谱》淡菜紫菜汤，以本品和紫菜煮汤，用食盐调味，食之。

【用法】宜煎汤、炒食或烧制。

【研究】淡菜含有多种人体所必需的氨基酸，尤以甘氨酸、精氨酸和丙氨酸的含量较多；同时还含有较多的微量元素锰、钴、碘等。

【参考文献】

1. 《本草纲目》："消瘿气。"

2. 《日华子本草》："煮熟食之，能补五脏，益阳事，理腰脚气，消宿食，除腹中冷气，痃癖。"

3. 《嘉祐本草》："治虚劳伤惫，精血少者，及吐血，妇人带下、漏下，丈夫久痢，并煮食之。"

海 参 （《本草从新》）

【基原】为刺参科刺参属动物刺参 *Apostichopus japonicus*（Selenka）［*Stichopus japonicus* Selenka］或绿刺参 *Stichopus chloronotus* Brandt 或花刺参 *S. variegatus* Semper

（去内脏）的全体。

【别名】辽参、海男子。

【性味】味甘、咸，性平。

【归经】肾、肺经。

【功效】补肾益精，养血润燥。

【应用】

1. 用于肾虚阳痿，小便频数。本品填肾精，温肾阳。本品可以同羊肉煮汤服食。

2. 用于精血虚亏，消瘦乏力，或经闭。本品益精养血，可同火腿或猪、羊瘦肉，调以佐料，煨汤服食。

3. 用于虚劳咳嗽、咯血。本品滋养肺肾，兼有止血之功。如《调疾饮食辨》海参老鸭汤，即本品与老鸭同煮服食。

【用法】宜煎汤、炒食或烧制。

【研究】海参含有丰富的碘及硫酸软骨素、甾醇、三萜醇、黏蛋白等，而胆固醇含量较少。其中含有的海参素、海参霉素可抑制霉菌和肿瘤生长。

【参考文献】

1.《本草从新》："补肾益精，壮阳疗痿。"

2.《五杂俎》："其性温补，足敌人参，故名海参。"

海 蜇 （《食物本草会纂》）

【基原】为根口水母科海蜇属动物海蜇 *Rhopilema esculenta* Kishinouye 或黄斑海蜇 *Rhopilema hispidum* Vanhoeffen 的口腕部。

【别名】水母、水母鲜。

【性味】味咸，性平。

【归经】肝、肾、肺经。

【功效】清热平肝，化痰消积。

【应用】

1. 用于痰热咳嗽、哮喘、瘰疬、痰核等证。本品味甘咸而体滑偏凉，消痰食，可配伍荸荠或萝卜，煮汤服食。

2. 用于肠燥便结。本品能清热润肠，常与荸荠同煮煎汤，入盐少许服食，治疗胃肠燥热之便秘。本品作用平和，较适合老年人食用。

3. 用于小儿积滞。本品可清热消积，消痰行食而不伤正气。如《本草纲目拾遗》用荸荠与海蜇同煮，治疗小儿疳积。

【用法】宜煎汤，或凉拌食。

【研究】海蜇含有蛋白质、脂肪、碘、钙、磷、铁、维生素 B_2、烟酸等成分。海蜇煎液有降压、扩血管及乙酰胆碱样作用。

【参考文献】

1.《本草拾遗》："主生气及妇人劳损，积血，带下；小儿风疾，丹毒，汤火

（伤）。"

2.《医林纂要》："补心益肺，滋阴化痰，去结核，行邪湿，解渴醒酒，止嗽除烦。"

3.《本草求原》："安胎。"

鳖　肉（《名医别录》）

【基原】为鳖科鳖属动物中华鳖 *Trionyx sinensis*（Wiegmann）或山瑞鳖 *T. steindachneri* Siebenroch 的肉。

【别名】团鱼、甲鱼。

【性味】味甘，性平。

【归经】肝、肾经。

【功效】滋阴补肾，清退虚热。

【应用】

1. 用于肝肾阴虚之腰酸、梦遗、劳热等。本品为血肉有情之品，可大补阴血。如《本草备要》单用鳖肉加冰糖炖服，用于阴虚诸损。亦可与山药、粳米等同用煮粥食。

2. 用于冲任虚损，崩漏失血。可用本品煎汤，烊服阿胶，既能滋阴血，又有止血之效，共奏标本兼治之功。

【用法】宜炖、煮或烧制。

【研究】鳖肉含蛋白质、脂肪、钙、磷、铁、硫胺素、维生素 B_2、烟酸等。鳖肉（鳖甲亦可）能抑制结缔组织的增生，故可消结块以治疗癥瘕，现常用于防治肿瘤。

【参考文献】

1.《名医别录》："主伤中益气，补不足。"

2.《本草拾遗》："主热气湿痹，腹中激热。五味煮食之。当微泄。"

龟　肉（《名医别录》）

【基原】为龟科乌龟属动物乌龟 *Chinemys reevesii*（Gray）的肉。

【别名】金龟、水龟、泥龟。

【性味】味甘、咸，性平。

【归经】肝、肾、大肠经。

【功效】滋阴补肾，润肺止咳。

【应用】

1. 用于虚劳咯血、衄血、血痢、肠风便血等出血证。本品有补阴降火、凉血止血之功。如《便民食疗》用本品 1 只，煮取肉，加茴香、葱、酱拌食，治年久痔漏。

2. 用于老年肾虚尿多。本品能滋阴补肾，与小公鸡肉、芡实等同炖食，有补肾缩泉之效。

3. 用于肾虚腰痛，筋骨疼痛。本品补肾益阴，尚能强筋健骨，可与胡桃仁相配，清炖服食。

【用法】宜炖、煮或烧制。

【研究】龟肉含有蛋白质、脂肪、多种维生素以及矿物质等营养成分。

【参考文献】

1. 《日用本草》："大补阴虚，作羹，截久疟不愈。"

2. 《医林纂要》："治骨蒸劳热，吐血，衄血，肠风血痔，阴虚血热之症。"

牡蛎肉 （《本草纲目拾遗》）

【基原】为牡蛎科牡蛎属动物近江牡蛎 *Ostrea rivularis* Gould 或长牡蛎 *O. gigas* Thunberg 或大连湾牡蛎 *O. talienwhanensis* Grosse 等的肉。

【别名】蛎黄、蛎蛤、牡蛤。

【性味】味甘、咸，性平。

【归经】心、肝经。

【功效】养血安神，软坚消肿。

【应用】

1. 用于虚弱劳损、烦热失眠、心神不安。本品养血宁心，例如《本草拾遗》中的余蛎黄，用牡蛎肉 250g，洗净，倒入烧沸的鸡清汤中，余熟即成。

2. 用于丹毒，或酒后烦热、口渴。《本草拾遗》取本品鲜者，与姜、醋拌食。

【用法】宜煎汤、炒食或烧制。

【研究】牡蛎含有牛磺酸、必需氨基酸、维生素及微量元素锌等矿物质。

【参考文献】

1. 《本草拾遗》："煮食，主虚损，妇人血气，调中，解丹毒。"

2. 《医林纂要》："清肺补心，滋阴养血。"

乌贼鱼肉 （《名医别录》）

【基原】为乌贼科无针乌贼属动物无针乌贼 *Sepiella maindroni* de Rochebrune 或乌贼属动物金乌贼 *Sepia esculenta* Hoyle 等的肉。

【别名】金乌贼、墨鱼。

【性味】味咸，性平。

【归经】肝、肾经。

【功效】养血滋阴。

【应用】

1. 用于肝肾不足或血虚所致的经闭。本品可入肝补血，入肾滋水，用时配伍养血通经的食物可以治疗妇人经闭。

2. 用于产后乳汁不足。可用本品同猪瘦肉一起煮炖食用。

【用法】宜煮熟、煎汤、炒食或作脍食用。

【研究】乌贼鱼肉蛋白质含量较多，还含有一定量的脂肪，具有较高的营养价值。有抗病毒、抗放射线、抑制肿瘤作用。

【参考文献】

1.《名医别录》："益气强志。"

2.《日华子本草》："通月经。"

3.《医林纂要》："补心通脉，和血清肾，去热保精。作脍食，大能养血滋阴，明目去热。"

紫　菜（《本草经集注》）

【基原】为红毛菜科紫菜属植物坛紫菜 *Porphyra haitanensis* T. J. Chang et B. F. Zheng 或条斑紫菜 *P. yezoensis* Ueda 或圆紫菜 *P. suborbiculata* Kjellm 或甘紫菜 *P. tenera* Kjellm 或长紫菜 *P. dentata* Kjellm 等的藻体。

【别名】索菜、紫英、乌菜。

【性味】味甘、咸，性寒。

【归经】肺、脾、膀胱经。

【功效】化痰软坚，利咽，止咳，养心除烦，利水除湿。

【应用】

1. 用于瘿瘤。本品化痰软坚、利水除湿，可与昆布、萝卜等相配煮汤食，用于瘿瘤、瘰疬等病。

2. 用于心烦不寐。本品可和血养心、清烦涤热，虚烦失眠时可用本品与猪心同煮，调味后服食。

3. 用于喉痹、咽喉不利。本品咸寒，能清热软坚、利咽下气，用时以紫菜做汤食，如《食疗本草》以本品煎汁饮用，治咽喉不利属热证者。

【用法】多煮汤饮用。

【研究】紫菜中含多种微量元素，干紫菜含碘较高，有防治地方性甲状腺肿大的作用。另外，紫菜可降低血胆固醇含量。紫菜的蛋白质含量很高，在海藻类食品中居首位；脂肪量少；维生素 A 和 B 族维生素含量甚至超过动物肝脏。

【参考文献】

1.《本草经集注》："治瘿瘤结气。"

2.《本草纲目》："病瘿瘤脚气者宜食之。"

海　带（《吴普本草》）

【基原】为海带科（昆布科）海带属植物昆布 *Laminaria japonica* Aresch. ［*L. ochotensis* Miyabe］或翘藻科昆布属植物黑昆布 *Ecklonia kurome* Okam 或裙带菜属植物裙带菜 *Undaria pinnatifida*（Harv.）Sur. 的叶状体。

【别名】海马蔺、海草、海昆布。

【性味】味咸，性寒。

【归经】肾、脾经。

【功效】清热化痰，止咳，平肝。

【应用】

1. 用于瘿瘤、瘰疬等证。本品味咸，能软坚散结。例如《医学衷中参西录》中海带煮汤食，用于治疗瘰疬。或以醋烹制海带，也有一定效果。

2. 用于水肿。本品性寒，能清热利水，可将海带煮汤食之。

【用法】宜煮汤、凉拌或炒食。

【研究】海带含有较多的粗纤维、糖类和碘。研究证明海带中的褐藻酸钠盐，有预防白血病和骨痛病的作用，还有降压作用。

【参考文献】

1. 《本草图经》："下水速于海藻。"

2. 《本草纲目》："治水病，瘿瘤，功同海藻。"

石花菜 （《日用本草》）

【基原】为石花菜科石花菜属植物石花菜 *Gelidium amansii* Lamx 或细毛石花菜 *G. crinale*（*Turn.*）Lamx 或大石花菜 *G. pacificum* Okam 等的藻体。

【别名】草珊瑚、海菜、琼枝。

【性味】味甘、咸，性寒。

【归经】肝、肺经。

【功效】消痰软坚，利水退肿。

【应用】

1. 用于瘿瘤、瘰疬等证。本品有化痰软坚之功，可与海带、牡蛎等配伍，治疗瘿瘤、瘰疬。

2. 用于水肿、小便不利。可将石花菜煮汤喝，淡食为佳。

【用法】宜煮汤或凉拌。

【注意】脾胃虚寒者及孕妇慎服。

【研究】现代药理研究，本品具有降血脂及降胆固醇等作用。

【参考文献】

1. 《日用本草》："去上焦浮热，发下部虚寒。"

2. 《本草便读》："清肺部热痰，导肠中湿热。阴虚湿热、痔血等证，皆可用之。"

3. 《本经逢原》："脾气不充者勿食。"

龙须菜 （《本草纲目》）

【基原】为江蓠科植物江蓠的藻体。

【别名】发菜、线菜。

【性味】味甘，性寒。

【归经】肺经。

【功效】软坚散结，清热利水。

【应用】

1. 用于瘿瘤、瘰疬等证。本品功似紫菜，可散结消瘿，为治疗瘿瘤、瘰疬的常用辅助品。

2. 用于水肿、小便不利以及湿热淋证等。本品性寒入肺经，既能通调水道以利水，还能清水中郁热。

【用法】宜煮汤或凉拌。

【注意】本品寒滑，脾胃虚寒者及孕妇慎服。

【研究】本品含蛋白质、钙、铁及碳水化合物，不含脂肪。

【参考文献】

1. 《本草纲目》："生东南海边石上。治瘿结热气，利小便。"

2. 《本草求原》："去内热。"

第十节　调味品、饮水类

调味品是在烹调过程中主要用于调和食物口味的一类原料的统称，一般用量不宜过多。调味品可以在烹调中调和五味，有增进食欲、促进消化之功，尚有其他性能功效，能用于不同病证的营养调理。

调味品有的含有氨基酸，有的含有糖类，有的含有维生素和矿物质等营养成分。

水为万物之泉，没有水人类就无法生存。古代饮水以井水和泉水为代表。

蜂　蜜（《神农本草经》）

【基原】为蜜蜂科蜜蜂属动物中华蜜蜂 *Apis cerana* Fabricius 或意大利蜜蜂 *A. mellifera* Linnaeus 所酿的蜜糖。

【别名】石蜜、蜜、蜂糖。

【性味】味甘，性平。

【归经】脾、胃、肺、大肠经。

【功效】调补脾胃，缓急止痛，润肺止咳，润肠通便，润肤美容，解毒。

【应用】

1. 用于肺虚久咳、燥咳。本品可滋养五脏，润利三焦，尤擅润肺止咳，对于肺阴不足之久咳、燥咳，温水兑服，单用有效。如《药品化义》单用老蜜，日服30g左右，治肺虚咳嗽不止。

2. 用于慢性便秘。蜂蜜生用，可通利大肠，肠道津枯之便秘、老年便结悉可用之。可单用，睡前冲服；亦可将芝麻蒸熟捣如泥，搅入蜂蜜，用时以热开水冲化服食。

3. 用于风疹、风癣、疔疮肿毒。本品可润肤生肌，生用还可清热解毒。如《本草纲目》所载蜜酒，取本品同糯米饭、面曲酿酒，内服外涂，主治风疹、风癣。

4. 用于气血虚弱之皮肤枯槁、毛发不荣等症。本品能润泽皮肤，如《本草纲目》酥蜜粥，即以本品同酥油、粳米共熬为粥服食。

【用法】宜冲调，或入丸剂、膏剂。

【注意】痰湿内蕴、中满痞胀及大便不实者慎食。

【研究】蜂蜜主要含果糖和葡萄糖，尚含有少量蔗糖、麦芽糖、酶类、维生素和微量元素等成分。蜂蜜因蜂种、蜜源、环境等的不同，其成分差异较大。

【参考文献】

1.《本草纲目》："蜂蜜，其入药之功有五：清热也，补中也，解毒也，润燥也，止痛也。"

2.《本草思辨录》："蜂蜜生性凉能清热，熟性温能补中。甘而和故解毒，甘而滑故润燥，甘缓可以去急，故止心腹肌肉疮疡诸痛，甘润可以泄泽养正，故通三焦除众病和百药。"

饴　糖（《本草经集注》）

【基原】为用米、大麦、小麦、粟、玉米等含淀粉质的粮食为原料，经发酵糖化制成的食品。

【别名】饧、胶饴、饧糖。

【性味】味甘，性温。

【归经】脾、胃、肺经。

【功效】补虚，缓中，润燥。

【应用】

1. 用于脾胃虚弱，少食乏力，腹痛隐隐。本品味甘入脾，其性温和，又能缓急止痛，如《金匮要略》小建中汤重用饴糖四两为君药，治疗虚寒腹痛。

2. 用于肺虚咳嗽。本品味甘质润，既能补气以培土生金，又能润肺止咳，常用于肺虚燥咳。如《本草汇言》以白萝卜捣汁，纳饴糖蒸化，趁热服，主治顿咳不止。

3. 用于骨鲠。本品黏腻滋润，可滑润骨刺，用于诸骨鲠咽，吐之不出、咽之不下者。如《圣济总录》饴糖丸以本品捏成鸡蛋黄大小的丸子，吞服，治诸鱼骨鲠在喉中。

【用法】宜烊化、熬膏或入丸剂。

【注意】湿热内郁、中满吐逆者忌服。

【研究】饴糖含麦芽糖较多。

【参考文献】

1.《名医别录》："主补虚乏，止渴，去血。"

2.《备急千金要方·食治》："补虚冷，益气力，止肠鸣、咽痛，除唾血，却咳嗽。"

3.《日华子本草》："益气力，消痰止嗽，并润五脏。"

白　糖（《本草纲目》）

【基原】为禾本科甘蔗属植物甘蔗 *Saccharum sinensis* Roxb 的茎中液汁，经精制而成的乳白色结晶体。

【别名】白砂糖。

【性味】味甘，性平。

【归经】脾、肺经。

【功效】和中缓急，生津润燥。

【应用】

1. 用于肺燥咳嗽。本品可润肺中燥热，治嗽消痰，常用于肺热灼津或肺阴不足之口燥咽干、燥咳痰黏或干咳无痰，可单用本品兑水服用，或同大枣、芝麻等润燥之品做丸，于饭后含咽。

2. 用于脾胃虚弱，脘腹隐痛。本品能和中缓急，止腹痛，如《子母秘录》砂糖酒，将本品与酒同煮浓煎后服用，治腹中拘急；亦可单用本品以沸水化为浓汤服用。

【用法】宜冲调或入丸、散。

【研究】白砂糖主要含蔗糖。蔗糖可以提供纯正愉悦的甜味，也具有调和诸味的作用，为菜肴带来醇厚的味觉，在炖烧菜肴中还具有增色增香的作用。

【参考文献】

1.《唐本草》："主心腹热胀，口干渴。"

2.《本草纲目》："润心肺燥热，治嗽消痰，解酒和中，助脾气，缓肝气。"

冰　糖 （《本草纲目》）

【基原】为禾本科甘蔗属植物甘蔗 *Saccharum sinensis* Roxb. 茎中的液汁，经精制而成的结晶体。

【性味】味甘、性平。

【归经】脾、肺经。

【功效】健脾和胃，润肺止咳。

【应用】

1. 肺燥咳嗽。本品可润肺止咳，对肺燥干咳少痰，甚或痰中带血，常与梨煮水喝，亦可与燕窝同煮服食，取其平补肺胃之功。

2. 用于噤口痢。本品健脾和胃，如《随息居饮食谱》中将冰糖与乌梅相配，浓煎频频小口呷饮。

【用法】宜冲调或含化，或入丸、膏剂。

【研究】冰糖是砂糖的结晶再制品。结晶如冰状，故名冰糖。冰糖的口感更清甜，多用于制作烧、煨类菜肴和羹汤，除了使菜肴具有特殊风味外，还能增加菜肴的光泽。

【参考文献】

《本经逢原》："暴得咳嗽，吐血乍止，以冰糖与燕窝菜同煮连服，取其平补肺胃，而无止截之患也。"

红　糖 （《随息居饮食谱》）

【基原】为禾本科甘蔗属植物甘蔗 *Saccharum sinensis* Roxb 的茎中液汁，经精制而成的赤色结晶体。

【别名】赤砂糖、紫砂糖。

【性味】味甘、性温。

【归经】肝、脾、胃经。

【功效】补脾缓肝，活血散瘀。

【应用】

1. 用于产后恶露不尽。本品散寒活血，且能补脾和中。妇人产后，多虚多瘀，常将本品与鸡蛋同煮食，也可与黄酒同用，用于治疗产后血滞。

2. 用于风寒外感。本品可补脾暖胃，散寒活血，常与生姜相配，如《儿科证治简要》姜糖饮，以生姜15g切丝，用沸水冲泡，再调入少许红糖，热服取微汗，主治风寒感冒轻症。

3. 用于肝木乘脾，腹中拘急。本品补脾胃，缓肝急，有扶土抑木之功。如《调疾饮食辩》红糖汤用赤砂糖搅入热水中，冲汤饮用，用于腹中急痛。

【用法】宜开水、温酒冲服。

【研究】红糖含有蔗糖较多，还含有少量果糖和葡萄糖以及较多的矿物质（如微量元素铁）等营养成分。

【参考文献】

1.《本草纲目》："和中助脾，缓肝气。"

2.《本经逢原》："熬焦，治产妇败血冲心，及虚羸老弱血痢不可攻者。"

3.《随息居饮食谱》："散寒活血，舒筋止痛。"

食 盐 （《名医别录》）

【基原】为海水或盐井、盐池、盐泉中的盐水经煎、晒而成的结晶体。

【别名】盐、咸鹾。

【性味】味咸，性寒。

【归经】胃、肾、肺、肝、大肠、小肠经。

【功效】涌吐，清火，解毒，软坚，杀虫。

【应用】

1. 用于食多不消，心腹坚满疼痛。本品重用有催吐之功，如《丹台玉案》盐水饮，将盐用开水调成饱和盐汤，每服2升，服后探吐，以吐尽宿食为度，治宿食停滞不消或干霍乱之欲吐不得吐、欲泻不得泻、心中烦满者。

2. 用于阳脱虚证。本品咸能入肾，可引火归原，《方脉正宗》以本品炒热，熨脐下气海，主治阳气大脱、四肢逆冷、不省人事，或小腹紧痛、冷汗气喘。

3. 用于大便秘结。肠道津液不足，大便干结，可于空腹时服淡盐开水，以软坚润下。

4. 用于引药入肾。常以本品化水，送服补肾药或为药引，做引经之用。

【用法】做菜时常用，调以咸味。

【注意】水肿者忌用。

【研究】食盐主要成分为氯化钠，尚含氯化铁、硫酸钠、硫酸钙等杂质；海盐中还有碘。盐有较强的抑菌作用。

【参考文献】

1.《名医别录》："大盐，主肠胃结热，喘逆，胸中满。"

2.《本草拾遗》："除风邪，吐下恶物，杀虫，明目，去皮肤风毒，调和腑脏，消宿物，令人壮健。人卒小便不通，炒盐纳脐中。"

酱 （《名医别录》）

【基原】为用大豆、蚕豆、面粉等作原料，经蒸罨发酵，并加入盐水制成的糊状食品。

【性味】味咸、甘，性平。

【归经】胃、脾、肾、肺经。

【功效】清热解毒。

【应用】

1. 用于妊娠下血。《古今录验方》豆酱散，取豆酱漉去汁液，熬至干燥，研为粉末，用黄酒调服，一日五六服。

2. 用于药物、虫兽之毒损伤皮肤。《方脉正宗》将豆酱水洗去汁，将豆瓣捣烂，米汤调服，再以豆瓣捣烂，敷伤损处，可去百药、百虫、百兽之毒；此法亦可用于汤火烧灼未成疮者。

【用法】研末服或汤饮化服。

【研究】酱含有氯化钠和多种氨基酸成分。

【参考文献】

1.《名医别录》："主除热，止烦满，杀百药、热汤及火毒。"

2.《日华子本草》："杀一切鱼、肉、菜蔬、覃毒；并治蛇、虫、蜂等毒。"

【附品】

酱油：味咸，性寒。入脾、胃、肾经。具有清热解毒、除烦的功效。除调味外，可用于暑热烦热、大便秘结等。

醋 （《名医别录》）

【基原】为以高粱、米、大麦、小麦、玉米等及低度白酒为原料酿制而成的含有乙酸的液体。

【别名】苦酒、酰、米醋。

【性味】味酸、甘，性温。

【归经】肝、胃经。

【功效】散瘀消积，止血，安蛔，解毒。

【应用】

1. 用于饮食积滞或食欲不振。本品可和胃消食，可将醋用水稀释后服用。如《日华子本草》将生姜捣烂，用醋调食，主治过食鱼腥、生冷蔬果而成积滞者。

2. 用于吐血、便血或衄血。本品酸敛，有止血之功，可单服本品，或以本品凉拌马齿苋、马兰头食。

3. 用于癥瘕积聚。本品可散瘀消癥，常用米醋炮制活血祛瘀、软坚散结之品，增加其疗效，或将本品入药制丸。

【用法】入汤剂或拌制药物。

【研究】醋含有乙酸、乳酸、丙酮酸、草酸、琥珀酸等有机酸及高级醇类、糖类、氨基酸、维生素、微量元素等，有助消化吸收、杀菌等作用。

【参考文献】

1. 《名医别录》："消痈肿，散水气，杀邪毒。"

2. 《本草再新》："生用可以消诸毒，行湿气；制用可宣阳，可平肝，敛气镇风，散邪发汗。"

3. 《本草拾遗》："破血运，除癥决坚积，消食，杀恶毒，破结气，心中酸水痰饮。"

酒（《名医别录》）

【基原】为用高粱、大麦、米、甘薯、玉米、葡萄等为原料酿制而成的饮料。

【别名】杜康。

【性味】味辛、甘、苦，性温。

【归经】心、肝、肺、胃经。

【功效】通血脉，御寒气，行药势。

【应用】

1. 用于胸痹，胸部隐痛，或胸痛彻背。如《金匮要略》瓜蒌薤白白酒汤，即用本品与瓜蒌、薤白同煎服。

2. 用于阴寒内盛诸证。本品由水谷之精，熟谷之液，酝酿而成，其性辛烈，可通血脉、消冷积、辟阴湿。阴寒诸证，如寒积腹痛、寒湿久痹、风寒入脑等病，皆可用小量温服。

3. 用于风疹、疔疮肿毒等。本品通行诸经，宣和百脉，有活血散结止痛之功。如《奇效良方》以蜂蜜少许，和酒服食，治妇人遍身风疮作痒。

【用法】宜温饮、和药同煎或浸药。

【注意】阴虚、失血及湿热甚者忌服。

【研究】酒类主要含有乙醇以及酯类、酚类、有机酸等成分。乙醇能够兴奋神经中枢，直接损伤胃黏膜和肝脏，不宜多饮。

【参考文献】

1. 《名医别录》："主行药势，杀百邪恶毒气。"

2.《本草拾遗》：“通血脉，厚肠胃，润皮肤，散湿气。”

3.《日华子本草》：“除风及下气。”

生 姜 （《名医别录》）

【基原】为姜科植物姜 *Zingiber officinale* Rosc. 的新鲜根茎。

【别名】姜。

【性味】味辛，性温。

【归经】肺、胃、脾经。

【功效】散寒解表，降逆止呕，化痰止咳，解鱼蟹毒。

【应用】

1. 用于外感风寒引起的恶寒、发热无汗、头身疼痛等。生姜性温散寒，味辛发汗，能发散风寒解表。例如《本草汇言》用生姜 6g、紫苏叶 30g，水煎服，可用红糖调味，治风寒感冒。

2. 用于脾胃虚寒引起的恶心呕吐。本品善于温中散寒而止呕，被誉为“呕家圣药”，单味口含、咀嚼或配伍红糖皆有良效。

3. 用于痰饮咳喘。本品味辛性温，开宣肺气，温化痰饮，止咳喘。例如《安老怀幼书》之姜糖煎，用生姜汁五合、砂糖四两，两者相合后微火温之，一二十沸即止，每度含半匙，渐渐不计，治老人上气、咳嗽喘急、烦热、不下食、食即吐逆、腹胀满。

【用法】宜生食、捣汁饮、充佐料等。

【注意】凡热盛者禁食。

【研究】生姜含挥发油。生姜具有促进消化液分泌、保肝、利胆、解热、抗菌、消炎、镇吐、镇痛等作用。

【参考文献】

1.《名医别录》：“主伤寒头痛，鼻塞，咳逆上气。”

2.《本草拾遗》：“汁，解毒药，破血调中，去冷除痰，开胃。”

【附品】

干姜：味辛、性热，入肺、胃、脾经，具有温中散寒、回阳通脉、温肺化饮的功效，主治脘腹冷痛、呕吐、泄泻、亡阳厥逆、寒饮喘咳、寒湿痹痛等证。

大 葱 （《神农本草经》）

【基原】为百合科植物葱 *Allium fistulosum* L. 的鳞茎和叶。

【别名】葱，白茎为葱白。

【性味】味辛，性温。

【归经】肺、胃经。

【功效】发表，通阳，解毒，杀虫。

【应用】

1. 用于风寒外感导致的发热恶寒，无汗，头身疼痛，脉浮紧等。大葱味辛发汗，性温散寒，故能发汗解表。宜与淡豆豉配伍，如《补缺肘后方》之葱豉汤，用葱白头与豆豉合煎，治风寒感冒。

2. 用于阴寒内盛、迫阳于外所致的面色苍白，冷汗淋漓，四肢厥逆，脉微欲绝。大葱辛温，散寒通阳。《伤寒论》之白通汤，用葱白四茎、干姜 30g、附子 1 枚，以水煮去渣取汁，饮服。

3. 用于疔疮痈肿。本品辛散温通，解毒消肿止痛。单用捣烂外敷或与蜂蜜调涂。如《外科精义》之乌金散，用葱白 30g、米粉 120g，同炒黑色，捣为细末，醋调，敷患处，以消为度，治痈疖肿硬无头。

【用法】生食或用为作料。

【注意】表虚多汗、湿热者慎食。

【研究】大葱含有挥发油，以及多种维生素、钙、铁等化学物质，能分别抑制多种致病菌。研究证明大葱还具有解热、健胃、祛痰和利尿等作用。

【参考文献】

1. 《神农本草经》："主伤寒寒热，出汗，中风，面目肿。"

2. 《用药心法》："通阳气，发散风邪。"

3. 《本草纲目》："散乳痈，利耳鸣，涂猘犬伤，制蚯蚓毒。"

大　蒜（《本草经集注》）

【基原】为百合科植物大蒜 *Allium sativum* L. 的鳞茎。

【别名】胡蒜、葫。

【性味】味辛，性温。

【归经】脾、胃、肺、大肠。

【功效】温中行滞，解毒，杀虫。

【应用】

1. 用于脾胃虚寒所致的脘腹冷痛。大蒜辛温，散寒止痛。如《食物本草会纂》取独头大蒜三四枚，捣泥与麻油和匀，厚涂肿处，干则再换，肿毒可消。

2. 用于顿咳或肺痨咯血等。本品味辛，开宣肺气以止咳嗽。如《贵州中医验方》用大蒜 15g、红糖 6g、生姜少许，水煎服，每日数次，治小儿百日咳。

3. 用于痢疾泄泻、大便赤白或肠风下血。本品解毒杀虫止痢。如《普济方》用大蒜两颗、鸡子二枚，先将蒜放铛中，取鸡子打破，沃蒜上，以盏子盖，候蒜熟，空腹食之，下过再服，治休息痢。

【用法】宜佐餐食用或充当佐料。

【注意】不宜空腹食。

【研究】大蒜含大蒜油、大蒜素及脂类、多糖和酶类等物质，具有广谱抗菌作用。此外，能增强免疫力、抗氧化、降血脂、护肝、延缓衰老。

【参考文献】

1. 《本草纲目》："葫蒜，其气熏烈，能通五脏，达诸窍，去寒湿，辟邪恶，消痈肿，化症积肉食，此其功也。"

2.《随息居饮食谱》："除寒湿，辟阴邪，下气暖中，消谷化食，破恶血，攻冷积。治暴泻腹痛，通关格便秘，辟秽解毒，消痞杀虫。外灸痈疽，行水止衄。制腥臊鳞介诸毒。"

胡　椒（《新修本草》）

【基原】为胡椒科胡椒属植物胡椒 *Piper nigrum* L. 的果实。

【别名】浮椒、玉椒。

【性味】味辛，性热。

【归经】胃、脾、肾、肝、肺、大肠经。

【功效】温中散寒，下气止痛，开胃，解毒。

【应用】

1. 用于呕吐、反胃。本品温胃行气止痛，可用于因寒而致胃气上逆诸证，可将胡椒醋浸晒干，反复多次后，碾末醋糊为丸。

2. 用于风虫牙痛。本品有散寒止痛之功，可止牙痛，如《卫生简易方》将胡椒、荜茇同研为末，做成芝麻大小的蜡丸，牙痛时塞在蛀孔中。

3. 用于胃寒腹痛。本品长于温中散寒止痛，常用于寒凝腹痛，尤以虚寒胃脘痛多用。如《食疗本草》单用本品研粉，以酒送服或煎服，治冷气心腹痛、吐清水。

【用法】宜煎汤，或入丸、散。

【研究】胡椒含胡椒碱、胡椒脂碱、胡椒新碱、挥发油等。外用对皮肤有刺激作用，可引起局部充血。

【参考文献】

1.《唐本草》："主下气，温中，去痰，除脏腑中风冷。"

2.《海药本草》："去胃口气虚冷，宿食不消，霍乱气逆，心腹卒痛，冷气上冲，和气。"

3.《本草便读》："胡椒，能宣能散，开豁胸中寒痰冷气，虽辛热燥散之品，而又极能下气，故食之即觉胸膈开爽。"

花　椒（《日用本草》）

【基原】为芸香科花椒属植物花椒 *Zanthoxylum bungeannum* Maxim. 或青椒 *Z. schinifolium* Sieb. et Zucc. 的果皮。

【别名】秦椒、川椒、蜀椒。

【性味】味辛，性温。

【归经】脾、肺、肝、肾、心、心包经。

【功效】温中止痛，除湿止泻，杀虫止痒。

【应用】

1. 用于胃气上逆，呃噫不止。本品可温中开胃，解郁结。如《秘传经验方》治胃寒呃逆者，用川椒炒后，研末糊丸，以醋汤送服。

2. 用于牙痛。本品味辛而麻，局部使用，有杀虫止痛之功。《食疗本草》蜀椒醋，以本品与醋煎取汁，牙痛时含漱。

3. 用于脘腹冷痛。本品为可温中止痛，善温散中焦寒邪以治寒凝腹痛。如《寿域神方》用本品炒至出汗后，用酒浇淋，取酒饮用，主治"冷虫心痛"。

【用法】宜煎汤，或入丸、散。

【研究】花椒含挥发油，还含有川椒素。挥发油具有局部麻醉及镇痛作用，并有驱虫作用。花椒对多种杆菌、球菌有明显的抑制作用。

【参考文献】

1.《神农本草经》："主风邪气，温中，除寒痹，坚齿发，明目。主邪气咳逆，温中，逐骨节皮肤死肌，寒湿痹痛，下气。"

2.《本草纲目》："椒，纯阳之物，其味辛而麻，其气温以热。入肺散寒，治咳嗽；入脾除湿，治风寒湿痹，水肿泻痢；入右肾补火，治阳衰溲数、足弱、久痢诸证。"

小茴香 （《本草蒙筌》）

【基原】为伞形科茴香属植物茴香 *Foeniculum vulgare* Mill. 的干燥成熟果实。

【别名】莳香、莳香子、茴香子。

【性味】味辛，性温。

【归经】肝、肾、膀胱、胃经。

【功效】温肾暖肝，行气止痛，和胃。

【应用】

1. 用于寒疝腹痛。本品理气散寒、暖肝止痛，为肝寒气滞诸证常用，如《百一选方》楂香散，即以本品合山楂为散，盐、酒调食，主治腹痛拘急、睾丸偏坠等症。

2. 用于肾虚腰痛。本品温肾散寒，行气止痛，如《证治要诀》，将猪肾破为薄片，用本品微炒研末后，层层掺入，以水纸煨熟，细嚼酒咽，治肾虚腰痛、转侧不能、嗜卧疲弱者。

3. 用于肾阳不足，夜尿频多。本品有暖肾助阳之功，如《普济方》用本品加盐少许炒后研为细末，临睡前用糯米饭蘸食，温酒送下，治夜尿多。

【用法】宜煎汤，或研末蘸食，或入丸、散。

【研究】小茴香主要含挥发油，其香气主要来自茴香脑、茴香醛等香味物质。

【参考文献】

1.《药笼小品》："辛平理气，入肾治腰痛，入肝治腹痛，并疗阴疝。"

2.《本草从新》："理气开胃，亦治寒疝，食料宜之。小如粟米，炒黄，得酒良，得盐则入肾，发肾邪，故治阴疝。"

八角茴香 （《本草品汇精要》）

【基原】为八角科八角属植物八角茴香 *Illicium verum* Hook. F. 的果实。

【别名】大茴香、八角。

【性味】味辛、甘，性温。

【归经】肝、肾、脾、胃经。

【功效】散寒，理气，止痛。

【应用】

1. 用于寒疝腹痛。本品散寒止痛，理气破结，常用于寒凝肝脉、疝气疼痛。如《卫生杂兴》以本品与小茴香研末，置猪膀胱内，用酒煮熟后，捣烂为丸，米汤送服，治疝气偏坠。

2. 用于寒湿腰痛。本品理气止痛，又能辛行温通以助祛湿、活血，可用于寒湿、瘀血腰痛。如《仁斋直指方》以本品炒后研末，于空腹时用酒调服，主治腰重刺胀。

【用法】宜煎汤，或入丸、散。

【研究】八角茴香含挥发油。

【参考文献】

1.《本草品汇精要》："主一切冷气及诸疝疼痛。"

2.《医学入门》："专主腰痛。"

麻 油 (《本草经集注》)

【基原】为胡麻科芝麻属植物脂麻 *Sesamum indicum* DC. 的种子榨取之脂肪油。

【别名】胡麻油、脂麻油、香油。

【性味】味甘，性凉。

【归经】大肠经。

【功效】润燥通便，解毒，生肌。

【应用】

1. 用于大便不畅。本品可滑利大肠，肠燥津亏、大便干涩难行者，可煎熟后放冷服用。

2. 用于肿毒癣疥等。本品可解毒生肌，如《百一选方》治肿毒初起时，可将麻油煎至葱黑色，趁热用手旋涂患处。

3. 用于胎漏难产。本品甘凉滑利，可主胞衣不下，如《便产须知》用麻油与蜂蜜同煎，煎开多次，放温后服用，用于营血干涩、胎儿难下者。

【用法】宜生用或熬熟。

【研究】麻油是人们喜爱的油脂，含有丰富的亚油酸、维生素 E 等成分。

【参考文献】

1.《本草纲目》："胡麻油，生用之，有润燥、解毒、止痛、消肿之功。"

2.《本草经疏》："麻油，甘寒而滑利，故主胞衣不下及利大肠；生者气更寒，能解毒。凉血，故摩疮肿，生秃发也。"

茶 叶 (《本草便读》)

【基原】为山茶科茶属植物茶 Camellia sinensis（L.）O. Kuntze ［Theasinensis L.］ 的嫩叶或嫩芽。

【别名】茶、腊茶、茶芽。

【性味】味苦、甘，性凉。

【归经】心、肺、胃、肝、脾、肾经。

【功效】清头目，除烦渴，消食，化痰，利尿，解毒。

【应用】

1. 用于风热上犯，头目昏痛，或多睡好眠。本品清头目、醒精神，可单用本品泡服，或与粳米做粥食，如《保生集要》茶叶粥，主治暑热轻症。

2. 用于饮食积滞。本品消食行痰，释滞消壅，可清涤肠胃，单用本品冲泡浓服，或同山楂煎汤服。

3. 用于小便短赤不利，或赤白痢疾等热证。本品有清热解毒、利尿之功，治热淋可单用本品。治赤白痢，可用《方症会要》茶煎汤，以本品与生姜同煎服。

【用法】宜煎汤、泡茶或入丸、散。

【研究】茶叶内含有维生素、糖类及矿物质等营养成分，还有茶多酚等物质。现代研究表明茶叶有抗癌、降血脂、减肥、预防心血管疾病、抵抗辐射、抗氧化、延缓衰老、助消化等作用。

【参考文献】

1. 《备急千金要方·食治》："令人有力，悦志。"

2. 《本草纲目》："茶苦而寒，阴中之阴，沉也，降也，最能降火，火为百病，火降则上清矣。温饮则火因寒气而下降，热饮则茶借火气而升散；又兼解酒食之毒，使人神思阆爽，不昏不睡，此茶之功也。"

井 水 (《嘉祐本草》)

【基原】为井中之水。

【别名】井泉水、井华水。

【性味】味甘，性平。

【功效】清热解毒，利水止血。

【应用】

1. 用于小便赤热。小便赤涩不畅，可常饮井水（《本草纲目》）。

2. 用于烧酒醉死。可"急以新汲井华水，细细灌之，至苏乃已"（《濒湖集简方》）。

【用法】洁净的井水可以饮服。

【研究】井水含有水分、矿物质等营养成分。

【参考文献】

《本草纲目》："井水新汲，疗病利人，平旦第一汲，为井华水，其功极广，又与诸水不同，主治酒后热痢，洗目中肤翳……宜煎补阴之药，宜煎一切痰火气血药。"

泉　水 （《本草拾遗》）

【基原】 为未受污染的天然井泉中新汲水或矿泉水。

【性味】 味甘，性凉。

【功效】 益五脏，清肺胃，生津止渴。

【应用】

1. 用于夏季炎热口渴。适量饮用泉水，可清热生津止渴。

2. 用于霍乱烦闷、呕吐腹空、转筋恐入腹，宜多服泉水（《本草纲目》）。

【用法】 洁净的泉水可以饮服。

【研究】 泉水含有人体所需要的水分和多种矿物质，因地区不同，成分也有所差异。

【注意】 有异味、硫黄味、朱砂色的泉水，均不可饮。

【参考文献】

1. 《本草纲目》："其泉源远清冷或山有玉石美草木者为良，其山有黑土毒石恶草者不可用。"

2. 《煮泉小品》："泉不流者，食之有害。"（引自姚可成著《食物本草》）

第六章　传统养疗食品 ▷▷▷▷

食品系指由食物加工后的制品。食物为单味，食品多为复方。将食物制成食品，是人类进程中的一大飞跃。经过组合、加工的食品，较其食物本身功效更为突出、作用更为全面。因此，食品比食物的内容更为丰富。

凡具有食养或食疗作用的传统食品，称之为传统养疗食品。常用的养疗食品分为鲜汁、茶饮、酒剂、羹汤、粥食、米面食品、菜肴、蜜膏等。

传统养疗食品的优点有三：其一，改变了食物的性状、口感；其二，通过加工使食物更容易消化吸收；其三，利用食物之间的相互作用，增强食物某方面的功效或扩大食物的作用范围。

第一节　鲜　汁

鲜汁是指从新鲜的食物中榨取的汁液。其原料的选择，一般为汁液丰富的水果、蔬菜。以水果为原料的鲜汁称为果汁，如《本草汇言》记载的西瓜汁。以蔬菜为原料的鲜汁称为蔬菜汁，如宋代《太平圣惠方》中的藕汁、《子母秘录》中的芹菜汁。

鲜汁一般多采用单味食物榨取，也可以根据需要将多种食物的汁液混合，以增强疗效，如《简便方》中治疗痰风喘急的雪梨藕汁。

鲜汁制作多采用现用现取，不宜贮存。如需长期贮存时，应把汁液煮沸处理，装进容器中密闭、冷藏，以防发酵变质。

鲜汁的特点：

1. 汁液新鲜，富含营养精微物质。

2. 汁液丰富，具有生津止渴的作用，尤适合夏季饮用。

芸苔汁（《太平圣惠方》）

【组成】芸苔 500g，蜂蜜适量。

【制作】将芸苔洗净，切碎，榨取汁液，放入杯中，加适量蜂蜜混合均匀，即成。

【用法】徐徐饮服。

【功效】活血凉血，解毒止痢，缓急止痛。

【按语】本品名为后补，原用于"血痢腹痛，日夜不止者"。芸苔即油菜的根、茎和叶，其味辛、甘，性平，以凉血散血、解毒消肿见长。凉血散血则血痢止，毒解肿消则痛自除。《随息居饮食谱》云芸苔可"破结通肠"。蜂蜜甘味、性平，可补中润燥、清热解毒、缓急止痛。二者相配而成活血凉血、解毒止痢之方。

芸苔活血，心脑血管病属瘀血型者，可以经常食用。

【注意】本品含有蜂蜜，糖尿病患者慎饮服。

芹菜汁（《子母秘录》）

【组成】芹菜500g。

【制作】将芹菜洗净，放入沸水焯一下，捞出，切细，榨取汁液，装入杯中。

【用法】徐徐饮服。

【功效】清热利湿，和胃止泻。

【按语】本品名为后补，原用于"小儿吐泻"。芹菜味辛、微苦，性凉，有清热、利水、止血、解毒之功效。《本经逢原》曰其善"清理胃中浊湿"。芹菜有水芹和旱芹之分，水芹味辛、甘，性凉，以清热利水见长；旱芹擅长于平肝祛风，兼以清热利湿。本方选用水芹效果更佳，适用于小儿感受湿热之邪而致吐泻者。

【注意】本品性质寒凉，脾胃虚寒者，不宜多饮。

雪梨藕汁（《简便方》）

【组成】雪梨250g，藕250g。

【制作】将梨和藕分别洗干净，切碎，分别榨取汁液，再将两种汁液混匀，装入杯中。

【用法】徐徐饮服。

【功效】清热祛痰，润燥生津。

【按语】本品名为后补，原方用于"上焦痰热"。梨味甘、微酸，性凉，善于清热、化痰、止咳。《本草经疏》曰："梨，能润肺消痰，降火除热。"藕味甘、性寒，生用清热、凉血、散瘀、生津止渴。《本草汇言》说："藕，凉血散血，清热解暑之药也。"二者同用，共成清热祛痰、润燥生津之方，适用于上焦痰热之咳嗽痰多、痰黏色黄。

【注意】本品性质寒凉，脾胃虚寒或便溏者不宜食用。

苦菜姜汁（《唐瑶经验方》）

【组成】苦菜200g，生姜20g。

【制作】将苦菜、生姜洗净，切碎，分别榨取汁液。然后将二者混合，装入杯中。

【用法】黄酒送服，其渣外敷，每日2次。

【功效】清热解毒，活血化瘀。

【按语】本品名为后补，原方用于"对口恶疮"。对口恶疮是指脓液多且严重而顽固的外疡，多为热毒所致，法宜清热解毒。方中以苦菜为主，苦菜又称苦苣，其味苦、性寒，能清热解毒、凉血止血，善治痈疮肿毒及恶疮；以辛温的生姜和黄酒为辅佐，一则辛散以利疮疡透散，二则防止本品性质寒凉。本品适用于阳性疥疮、局部红肿热痛。

【注意】阴性疮疡患者不宜饮用。

山药甘蔗汁 (《简便单方》)

【组成】山药 250g，甘蔗 250g。

【制作】将生山药、甘蔗洗净，切成段，分别榨取汁液，再将二者均匀混合即成。

【用法】徐徐饮服。

【功效】益气补肺，止咳平喘。

【按语】本品名为后补，原方用于"痰风喘急"。山药味甘、性平，气阴双补；色白入肺经，补益肺气而止肺虚之咳喘。甘蔗味甘、性凉，可生津润燥、下气和中；与山药相配，补润相合。二者合用，共奏益气补肺、止咳平喘之功，适用于痰风喘急、虚劳咳嗽。

【注意】本品性味偏寒，脾胃虚寒者慎服。

鲜姜萝卜汁 (《普济方》)

【组成】白萝卜 500g，生姜 30g。

【制作】将白萝卜和生姜洗干净、切碎，分别榨取汁液，再将两种汁液均匀混合，即成。

【用法】徐徐饮服。

【功效】化痰止咳，利咽开音。

【按语】本品名为后补，原方用于"失音不语"。本方中以白萝卜为主，其味辛、甘，性凉，功善下气化痰，生食为佳。《随息居饮食谱》云其可"治咳嗽失音，咽喉诸病"。生姜为辅，一则化痰，二则佐制萝卜之寒凉。二者同用，可起到化痰止咳、利咽开音的作用，适用于急慢性咽喉疼痛、失音者；也可作为咽喉日常保健之方。

【注意】本品性凉，脾胃虚弱、阴虚内热、大便溏薄者不宜多食。

马齿苋蛋清汁 (《海上集验方》)

【组成】马齿苋 500g，鸡蛋 2 枚，食盐适量。

【制作】将马齿苋洗净，切细，榨取汁液，备用；取鸡子白放入碗中，搅匀，放入锅中煮沸，调入马齿苋汁、食盐，和匀即成。

【用法】徐徐饮服。

【功效】清热，凉血，解毒，止痢。

【按语】本品名为后补，原方"治赤白带下，不问老稚孕妇"。方中马齿苋性寒滑利而入血分，善清肠道热毒，且能凉血止血；现代研究显示其有抗菌消炎的作用。鸡子白即鸡蛋清，性凉，亦可清热解毒，二者相配可清热凉血止痢。适用于赤白痢疾、带下者。

【注意】本品性寒，脾胃虚寒者及孕妇慎服。

第二节 茶 饮

茶饮是指将茶叶或其他食物用沸水冲泡、温浸而成的一种专供饮用的液体。茶饮的原料宜选择气味芳香、质地轻薄之品，一般多选用植物的叶子、花或果实等。如果原料为茎枝、细根、种子等，应进一步加工后，再进行冲泡，以利于提高茶饮的效力。

茶饮是我国古代留传下来的饮食习俗，也是常见传统的养疗食品。古代记载颇多，如《肘后备急方》记载的乌梅茶、孙思邈《备急千金要方》中的葱白大枣茶等。

茶饮的特点：

1. 加减灵活，随泡随饮，使用方便。

2. 茶饮效力较弱，比较适用于表证或轻证。

青果茶 （《养小录》）

【组成】鲜青果3枚。

【制作】将鲜橄榄捣碎后，放入茶杯中，用沸水冲泡，盖严温浸10~15分钟，即可饮用。

【用法】代茶饮。

【功效】清肺利咽，生津止渴。

【按语】本方原名青果汤，制法如茶。方中青果又名橄榄，为肺之果，味甘、酸、涩，性平，有生津止渴、清肺利咽之功。青果茶，频频饮服，润泽咽喉，效果更佳。可作为用嗓多的工作者，如教师、售票员、播音员、歌唱家日常保健之用。亦可用于咽喉肿痛的防治。

橄榄味酸，还有"开胃、消酒食"之功，饭前饭后均可饮服；也可作醒酒之饮品。

【注意】本品酸涩，大便秘结者慎饮。

马兰茶 （《本草纲目》引《圣济总录》）

【组成】马兰头200g，冰糖适量。

【制作】把马兰头去杂，除去老、黄叶子，用清水洗净，控干水，用刀切成细丝，待用；将马兰头和冰糖一同放入茶杯中，以沸水冲泡，温浸10~15分钟后，即可饮用。或加水少许，捣汁。

【用法】于疟疾寒热发作前2小时频频饮服。

【功效】清热凉血，利湿解毒。

【按语】本品名为后补，原用治"诸疟寒热"。马兰头为马兰的嫩芽，其味辛、性凉，具有清热解毒、凉血止血、利湿消肿的功效。现代研究证实马兰有抗菌消炎作用，故马兰头为治疟的佳品。本品于寒热发作前饮用，可以减轻其症状。

【注意】本品性质寒凉，脾胃虚寒者不宜多饮，孕妇慎服。

姜茶饮 (《圣济总录》)

【组成】干姜 3g，绿茶 10g。

【制作】将干姜洗净，切成丝，与绿茶一起放入茶杯中，以沸水冲泡，温浸 10～15 分钟，即可饮用。

【用法】代茶饮。

【功效】生津除烦，和胃止呕。

【按语】本品原名为姜茶散，原用于治疗霍乱后期，脾胃失和引起的呕吐、泄泻、烦躁不安等症。方中以绿茶为主，味苦、性凉，清热生津除烦渴，利小便实大便，泄泻则止；干姜味辛、性温，温中和胃止呕。二者合用，辛开苦降，凉温并调，又可调和脾胃、醒神除烦。现多用于脾胃不和、胃肠失调诸证。

【注意】失眠及习惯性便秘者不宜多饮。

五合茶 (《食鉴本草》)

【组成】生姜 10g，葱白 10g，胡桃仁 20g，霍山茶 10g，红糖适量。

【制作】将生姜捣烂，连须葱白、胡桃仁、红糖捣碎，连同霍山茶一同放入茶杯中，用沸水冲泡，温浸 10～15 分钟即可饮用。

【用法】趁热饮服，微汗即愈。

【功效】发散风寒，通阳止痛。

【按语】原方用于"受风寒，头疼鼻塞，身体困痛"。方中生姜味辛、性温，有散寒解表之功。葱白味辛、性温，可发表通阳；胡桃仁、红糖味甘、性温，善温中散寒、甘缓止痛；霍山茶即霍山黄芽茶，本为清朝皇家御用品，因产于安徽霍山而得此名，亦能散风寒。五味合用共成发散风寒、通阳止痛之方，适用于感受风寒表证。

如素有内热者，可去生姜、红糖。

【注意】本品性质偏温，热证患者不宜饮用。

桂花茶 (《养小录》)

【组成】桂花（焙干）200g，干姜 10g，甘草 10g。

【制作】将焙干的桂花与干姜、甘草共研成末，和匀，放入密封罐中贮藏。用时取适量，放入茶杯中，用沸水冲泡，盖严温浸 10～15 分钟，即可饮用。

【用法】每次 6g，代茶饮。

【功效】温肺化饮，散寒止痛。

【按语】方名为后补。本品原名桂花汤，制法如茶。桂花味辛、性温，可温肺化饮、散寒止痛；辅以干姜温中散寒，温肺化饮；甘草调和诸味，缓急止痛。诸味合用而成温肺化饮，散寒止痛之方。本方以温热之性为主，不仅适用于素体虚寒者，也可用于痰饮咳喘、脘腹冷痛、痛经、痛痹等的防治。

因桂花之清香宜人，饮之亦可香齿除臭。

【注意】本品性味辛温，热证患者不宜饮用。

独圣饮 （《卫生宝鉴》）

【组成】浮小麦 500g。

【制作】将浮小麦洗净，置于砂锅内，文火炒制后，取出研为细末，装入瓶中收贮。

【用法】每次 6g，米饮汤调下，频服为佳。

【功效】益气，固表，止汗。

【按语】方名为后补。本品原名独圣散，原方治"盗汗及虚汗不止"，为止汗常用方。浮小麦为小麦未成熟的颖果，味甘、性凉，有养心、止汗之效。米饮送服，增加益气固表作用。还有一种制法，浮小麦加干大枣，同煎服。大枣味甘、性温，有益气生津、调营卫之功。二者合用，可调和营卫、益气固表，适用于卫气不足、肌表不固，或心阴亏损、心液外泄所致的自汗、盗汗之证。

【注意】无汗而烦躁或虚脱汗出者慎服。

第三节 酒 剂

酒是含有酒精的一种特殊的饮料，具有通血脉、御寒气、行药势的功效。因此，古代有"酒为百药之长"的说法。酒剂有利于把食物中的有效成分提取出来，发挥更大的效用。

传统酒剂的制作大致分为三种：

冷浸法：把原料浸泡在一定浓度的白酒中，经常摇动，一般浸泡一段时间即可饮用。

热浸法：先以原料和黄酒同煎一定时间，然后再放冷，贮存。这是一种比较古老的制酒方法，如荔枝煮酒、青梅煮酒等。采用热浸法制酒一定要注意安全，可采用隔水炖煮的间接加热方法。

酿制法：把原料与米同煮后，再加入酒曲，经过一段时间发酵制成。

注意小儿、孕妇、肝肾病患者及热证（实热证或虚热证）者忌用酒剂。

酒剂的特点：

1. 气味芳香，具有独特的风味。

2. 酒具有活血、祛寒的功效，酒剂尤其适用于风湿痹证、血瘀证。

豆豉酒 （《本草纲目》）

【组成】豆豉 200g，白酒 1000mL。

【制作】将豆豉放入锅中，加清水微熬，取豉，装入纱布包中，置于白酒中浸泡 3 日，即可饮服。

【用法】每次 10~20mL，温服，常令微醉为佳。

【功效】祛风通络，宣痹止痛。

【按语】本品名为后补，原方用于"手足不随"。风寒之邪滞留，经脉痹阻，气血运行不畅引起手足不随。淡豆豉味苦辛、性平，能解肌发表、宣郁除烦。豆豉散风逐邪，合白酒行散通络，二者相配，共奏祛风通络、宣痹止痛之功。本方温服，有助于通利关节，适用于风痹之手足不随者。

【注意】本品性味辛温，如有动血、咳血等热性疾病者应慎用。

川椒酒（《调疾饮食辨》）

【组成】川椒 100g，白酒 1000mL。

【制作】将川椒放入容器中，加入白酒，加盖密封浸泡 14 日，即成。

【用法】每次 10~20mL，每日 2 次

【功效】温下焦，祛寒气。

【按语】本品名为后补，原方主治虚冷少气，"呼吸微弱无力，乃下元气海虚寒所致"。方中川椒即蜀椒、花椒，味辛、性温，可益肾温中散寒借酒势，增强温暖肾气之效。下元气海得暖，虚冷则止，而呼吸有力。

【注意】本品辛温，故热病及阴虚内热者慎用。

芋子酒（《本草求真》）

【组成】芋头 250g，白酒 1000mL。

【制作】将生芋头去皮，洗净，切成碎块，放入容器中，加入白酒，加盖密封浸泡14 日，即成。

【用法】每次 10~20mL，每日 2 次。

【功效】温中行气，化痰散结。

【按语】芋子就是芋头，原方用于"腹中癖气"。该症为饮食不节、寒痰凝聚、气血瘀阻所致。芋头味甘、辛，性平，有健脾补虚、软坚散结、化痰和胃之功。《日华子本草》曰："破宿血，去死肌。"《本草求真》言芋头"生用可以治腹中癖气，头上软疖"。芋头得酒之势，可散寒凝郁结，化胃中寒痰，空腹饮用神良，腹中癖气自消。

【注意】病愈即停，不宜久饮。

三仙酒（《种福堂公选良方》）

【组成】龙眼肉 250g，桂花 50g，白酒 1000mL，白糖适量。

【制作】将龙眼肉、桂花与白糖一同置于容器中，放入白酒，加盖密封静置浸泡 14日，即可。浸泡愈久愈佳。

【用法】每次 10~20mL，每日 2 次。

【功效】补益心脾，健脑益智。

【按语】方中龙眼肉味甘、性温，可益脾长智、养心补血。桂花味辛、性温，气味芳香，醒脾辟秽；白糖味甘、性平，亦可助脾气。此三味入酒中浸泡，功可补气血、益心脾。经常饮用，可健脑益智、安神助眠，便面色红润而美颜色。

【注意】本品偏温，素有内热或热病者不宜饮服。

甘薯酒（《本草纲目拾遗》）

【组成】甘薯 500g，糯米 1000g，酒曲适量。

【制作】将甘薯洗净切断，晒干，蒸熟后捣烂，备用。将糯米加水烧煮成干米饭，再将二者拌匀，待冷，加酒曲适量，酿制成酒。

【用法】每次 10~20mL，每日 2 次。

【功效】和脾暖胃，止泻益精。

【按语】原文指出本品有"和脾暖胃，止泻益精"之功。甘薯味甘、性平。《本草纲目》云："补虚乏，益气力，健脾胃，强肾阴，功同薯蓣。"糯米味甘、性温，可补中益气、健脾止泻。在甘薯、糯米之中加入酒曲，发酵成酒，既保留了二者健脾益气、止泻益精之性，又可醒脾胃、助消化，避免了糯米黏滞难化之弊。本品甘甜，性质较平和，常人可适量饮用，亦可用于脾虚泄泻、肾虚精遗者。

【注意】本品性偏温，故素体阳盛者慎食。

荔枝煮酒（《本草述钩元》）

【组成】荔枝 10 枚，黄酒 200mL。

【制法】将荔枝洗净，去除皮核，备用。将黄酒、荔枝肉放在瓷杯中，再把瓷杯放在装有水的锅中，加热隔水炖煮 15 分钟。

【用法】温热饮服。

【功效】暖补脾精，温滋肝血。

【按语】本品名为后补，原方用于"老人气虚，胃有暴寒"。老人气虚，中气不足，难以抵御寒气侵袭，故胃有暴寒。方中以荔枝为主，味甘、酸，性温。《玉楸药解》云本品有"暖补脾精，温滋肝血"之功。辅以黄酒温补脾胃，助行经脉。二者合用，共奏暖补脾精、温滋肝血之功，适用于脾胃虚寒、胃痛者饮用。

【注意】本品性偏热，故热性体质者及热证患者慎用。

第四节　粥

粥是用较多量的水加入谷物，煮至汤汁稠浓、水米交融的一类半流质食品。

粥其性柔软，与人体脾胃相合，备受历代医家的推崇。清代黄云鹄著有《粥谱》一书，专门记载治病防疾的粥方。

粥一般分为普通粥和花色粥两类。其中普通粥是指单用米或面煮成；花色粥则是在普通粥用料的基础上，加入各种不同的配料制成。其品种多，咸甜口味均有，丰富多彩。

粥属于米面食品中的一种，因其应用广泛，故单列出来论述。

粥的特点：

1. 粥的性质柔软，比较容易消化吸收。

2. 制作简便，加减灵活，应用广泛，老少皆宜。

3. 粥具有健脾胃的作用，适合脾胃虚弱或胃肠疾病者食用。

柿 粥 （《食疗本草》）

【组成】干柿末 20g，粳米 100g。

【制作】将粳米洗净，放入锅中，加水适量，武火煮开后，改用文火继续煮至米将熟时，放入柿子末，稍煮几沸，拌匀即成。

【用法】空腹食用，每日 2 次。

【功效】清热润燥，健脾止痢。

【按语】原方主治"小儿秋痢"。有清热解毒、润肺生津之效。《日华子本草》谓其能"润心肺，止渴，涩肠，疗肺痿，心热，嗽，消痰，开胃"。粳米味甘、性平，益脾胃而易消化，与柿相配，标本并治，共同清热润燥、健脾止痢。

此外，尚处于哺乳期的婴儿，可由乳母食此粥，效同。

【注意】凡痰湿内盛、外感咳嗽、脾虚泄泻等均不宜服用。

鸭 粥 （《随园食单》）

【组成】肥鸭 100g，山药 100g，姜末、香菇、葱花、米酒、食盐各适量。

【制作】将山药去皮，捣碎，备用。用白水将肥鸭煮至八分熟，稍冷后去骨取肉，放回原汤中继续以文火炖煮，加入食盐、米酒、山药，煨至熟烂，再放入姜末、香菇、葱花翻滚片刻即成。

【用法】空腹食用，每日 2 次。

【功效】健脾开胃，益肾固精。

【按语】本方原名"鸭糊涂"，本作"呼沱"，是古代我国北方人对粥的一种称谓。鸭肉味甘、微咸，性平，入肺、脾、肾经，功善补益气阴、利水消肿。山药味甘、性平，可补脾、养肺、固肾、益精；米酒辛温，行药势；姜末、葱花、香菇、食盐以调味开胃。诸物合用，而成健脾开胃、益肾固精之方，久服可益气力、长肌肉、耳目聪明、轻身延年。

方中用芋头代替山药亦可，但补益作用稍弱。

【注意】阳盛体质者慎服。

□数粥 （《清嘉录》）

【组成】赤小豆 50g，粟米 100g。

【制作】将赤小豆洗净，放入水中浸泡半小时，与洗净的粟米一同放入锅中，加水适量，武火煮开后，改用文火继续煮至豆烂米熟，即成。

【用法】空腹食用，每日 2 次。

【功效】辟瘟解毒。

【按语】原方用于"辟瘟气"。赤小豆味甘、性平,有清热解毒消痈之功,《本草纲目》曰其"可辟瘟气"。粟米味甘、性凉,《本草纲目》说:"煮粥食,益丹田,补虚损,开肠胃。"二者合用,扶助正气,清热解毒,以辟瘟气。故民间习俗"腊月二十五日,以赤豆杂米作粥,大小遍餐,有出外者亦覆贮待之。名曰口数粥,以辟瘟气"。

【注意】阴虚津伤者慎用。

腊八粥 (《燕京岁时记·腊八粥》)

【组成】黄米、粳米、糯米、粟米、菱角、栗子、赤小豆、枣泥各 50g,杏仁、瓜子、花生、榛子、松子、葡萄、白糖、红糖各适量。

【制作】将上述前八味食材洗净同放入锅中,按常法煮粥,粥熟后用杏仁、瓜子、花生、榛子、松子、葡萄、白糖、红糖少许撒在粥上点缀。

【用法】腊月食用。

【功效】健脾和胃,益气和血。

【按语】腊八粥中黄米、粳米、糯米、粟米、菱角、栗子、大枣、花生、榛子、松子、白糖、红糖健脾益气;杏仁、瓜子、花生、榛子、松子理肺化痰,粟米、栗子、葡萄益肾强筋,红糖补血和血;此外,黄米、粳米、粟米兼可除烦止渴;赤小豆、葡萄通利小便。各物共成补益气血、强健脏腑之品。全方意在补益,补而不滞,色香味形俱佳,美味可口。

【注意】本品滋润补益,素体有痰湿及肥胖者少食。

核桃葱白粥 (《随息居饮食谱》)

【组成】核桃仁 50g,葱白 20g,绿茶 20g,生姜 20g,粳米 100g。

【制作】将核桃仁、绿茶、生姜与粳米一同放入锅中,加水适量,武火煮开后,改用文火继续熬煮至米将熟时,放入切好的葱白段,稍煮几沸,即成。

【用法】温酒送服,汗出则愈。

【功效】疏散风寒,温肺定喘。

【按语】本品名为后补,原方用于"风寒感冒之头痛、身热"。方中葱白味辛、性温,《本草经疏》曰:"葱,辛能发散,能解肌,能通上下阳气,故外来怫郁诸证,悉皆主之。"生姜味甘、性温,可散寒解表。核桃仁味甘、性温,以温肺定喘。粳米味甘性平,能健脾益胃;绿茶味苦、性凉,善清热,主伤寒头痛。诸料合用,而成疏散风寒、温肺定喘之方。本品不仅适用于风寒感冒,也可用于外感风寒喘证。如果有内热者可去生姜煮粥服食。

【注意】本品偏于温补,故阴虚火旺及痰热咳嗽者不宜食用。

珠玉二宝粥 (《医学衷中参西录》)

【组成】生山药 100g,薏苡仁 100g,柿霜饼 20g。

【制作】将山药、薏苡仁洗净，一同放入锅中加水适量，武火煮开后，改用文火继续煮至米将熟时，放入切碎的柿霜饼，稍煮几沸，拌匀，即成。

【用法】空腹食用，每日2次。

【功效】补脾，滋阴润肺。

【按语】原方用于"脾肺阴分亏损，饮食懒进，虚热劳嗽，并治一切阴虚之证"。山药味甘、性平，有补脾养肺、固肾益精之效。《药品化义》曰："山药，治肺虚久嗽，何其稳当。因其味甘气香，用之助脾，治脾虚腹泻、怠惰嗜卧、四肢困倦。又取其甘则补阳，以能补中益气，温养肌肉，为肺脾二脏要药。"薏苡仁性微寒，味甘、淡，利湿健脾、清热排脓。柿霜饼，即柿霜熬成者，因柿霜白而净者甚少，故用其熬成饼。柿霜之凉可润肺、甘能归脾，以之为佐使。

【注意】大便闭结者慎用。

枸杞羊肾粥 （《圣济总录》）

【组成】枸杞菜100g，羊肾50g，粳米100g，葱白、黄酒、食盐各适量。

【制作】将枸杞菜择洗干净，细切备用。羊肉切碎，用黄酒拌匀。如常法煮粥，米熟时，加入枸杞菜、羊肾末、葱白，以文火煮至粥成。

【用法】空腹食用，每日2次。

【功效】益肾健脾，壮阳益精。

【按语】本方原用于"阳气衰败，腰脚疼痛，五劳七伤"，年老体弱或久病耗伤阳气。羊肾味甘、性温，补肾壮阳。《本草求原》说："治阳衰，盗汗，腰脚疼，肾冷。"葱白有通阳之力。枸杞菜为枸杞的嫩苗，味苦甘、性凉，补虚益精、清热明目。粳米味甘、性平，健脾益气。四物相合为益肾健脾、壮阳益精之方。

【注意】实热或阴虚内热者慎用。

第五节 羹

羹是指用蒸煮等方法做成的糊状食品。羹的原料主要有两类，一类是肉、蛋、奶等产品，如肉羹、蛋羹，此类为多；另一类是以植物性原料为主料，如蔬菜羹、水果羹等。另外也有混合羹，如牛肉莼菜羹等。

羹的制作：将原料细切，如细丁、细丝、碎粒等；动物性原料在制羹前应剔净骨、刺；果品原料应剔去皮核。羹的制作一般采用煮、炖、煨、熬等方法，其加热时间比制汤要长，素菜制羹需用湿淀粉勾芡。

羹的特点：

1. 精工细作，外观精致，美观可口。

2. 柔润滑嫩，容易消化，尤其适合小儿和老人。

茴香羹 （《食医心镜》）

【组成】茴香200g，湿淀粉、食盐各适量。

【制作】将茴香洗净，切碎，放入锅中，加入清水，武火煮开后改用文火煮至熟软，以湿淀粉勾芡，食盐调味即可。

【用法】佐餐食用。

【功效】行气消食，辟除口臭。

【按语】本品名为后补，为辟除口臭之方。方中茴香味辛、性温，可行气止痛、开胃，《天宝本草》说其可"治胃气胀满"。因其能除肉中臭气，使之重新添香，故曰"茴香"，常为肉食调料。本羹适用于肉积不消而致口气臭哕者。

【注意】本品性温，胃火上炎所致口臭者不宜食用。

烧菜羹 (《调鼎集》)

【组成】箭杆白200g，笋丁、火腿丁、湿淀粉、植物油、鸡汤、食盐各适量。

【制作】取箭杆白洗净，去皮，切成细丁，与笋丁、火腿丁、鸡汤一同放锅中，煮沸后放入少许植物油、食盐，以湿淀粉勾芡即成。

【用法】佐餐食用。

【功效】解热除烦，生津解渴。

【按语】箭杆白，即白菜的一种。其性凉可解热除烦，味甘可养胃，《本草省常》称本品可"利肠胃，安五脏，除烦热，解酒毒，消食下气，止嗽和中，久食令人肥健"；辅以笋丁清热化痰，火腿健脾开胃。诸味合用，而成解热除烦、生津止渴之方，适用于老年人和身体虚弱者食用，尤其是脾胃虚弱、肠燥便秘、烦躁等。

【注意】本品性质偏凉，素体虚寒者不宜多食。

葵菜羹 (《饮膳正要》)

【组成】葵菜叶200g，青粱米50g，葱白30g，湿淀粉、食盐各适量。

【制作】将葵菜叶择洗干净，细切，放入锅中，加清水、食盐煮熟，用适量的湿淀粉勾芡，煮至汤汁稠浓即成。

【用法】佐餐食用。

【功效】清热，利尿，止淋。

【按语】原方主治"老人小便秘涩，小便淋沥，烦躁痛楚，四肢寒栗"。方中葵菜又名冬苋菜，因其性滑可通利九窍，其性寒能清热利湿；青粱米是粟米的一种，其味甘、性微寒，能益脾胃、养肾气、除烦热、利小便；葱白味辛、性温，《日华子本草》云其可"通大小肠"，并可佐制上二味之寒性。三者做成菜肴，功可利尿止淋，适用于老人小便秘涩、小便淋沥诸症。

【注意】本品性味偏凉，脾胃虚寒者慎服。

海蜇羹 (《元林堂饮食制度集》)

【组成】海蜇头200g，对虾1对，鸡脆骨100g，鲍鱼、食盐各适量。

【制作】先用对虾头熬汤，待成后将鸡脆骨、海蜇头、对虾、鲍鱼放入锅内，文火煨烂，食盐调味即成。

【用法】佐餐食用。

【功效】平肝潜阳，益精壮阳。

【按语】方中海蜇头为海蜇的口腕部，也称为海蜇皮。海蜇头味咸、性平，具有清热平肝、降压消痰之功，王孟英谓"海蜇，妙药也，宣气化痰，消痰行食而不伤正气"。对虾味甘、性温，补肾壮阳；鲍鱼味咸性平，补肝肾、益精血，二者一阳一阴，配合甚妙。鸡脆骨补骨健骨。诸物相合，共奏平肝潜阳之效，尤适宜高血压患者服食。

【注意】凡素体阳盛、哮喘、斑疹疮疡者不宜食用。

金玉羹（《山家清供》）

【组成】山药150g，板栗150g，羊肉汤、食盐、湿淀粉各适量。

【制作】先将板栗去壳切开，放沸水锅中煮透，捞出去壳，和山药一同，分别切成片状。再放入羊肉汤煮至烂熟，用湿淀粉勾芡，放入适量食盐即可。

【用法】佐餐食用。

【功效】健脾益肾，强腰健骨，长肌肉。

【按语】山药又称为薯蓣，其味甘、性平，肺、脾、肾俱补，而且气阴双补，《神农本草经》赞其"主伤中，补虚羸，除寒热邪气，补中益气力，长肌肉，久服耳目聪明，轻身不饥延年"。栗子功可益气健脾、补肾强筋健骨。用羊肉汤煮，意在增强温补之效。三者合用，可健脾补肾、强健腰骨。瘦人常食可长肌肉，变得健壮。

【注意】山药、板栗多食可滞气，故食积停滞、脘腹胀满痞闷者慎食。

羊肉羹（《多能鄙事》）

【组成】羊肉200g，面粉300g，橘皮、葱、姜、蒜、食盐、湿淀粉各适量。

【制作】将羊肉洗净，切碎，备用。锅中放入清水、面粉、羊肉、橘皮末、葱、姜、蒜、食盐，搅匀，煮沸后改用文火煮至肉熟烂，以湿淀粉勾芡即成。

【用法】佐餐食用。

【功效】益气健脾，理气消痞。

【按语】本方原名羊肉臛，原方用于"老人膈痞、不下饮食"。方中羊肉可益气养血、温中健脾、培补根本；白面甘平，健脾益气；橘皮理气调中、化滞消痞，使补气而不壅滞；佐以葱、姜、蒜开胃，增进食欲，兼以调味。全方补中有通，益气与理气共用，健脾与消痞并举。

【注意】素体阳盛及患有热性疾病者慎食。

青鸭羹（《饮膳正要》）

【组成】青鸭1只，赤小豆200g，草果5枚，食盐适量。

【制作】将青头鸭宰杀后，去毛及内脏，洗净，备用；将赤小豆淘洗干净，备用；大葱切成细丝，备用。将赤小豆与草果装入青头鸭腹内后放入锅内，加水适量，上火炖煮，武火烧开后，改用文火，待鸭、豆熟烂时加入食盐即成。

【功效】利尿消肿，健脾养胃。

【按语】原方"治十种水病不瘥"。方中鸭肉味甘、咸，性微凉，能健脾补虚、滋阴益胃、利水消肿。鸭子的品种不同，功效各有侧重，白鸭以健脾益气为主，青头雄鸭以利水消肿见长，兼以健脾养胃。赤小豆味甘、性平，为利水消肿之佳品。草果可辛温燥湿、消食化食，并能调味。三味合用，以利水消肿、健脾养胃，泻实而不伤正，适用于多种水肿。

【注意】肾功能减退者慎食。

葱白猪肝羹（《普济方》）

【组成】猪肝 200g，鸡蛋 1 枚，葱白、豆豉汁、食盐、湿淀粉各适量。

【制作】将猪肝洗净，去筋膜，切细，备用；葱白切碎，备用。把猪肝、葱白、豆豉汁放入锅中，加入少量清水，煮至熟时，放入搅匀的鸡蛋液、食盐、湿淀粉，煮至黏稠即成。

【用法】佐餐食用。

【功效】补肝，养血，明目。

【按语】本品名为后补，原方用于"目难远视"。肝藏血，开窍于目。肝血不足，目失所养，则远视不清。自古有"以脏养脏"之说，猪肝味苦甘、性温，专入肝经，补肝体养肝用，养血明目。鸡蛋味甘、性平，滋阴、润燥、养血，助肝血充足以滋养目络。《本草经疏》曰："葱，辛能发散，能解肌，能通上下阳气……肝开窍于目，散肝中邪热，故云归目……其曰益目睛，杀百药毒者，则是辛润利窍而兼解散通气之力也。"豆豉辛香行散亦可利窍，又具解郁之功。

本方补血作用较强，也可用于血虚者调养。

【注意】凡有实邪者慎食。

藿菜鲫鱼羹（《本草纲目》）

【组成】藿菜 200g，鲫鱼 1 条，食盐、黄酒、湿淀粉各适量。

【制作】将藿菜洗净，鲫鱼去鳞及内脏，冲洗干净，二者放入锅中，加水煮羹，下调味品即成。

【用法】佐餐食用。

【功效】补脾胃，益肾阳。

【按语】本方名为后补。原方用于"脾胃气弱，饮食不强"。藿菜即为山韭，其味咸、性平，有健脾开胃、益肾缩尿之效。《本草纲目》曰："藿，肾之菜也，肾病宜食之。"鲫鱼味甘、性平，有健脾和胃、利水消肿、通血脉之效。《医林纂要》说："鲫鱼性和缓，能行水而不燥，能补脾而不濡，所以可贵耳。"二者合用如原文所说"极补益"。

【注意】阴虚内热及疮疡、目疾患者慎食。

石首鱼莼菜羹（《开宝本草》）

【组成】石首鱼1条，莼菜100g，食盐、黄酒、湿淀粉各适量。

【制作】将石首鱼去除鳞及内脏，冲洗干净，放入盘中。将鱼盘放入蒸锅内，蒸熟，剥皮去骨，取肉，切细，放入盘中，备用；莼菜洗净，切碎，备用。将锅中倒入清水、鱼肉、莼菜、食盐，煮沸后改用文火，用湿淀粉勾芡即可。

【用法】佐餐食用。

【功效】健脾，益气，开胃。

【按语】方名为后补，原文记载本羹"开胃益气"。石首鱼又名黄鱼，味甘、性平，可益气健脾、补肾明目。莼菜味甘、性寒凉，清热利水、消肿解毒，常与鱼类合用作羹食，不仅可以下气利水，还能益气增食、厚肠胃。本品适于胃弱食少、久病体虚的人群食用。

【注意】石首鱼属于发物，患哮喘、风疾、痰疾及疮疡者慎服。

第六节　汤

汤是指加水煎煮制作成的多液体食品。汤是中医的传统剂型之一，一直流传至今。古代羹汤不分，现代一般认为羹的汁液比较稠厚，汤的汁液比较稀薄。

汤的特点：

1. 汤剂吸收快，发挥作用迅速。

2. 加减灵活，应用广泛，适用于各种病证。

乌梅汤（《圣济总录》）

【组成】乌梅肉10枚。

【制作】将乌梅肉洗净，放入锅内，加适量水，武火煮开后，改用文火继续煎煮10~15分钟，去渣取汁。

【用法】不拘时饮服。

【功效】收涩止痢。

【按语】本品名为后补，原方用于"久痢不止，肠垢已出"。肠垢为大便时排出的腐浊垢腻之物，多因湿热邪毒郁滞肠道所致。方中乌梅味酸、性温，功可涩肠止痢，有神效。本方也可用于久泄不止。

乌梅还有生津止渴之功，煮汤，配以冰糖，可作夏季饮料。

【注意】乌梅味酸，多食易损牙齿，故食后应及时漱口。凡外感者、邪实者及热盛者慎食本品。

大麦汤（《太平圣惠方》）

【组成】大麦100g，生姜汁、蜂蜜各适量。

【制作】将大麦洗净，放入锅内，加水适量，武火煮开后，改用文火继续煎煮 10~15 分钟，调入生姜汁、蜂蜜，搅拌均匀即成。

【用法】不拘时饮服。

【功效】清热，通淋，止痛。

【按语】本品名为后补，原方用于"卒患淋痛"。方中大麦为主，味甘咸、性凉，可健脾和胃、利尿通淋，善治小便频急、尿道涩痛；生姜为辅，味辛、性温，助大麦补脾胃之功，并佐制大麦寒凉太过；蜂蜜味甘、性平，缓急止痛。三者合用而成清热通淋止痛之方，适用于平素身体虚弱、遇劳卒患淋痛者。

雪羹汤（《古方选注》）

【组成】海蜇 200g，荸荠 4 枚，食盐适量。

【制作】将海蜇用温水洗净，切块备用；荸荠去皮洗净，切块备用。将海蜇和荸荠一同放入锅内，加水适量，武火煮开后，调入食盐，改用文火继续煮 15 分钟即成。

【用法】温热食用，每日 2 次。

【功效】清热化痰，润肠通便。

【按语】本方原用于阴虚痰热，大便燥结。方中以海蜇为主，味咸、性寒，性质滑利，功可化痰消积、润肠通便。《医林纂要·药性》曰其可"补心益肺，滋阴化痰，去结核，行邪湿，解渴醒酒，止嗽除烦"。《随息居饮食谱》亦云："热消痰，行瘀化积，杀虫止痛，开胃润肠。"以荸荠为辅，味甘、性凉，功可清热化痰、消积，以助海蜇之力。两者相配，共成清热化痰、润肠通便之方。

本方还可用于小儿积滞及高血压病见头昏脑涨、烦热口渴、便秘者。本方清淡爽口、开胃下食，暑热时节可经常食用。

【注意】脾胃虚寒者不宜多食本品。

五妙汤（《本草纲目拾遗》）

【组成】豆浆 200g，豆腐皮 50g，鸡蛋 1 枚，龙眼肉 10 枚，白糖适量。

【制作】生鸡蛋打碎，备用；将洗净的龙眼肉、豆腐皮和豆浆一同放入锅内，加入适量的清水，武火煮沸后，调入生鸡蛋和白糖，改用文火稍煮片刻，至鸡蛋熟即可停火。

【用法】温热服食，每日 2 次。

【功效】益气血，补虚羸。

【按语】原方用于"产后虚弱"。方中豆浆、豆腐皮味甘、性平，有补虚润燥、清肺化痰之功。鸡蛋味甘、性凉，可滋阴润燥、养心安神，《本草便读》云："鸡子内黄外白，入心肺，宁神定魄；和合熟食，亦能补益脾胃；生冲服之，可以养心营，可以退虚热。"龙眼肉味甘、性温，《本草逢原》曰其可"补血益肝"，是补血佳品。白糖味甘、性平，可补中益气。五味合用，而成益气养血补虚之妙方。

本品也适于体弱多病者食用。

【注意】有实邪者慎食本品。

碎玉汤 (《青稗类钞》)

【组成】鸡蛋 2 枚，笋片、湿香菇、食盐各适量。

【制作】将湿香菇、笋片，切成丝，备用。将鸡蛋煮熟，去皮及鸡蛋黄，只取蛋白，随意切成小块，放入鸡汤中，投入适量香菇、笋片，同煮至沸，以少量食盐调味，即可起锅。

【用法】佐餐食用。

【功效】清热润肺，利咽除烦。

【按语】本方适用于咽痛、咳嗽、烦热者。方中以鸡蛋为主料，故可清热润肺、利咽除烦。鸡子内黄外白，其白性微寒，具有润肺利咽、清热解毒之功，用之效果更佳；配以少量香菇开胃健脾、笋片清热除痰，并以调味。本品味道咸鲜。

【注意】肥胖、心脑血管疾病者不宜多食本品。

葱白大枣汤 (《备急千金要方》)

【组成】大枣 10 枚，葱白 30g，食盐适量。

【制作】将大枣洗净，去核；葱白洗净，切段，与大枣一同放入锅内，加水适量，武火煮开后，改用文火继续煎煮 10~15 分钟，食盐调味，即成。

【用法】温热食用，每日 2 次。

【功效】益气养血，安神除烦。

【按语】本品名为后补，原用于"烦闷不眠"，为心血不足所致。方中以大枣为主，味甘、性温，益气血、安心神、调营卫，《本草纲目》称其为"脾经血分之药"。以葱白为辅助，张元素曰"葱茎白专主发散，以通上下阳气"，既可宣通胸阳，解胸中之烦闷，又可利用其发散之性，推动气血运行，以防大枣滋腻碍脾、壅遏气机之弊。二者合用而成益气养血、安神除烦之方，适用于气血不足所致的心神不宁、烦躁、不眠。

【注意】痰湿、暑湿者慎食本品。

黑豆生姜汤 (《本草易读》)

【组成】黑豆 50g，生姜 10g，食盐适量。

【制作】将黑豆与生姜分别洗净，一同放入锅内，加水适量，武火煮开后，改用文火继续煎煮 10~15 分钟，去渣取汁，加食盐，拌匀即成。

【用法】温热食用，每日 2 次。

【功效】活血化瘀，除湿消痞。

【按语】本品名为后补，原方用于夏秋之交，露坐夜久所致腹中痞硬，为寒湿伤脾、气机阻滞、瘀血内结所致。黑豆味甘、性平，有活血利水、祛风解毒、健脾益肾的功效。《名医别录》曰："其逐水胀，除胃中热痹……炒为屑，主胃中热，去肿除痹，消谷，止腹胀。"生姜味辛、性温，可和胃燥湿，《药性论》谓其"主痰水气满，下气"。二者合用温热服之，能活血化瘀、除湿消痹。

久居山区之人，也可经常饮用此方，以防寒湿中病。

【注意】热证、素体阳盛者少食本品。

胡椒煨姜汤 （《太平圣惠方》）

【组成】胡椒 10g，煨生姜 15g。

【制作】将胡椒、煨生姜一同放入锅内，加水适量，武火煮开后，改用文火继续煎煮 10~15 分钟，取汁拌匀即成。

【用法】佐餐食用。

【功效】温胃止呕。

【按语】本方名为后补，原方用于反胃呕哕吐食。方中胡椒味辛、性热，善温中和胃，《本草纲目》云其可"暖肠胃，除寒湿反胃"。生姜味辛、性温，降逆止呕，为"呕家之圣药"，且有温补脾胃之功。二者合用，功可温胃止呕，尤适用于寒饮停胃、呕哕食吐者。

胡椒有黑白之分，其中以白胡椒入药尤佳。

【注意】实热或阴虚内热者勿食。

荠菜鸡蛋汤 （《本草纲目》）

【组成】荠菜 200g，鸡蛋 1 枚，食盐、植物油各适量。

【制作】将荠菜洗净、切段，鸡蛋去壳打匀，二者一同放入锅中，加清水煮成汤。

【用法】佐餐食用。

【功效】清肝利尿。

【按语】本品名为后补。方中荠菜味甘、性平，可清肝明目、养胃利水；鸡蛋味甘、性平，可滋阴养血、润燥息风。二者合用作菜肴，适用于老年人迎风落泪、头晕目眩以及尿频、尿急、尿血等。

萝卜鲫鱼汤 （《日华子本草》）

【组成】萝卜 200g，鲫鱼 200g，生姜、葱白、食盐、黄酒各适量。

【制作】将萝卜洗净，切成丝，备用；鲫鱼去除肠杂，洗净，备用。锅中放入清水、黄酒、生姜、葱白、食盐，再煮开后加入萝卜丝，煮熟即可停火。

【用法】佐餐食用。

【功效】消痰止咳，健脾补虚。

【按语】原方用于"肺痿咳血"。肺痿是肺的一种慢性虚弱性疾患，为阴虚内热、灼伤肺叶所致。萝卜味辛、甘，性凉，有消食下气、化痰止血之功效，《日华子本草》曰其"能消痰止咳，治肺痿吐血"。鲫鱼味甘、性平，能健脾和胃、利水消肿、通血脉。《本草拾遗》云鲫鱼"主虚羸，熟煮食之"。二者合用而成消痰止咳、健脾补虚之方。

【注意】痈肿疮疡者慎食本品。

百合鸡子黄汤 （《金匮要略》）

【组成】百合 20g，鸡子黄 1 枚。

【制作】将百合脱瓣，用清水浸泡 1 宿，待白沫出，去水，放入锅中，加水适量，武火煮开后，改用文火继续煮约半小时，然后打入鸡子黄搅匀，再次煮沸即可。

【用法】温热食用，每日 2 次。

【功效】滋阴润肺，清心安神。

【按语】百合鸡子黄汤是医圣张仲景创制的经典方剂，原方为百合病误用吐法而设。百合病是一种以神志恍惚、精神不定为主要表现的情志病，多由七情郁结，或大病后，心肺阴虚而生内热所致。因治疗以百合为主药，故名百合病。方中以百合为主，味甘、微苦，性微寒，可养阴润肺、清心以安神，《日华子本草》曰其能"安心，定胆，益志，养五脏"；以鸡子黄为辅，味甘、性平，可滋阴润燥、养血，安五脏。二者相合而成滋阴润肺、清心安神之方。临床上凡百合病兼见虚烦不安、胃中不和者，皆可用此方治之。

【注意】外感未消、实热者慎食本品。

鲤鱼赤小豆汤 （《外台秘要》）

【组成】鲤鱼 1 条，赤小豆 150g。

【制作】将鲤鱼去鳞及内脏，洗净，再除去头、尾及骨，取肉备用。将赤小豆洗净，放入锅中，加水适量，武火煮开后，放入鲤鱼，改用文火继续煮至肉熟烂即成。

【用法】温热食用，分次食之。

【功效】利水消肿。

【按语】本品名为后补，原用于"水病身肿，大腹水肿"。方中鲤鱼味甘、性平，可健脾和胃、利水下气；赤小豆味甘、性平，可利水除湿。两者相配，增强了利水消肿之力，服之水湿可去、水肿可消。

《食疗本草》亦记载，将赤小豆"和鲤鱼烂煮食之，甚治脚气及大腹水肿。散气，去关节烦热，令人心孔开，止小便数"。现代临床研究表明，本方可用于营养不良性水肿、肝硬化腹水。

【注意】外感风热者慎食本品。

第七节　菜　肴

菜肴是经过烹调的各种菜。可由肉类、奶蛋、水产、蔬菜等原料，进行切配和烹调加工制作而成。

传统菜肴品种丰富，配料合理，制法多样，五味调和，重视养疗。

菜肴制作时，应在充分考虑营养作用的基础上，突出菜肴的色、香、味、形，尽量做到营养与色、香、味、形的统一，以保证菜肴的完美和谐。

烹饪方法多种多样，宜选用蒸、煮、炖、氽、炒、焖、拌等少油的方法，不宜用煎、炸、熏、烤、腌等不利于健康的方法。

菜肴的特点：

1. 菜式精美，种类繁多，风格各异，美味可口。

2. 调配原料，方便灵活，适用范围广，可用于各类人群和各类病证。

素烧鹅 （《随园食单》）

【组成】山药200g，豆腐皮1张，生姜、白糖、酱油、酒各适量。

【制作】将山药洗净、去皮，煮烂，切成段，包入豆腐皮中，再放入锅中略煮加酱油、酒、糖、生姜调味，待鹅皮色红即成。

【用法】佐餐食用。

【功效】补气健脾。

【按语】此菜为清代乾隆年间江南素馔名品，具有补气之功。方中山药味甘、性温，入脾、肺、肾三经，功可补脾、养肺、固肾、益精；豆腐皮，可宽中益气、和脾胃。二者合用，具有补气健脾之功。

【注意】外感余邪未清者不宜食用。

芙蓉鸡 （《调鼎集》）

【组成】小鸡1只（约500g），松子仁20g，笋20g，山药30g，蘑菇20g，醋、食盐、湿淀粉各适量。

【制作】小鸡，去骨取肉，切成丁，用湿淀粉拌匀，备用；山药、笋、蘑菇洗净，切丁。将诸料与洗净的松子仁一同放入锅内，加水适量，武火煮开后，改用文火继续煮炖，煮至肉熟烂，调入醋、食盐即成。

【用法】佐餐食用。

【功效】补肺益胃。

【按语】本方中以鸡肉和山药为主，鸡肉味甘、性温，功能补中益气、补精填髓。山药味甘、性平，功能健脾补肺、遗精固肾，且补而不腻、香而不燥，气阴双补，为理虚要药。二者配伍，肺肾俱补。以笋、蘑菇和松子仁为辅，笋清热，蘑菇补益肠胃，松子仁润肺，可增强本方的补益之力。诸味合用而成补益肺肾之方，适于肺肾不足之人食用。

【注意】本品偏于滋腻，故有实邪者及肥胖者慎食。

苦瓜塞肉 （《随息居饮食谱》）

【组成】苦瓜500g，猪肉200g，葱、姜、食盐、植物油各适量。

【制作】将苦瓜洗净去籽切段，备用。猪肉剁成肉末，加入葱姜末、食盐搅匀，塞入苦瓜段中，装盘放入蒸锅中，蒸熟后停火。

【用法】佐餐食用。

【功效】清肝明目，清暑涤热。

【按语】本品名为后补。本方中以苦瓜为主料，其味苦、性寒，可涤热、清暑、明目；猪肉味甘、性平，滋阴润燥。二者合用，味道清新鲜美，为除热解烦、清心明目之品。《随息居饮食谱》以此方治疗热性目疾，青皮苦瓜为佳。若治疗虚性目疾，则应取老熟苦瓜，瓤红籽实者。

【注意】本品性质偏寒凉，脾胃虚寒者少食。

橄榄萝卜（《调鼎集》）

【组成】大萝卜1个，鸡丝200g，鸭舌、蘑菇、火腿丁、食盐各适量。

【制作】将萝卜去皮，削成橄榄状，将中心掏空，滚水略焯，填鸡丝，配鸭舌、蘑菇、火腿丁，另用萝卜盖上。放入锅中，先用武火烧开，再改文火慢慢煨熟。

【用法】佐餐食用。

【功效】消食化痰，下气。

【按语】本品为萝卜名菜，制作精细，配料名贵，形制清奇。方中萝卜味辛、甘，性凉，可消食下气、化痰，主治消化不良、食积胀满、吞酸等；鸡肉味甘、性温，具有温中、益气、补精、填髓的功效。二者合用，一凉一温，一泻一补，相辅相成，适合大多数人食用。

荷叶包鸡（《调鼎集》）

【组成】小鸡1只，豆腐皮1张，鲜荷叶1片，香菇、火腿、鲜笋、酱油、食盐各适量。

【制作】将小鸡洗净，切块，抹上适量食盐、酱油等调味品，并加香菇丁、火腿丁、鲜笋丁，将所有食材包入豆腐皮中，用新鲜荷叶包裹扎紧。外用黄泥裹住，用谷壳作为燃料生火煨热，以闻到香气为度。待吃时，剥去泥、叶，揭下豆腐皮，装入盘中，即可食用。

【用法】佐餐食用。

【功效】补益气血。

【按语】本品中仔鸡味甘、性温，温中益气、补精填髓。豆腐皮，宽中益气、和脾胃。火腿和香菇补益脾胃，鲜笋性凉、化痰消胀。以清新之品荷叶、豆腐皮裹鸡同烧，共奏宽中厚胃、补益气血之功，且滋补而不腻。本品为补益常用方。

【注意】本品偏于滋补，外感余邪未清者暂不食用。

荜茇头蹄（《备急千金要方》）

【组成】羊头1个，羊蹄1只，荜茇、干姜、胡椒、葱白、豆豉、食盐各适量。

【制作】羊头、羊蹄洗净去毛，放入锅中，加水适量，武火煮沸后，改用文火煮至五成熟时，放入荜茇、干姜、胡椒、葱白、豆豉、食盐，以小火继续煨炖至熟烂即可。

【用法】佐餐食用。

【功效】健脾益气，温阳补虚。

【按语】本品名为后补，原方用于"五劳七伤"。方中羊头、羊蹄，其味甘、性温，可温中健脾、壮阳道。另据《备急千金要方·食治》记载："（羊）头肉：主风眩瘦疾，小儿惊痫，丈夫五劳七伤。"方中以辛温的荜茇、干姜、胡椒、葱白为辅，温中暖胃，助羊头、羊蹄之力。诸料合用，共奏健脾益气、温阳补虚之功。

本品也适用于久病体弱、脾胃虚寒等证。

【注意】本品偏于温补，热病及阴虚内热者不宜食用。

葱炖鸭子 （《调鼎集》）

【组成】鸭1只，大葱50g，核桃仁10枚，酱油、黄酒各适量。

【制作】将鸭去毛，剖开肚腹除去内脏，洗净；大葱去须尖，切碎，大半填入鸭腹，剩余小半备用。将鸭子放置锅中，加入酱油、黄酒及清水和匀，以汁没过鸭为度。放入葱花、核桃仁，盖上锅盖，武火煮沸后再用文火煨至熟烂即可。

【用法】佐餐食用。

【功效】健脾益肾，利水消肿。

【按语】本品名为后补，方中鸭肉味甘咸，性偏于寒凉，可补气滋阴、利水消肿，《本草纲目》言"鸭，水禽也"，故能治水利小便。葱味辛，刘元素谓其"专主发散，以通上下阳气"，与鸭同炖，可助其治水之效。核桃仁益肾填精，肾气足则水液气化有权，膀胱开阖有度。三者相合，水行得畅，小便得利。

【注意】本品比较滋腻，外感实热者不宜食用。

蒜醋鲤鱼 （《食医心镜》）

【组成】鲤鱼1条，生姜、蒜、醋、食盐、植物油各适量。

【制作】鲤鱼去鳃、鳞、内脏，洗净切块沥干。锅中放入少量的植物油烧热，放入鲤鱼煎成焦黄色，调入生姜、清水，武火煮开后，改用文火煨至鱼肉熟烂，收汁后，盛入盘中，再撒上适量的蒜、盐和醋即可。

【用法】佐餐食用。

【功效】补虚下气，止咳平喘。

【按语】本品名为后补，原方用于上气咳嗽、胸膈烦满气喘，为治疗气逆咳嗽方。方中以鲤鱼为主，其味甘、性平，健脾和胃、下气利水。《本草经疏》言："鲤鱼……甘可以缓，故主咳逆上气。"以生姜、醋为辅佐，生姜温肺下气以助止咳，醋以收敛肺气亦助止咳，兼以调味。诸料合用，共奏下气止咳之功。

【注意】风热者慎食本品。

酒炒螺蛳 （《扶寿精方》）

【组成】螺蛳500g，白酒、食盐、植物油各适量。

【制作】螺蛳用清水放养，轧尾备用。植物油倒入锅中烧热，放入螺蛳翻炒，再加入白酒、食盐、清水，炒熟即成。

【用法】佐餐食用。

【功效】清热利尿。

【按语】本品名为后补。原方用于"五淋、白浊"，为治疗淋病方。螺蛳味甘、性寒，入膀胱经，功可清热利水。方中言"淬以好白酒三碗"，乃取白酒辛散走窜之性，通则不痛，淋痛可缓，又助螺蛳之力达于下焦。

【注意】本品清利，因脾肾亏虚导致的虚性淋证、尿浊等不宜使用本方。

莲子猪肚 （《医学发明》）

【组成】大猪肚 1 个，莲子 100g，葱白、生姜、食盐、黄酒各适量。

【制法】先把莲子浸泡数小时，去心，备用。将猪肚洗净，然后把莲子装在猪肚内，用线缝合，放入锅内加水适量，煮炖至熟，熟后待冷，将猪肚切成丝，与莲子共置盘中，加调料拌匀即成。

【用法】佐餐食用。

【功效】补脾养心，益肾涩肠。

【按语】本品原名为"水芝丸"，用于补益虚损，为治疗虚损羸瘦常用方。方中莲子味甘涩、性平，有补脾养心、益肾涩肠的作用。猪肚味甘、性温，有补虚损、健脾胃的作用，二者配伍为用，以健脾养心。辅以黄酒浸泡莲子，意在助莲子补脾厚肠之力，兼以调味。诸料合用，共奏补虚损、益脾肾之功。

【注意】外感未清、胸腹痞胀，大便燥结者不宜食用。

醋烧鲤鱼 （《本草纲目》）

【组成】鲤鱼 1 条（约 500g），葱、姜、蒜、醋、食盐各适量。

【制作】将鲤鱼洗净，去鳞及内脏，放入锅内，与醋、葱、姜、蒜、食盐等同煮至水干鱼熟，即成。

【用法】佐餐食用。

【功效】利水消肿，安胎。

【按语】本品名为后补，原方用于妊娠水肿、胎动不安者。方中鲤鱼味甘、性平，可健脾和胃、下气利水、通乳安胎。调之以醋，丹溪曰"醋味酸甘，调和鱼肉蔬菜，尽可适口"，醋有散瘀消积、止血之功效，酸甘之味，酸者收敛、甘者缓急，故泛溢于肌肤之水肿可收、胎动可安。

本品味道鲜美，健脾开胃，可经常食用。

【注意】风热者慎食本品。

莲房鱼包 （《山家清供》）

【组成】莲房 1 只，鳜鱼 1 条，葱、生姜、酱油、食盐、黄酒各适量。

【制作】将莲房洗净、去瓤，将底切平，使其能坐稳盘中。鳜鱼洗净、剔骨、切块，用葱、生姜、酱油、食盐等适量抹在其上。将鳜鱼块塞入莲房的每个孔中，放入锅中，待鱼蒸熟，即成。

【用法】佐餐食用。

【功效】补气血，益脾胃。

【按语】鳜鱼即桂鱼，味甘、性平，可补气血、益脾胃，主治虚劳羸瘦、脾胃虚弱、肠风便血。莲房，即莲蓬，味涩，有止血之功，以其为器具盛鳜鱼肉，亦适宜于产妇恶露不尽者食用，止血又补血。

【注意】本品重在补益，故有实邪者慎食。

白莲乌骨鸡（《本草纲目》）

【组成】乌骨鸡1只，白果20g，莲肉20g，糯米20g，胡椒、食盐各适量。

【制作】将乌骨鸡洗净，去毛及内脏，备用。把白果、莲肉、糯米、胡椒研成细末，纳入乌骨鸡腹内，一同放入蒸锅蒸熟，即成。

【用法】佐餐食用。

【功效】健脾，补肾，固涩。

【按语】方名为后补，原方用于赤白带下、遗精白浊下元虚惫者。方中以乌骨鸡为主料，其味甘、性平，可补肝肾、益气血、退虚热。配以白果、莲肉，二者皆长于收涩，白果可止带浊、缩小便、涩精止遗，莲肉可补脾止泻、益肾固精、固崩止带。辅以糯米健脾固涩，胡椒温中燥湿。五味共成补虚收涩之方。本方也可用于久泻久痢、小便频数等症的辅助治疗。

【注意】本品滋补、固涩，凡实证、邪毒未清者不宜服食。

笋菇烧桂鱼（《寿亲养老新书》）

【组成】桂鱼1条，竹笋50g，香菇50g，白菜心50g，鲜姜汁、鲜萝卜汁、食盐、黄酒各适量。

【制作】桂鱼按常法治净，与竹笋、香菇、白菜心放入锅中，加清水煮熟，再调入适量鲜姜汁、鲜萝卜汁及黄酒，撒入少许食盐，待滚即成。

【用法】佐餐食用。

【功效】补脾养胃，益气生血。

【按语】本品名为后补。其中桂鱼（即鳜鱼、石首鱼）为主料，味甘、性平，可补气血、益脾胃。配以竹笋、香菇、白菜心，三者均有补气益脾之功，生姜、萝卜亦可宽中消食，诸材合用，共为补脾益胃之方。本品味道鲜美，宜老少共之。

【注意】寒湿病者慎食本品。

核桃仁炒韭菜（《方脉正宗》）

【组成】核桃仁100g，韭菜200g，食盐、植物油各适量。

【制作】将核桃仁用开水浸泡，去除表皮，沥干备用。韭菜择洗干净，切成 1 寸长的段待用。锅烧热后放入植物油，待油七成热时，加入核桃仁，煸至焦黄，再加入韭菜、食盐，翻炒至熟。

【用法】佐餐服用。

【功效】补肾壮阳，健脑益智。

【按语】本品名为后补。原方用于阳虚肾冷，阳道不振，或腰膝冷疼，遗精梦泄。核桃仁即胡桃仁性温、味甘涩，可补肾益精。《医林纂要·药性》说："补肾，润命门，固精。"韭菜味辛、性温，补肾壮阳，有壮阳草之称，诸料合用，配制成温补肾阳常用方。

核桃仁还有养生作用，《食疗本草》说："……通经脉，黑鬓发……常服，骨肉细腻光润。"故常服本品，有乌须发、健脑益智之效。

【注意】本品性质温热，重在温补，故阴虚火旺者不宜食用。

第八节　米面食品

米面食品是以米、面为原料制成的一类食品。既可作主食，又可供作小吃和点心。按原料可分为面食类、米食类。

1. 面食类　面食类主要是以小麦为原料制成，也有以荞麦、大麦为原料制成，种类繁多，如馒头、大饼、面条、包子、馅饼、馄饨等。

2. 米食类　米食类主要以大米、糯米为原料制成，米饭、米糕、年糕、米粉、元宵、汤圆等。

3. 米面食品的特点

（1）质地大多柔软，容易消化，利于吸收。

（2）以谷类食物为主，具有补脾胃的功效，尤其适合脾胃虚弱者食用。

罗姜饼（《肘后备急方》）

【组成】面粉 500g，生姜 30g，茴香菜 50g，胡椒粉 10g，食盐、植物油各适量。

【制作】将生姜捣烂，和茴香菜、胡椒粉、盐、白面加水适量，和成面团，擀片；锅中放油，烘热后烙饼至熟。

【用法】作主食，适量食用。

【功效】温中和胃，降逆止呕。

【按语】本方原主治"卒胃反呕"。方中以面粉为主，重在健脾益气。辅以辛温之品，生姜散寒解表、降逆止呕、化痰止咳，被称为"呕家圣药"；茴香菜理气和胃、散寒止呕；胡椒可下气消痰。四者合用，共奏温中散寒、理气和胃、降逆止噫之功。

【注意】本品辛温，阴虚内热及实热证者慎食。

核桃饼（《养小录》）

【组成】糯米 500g，核桃仁 100g，白糖适量。

【制作】将核桃仁去皮，和白糖同捣成泥，放置模子里面。将糯米蒸熟，摊冷，加纸一层，置饼于上，一宿之后，核桃饼变实，即成。

【用法】作零食，适量食用。

【功效】补肾益精，润肤乌发。

【按语】方名为后补。方中以核桃仁为主，补肾、益命门，孟诜言其"通经脉，润血脉，黑须发，常服骨肉细腻光润"。以糯米为辅，其味甘、性温，健脾益气。白糖调味，可补脾胃。三者合用制成糕点，是为延年益寿之佳品。

【注意】糯米黏滞难化，老年人及脾胃虚弱之人可间断服食，一次不宜多食。如有痰火积热或阴虚火旺者慎食。糖尿病患者慎食。

藕粉糕 (《本草纲目拾遗》)

【组成】藕粉200g，糯米粉500g，白糖适量。

【制作】将上述食物放入盆中，加水调匀，放入蒸屉的纱布上，铺好，蒸熟切成小块。

【用法】可作主食，适量食用。

【功效】补脾胃，养胃生津，补虚止血。

【按语】本品名为后补。藕粉乃藕之淀粉制品，可益血止血、调中开胃。《本草纲目拾遗》载"藕粉，大能和营卫生津"，可治虚损失血、泻痢食少等症，糯米补益脾胃、涩肠缩尿，二者磨粉作糕，更益脾胃，适用于少食或吐血、便血等症。

【注意】本品性质比较黏滞，脾胃虚弱者宜少食。糖尿病患者慎食。

栗子糕 (《居家必用事类全集》)

【组成】高丽栗250g，糯米250g，蜂蜜适量。

【制作】先将栗子阴干，去壳，研成粉，与糯米粉用水调匀，加蜂蜜水拌匀，放入蒸锅铺好，蒸熟，待温，切成块。

【用法】作主食，适量食用。

【功效】养胃止血，补肾强筋。

【按语】本品原名高丽栗糕，系指用朝鲜或吉林出产的栗子做糕，现多用普通栗子代替。栗子味甘、性温，能健脾养胃、补肾、健筋骨、强腰膝，既补后天，又补先天。用栗子制成糕点，久食滋补强壮，老少皆宜，尤适用于小儿筋骨不健、软弱无力或老年腰膝无力等症。

【注意】本品多食气滞难消，饮食停滞、脘腹胀满痞闷者少食。糖尿病患者慎食。

重阳糕 (《清嘉录》)

【组成】糯米粉200g，粳米粉200g，赤小豆100g，白糖、红绿果脯、红糖、植物油各适量。

【制作】先将红绿果脯切成丝，备用；将赤小豆、1/4白糖、豆油制成豆沙，备用。

粳米粉拌入红糖，加水适量，搅成糊状。将其余的粉拌上 3/4 白糖，加适量水后，搅和拌匀。取糕屉，铺上清洁湿布，放入 1/2 糕粉刮平，将豆沙均匀地撒在上面，再把剩下的 1/2 糕粉铺在豆沙上面刮平，随即用旺火沸水蒸。待蒸汽透出面粉时，把糊状粉浆均匀地铺在上面，洒上红绿果脯丝，再继续蒸至糕熟，即可离火。将糕取出，用刀切成菱形块状。

【用法】作主食，适量食用。

【功效】健脾和胃。

【按语】重阳糕因在农历九月初九重阳节食用而得名，是我国传统的节日糕点。

糯米甘温，粳米甘平，二物皆有补中益气的作用；赤小豆味甘、性平，利水消肿退黄，清热解毒消痈；红、白糖健脾益胃，兼以调味。以红绿果脯点缀，使重阳糕在外观上色彩丰富，可以增添食欲，味道香甜可口，老少咸宜。

【注意】本品甘甜滋腻，故素体痰湿及肥胖者慎食。糖尿病患者慎食。

萝卜糕 (《醒园录》)

【组成】白萝卜 500g，糯米 500g，胡椒面、葱花、盐各适量。

【制作】糯米洗净，加冷水浸泡一宿，碾成米粉备用；将白萝卜刮去粗皮，擦成细丝；下热油锅略炒，再加胡椒面、葱花、盐各少许同炒。待萝卜丝炒至半熟，捞起晾凉，拌入米粉，加凉开水调匀，上笼屉蒸熟，即成。

【食法】作主食，适量食用。

【功效】健脾益胃，消食化积。

【按语】方中白萝卜味辛、甘，性平，可下气宽中、消食化积，宁源在《食鉴本草》云其"利五脏，宽胸膈，消食下气，利大小便。大者坚而宜食，食之化痰消谷"。糯米味甘、性温，可补中益气、健脾养胃。二者相配，共奏健脾益胃、消食化积之功。本方口感松软，性质温和，容易消化，脾胃虚寒及易患消化不良之人可经常食用。

【注意】服人参期间，不宜食用本品。

羊肉馄饨 (《外台秘要》)

【组成】羊肉 200g，荷叶 1 张，馄饨皮 300g，橘皮末、姜、葱、椒、食盐、酱各适量。

【制作】将羊肉剁烂，用荷叶裹定，放入锅中蒸熟，取出后加椒、盐、葱、姜、酱、橘皮末等调和作馅，包入馄饨皮内，煮熟即可。

【用法】作主食，适量食用。

【功效】健脾益气，温中散寒。

【按语】原方有白石英，已去。方中羊肉味甘、性温，功似人参，区别是人参补气、羊肉补形，功可暖中补虚、补中益气、开胃健脾；得橘皮末、葱、姜等行气温里之品以助之，制成馄饨，补益之力增强，功可健脾益气、补虚祛寒。本品适用于体弱虚寒者及老年人日常食用。

【注意】本品性质温热，阴虚内热者不宜食用。

椒面馎饦（《老老余编》）

【组成】面粉200g，胡椒末、葱白、生姜、蒜、醋、食盐各适量。

【制作】先将面粉和胡椒末放入盆中，加入清水和面，擀成面条，备用。将锅中水烧开，放入面条、葱白、生姜、食盐等调料，煮熟即可。

【用法】作主食，适量食用。

【功效】温中，散寒，止痛。

【按语】馎饦即面条的一种。原方用于老人冷气心痛，呕吐不下食，烦闷。方中以白面为主料，可健脾益肾。辅以辛温之品，胡椒味辛、性热，温中散寒；葱、姜、蒜味辛、性温，共奏温中、散寒、止痛之功。常用于胃寒呕吐、腹痛泄泻、食欲不振、癫痫痰多等病证。

【注意】本品性偏温，故阴虚火旺者慎食。

山药茯苓包子（《儒门事亲》）

【组成】山药粉100g，茯苓粉100g，面粉500g，白糖、红绿果脯、糖桂花、植物油各适量。

【制作】先将白糖、植物油、红绿果脯、糖桂花调制成馅心，备用。山药粉、茯苓粉放入盆中，加清水调成糊状，上蒸笼蒸半小时后取出，与面粉和匀，擀皮，装入馅心，做包子蒸熟即可。

【用法】作主食，适量食用。

【功效】健脾益肾，固涩止遗。

【按语】本品原为丸剂，方名为后补。原方用于小便多、滑数不禁，为补脾固肾方。方中山药味甘、性平，健脾补肺、固肾益精；茯苓甘淡渗湿；面粉健脾益气。三者合用，既不滋腻又不渗利太过，共奏健脾益肾、固涩止遗之效。适用于脾肾不足之尿频、遗精、遗尿等症。

第九节　蜜　膏

蜜膏是指鲜汁或原料的水煎液，经过煎熬浓缩，调入蜂蜜制成的稠膏。如《本草汇言》中的秋梨蜜膏、《食鉴本草》中的莲肉蜜膏等。蜂蜜有滋润补益的作用，所以也有人把蜜膏称为"膏滋"。

一般先将原料放入锅中，加水，以武火烧开后，改用文火煎煮20分钟，停火，取汁留渣；再加水煎煮，反复3次，合并汁液；再用文火煎熬，不断搅拌，至汁液浓缩黏稠状时，兑入1倍量的蜂蜜调匀，待凉，装瓶，收贮。

如果原料为新鲜的果蔬，可先榨取汁液，放入小锅中加热，浓缩至黏稠时调入蜂蜜即可。

蜂蜜的选择，以半透明、有光泽、香甜味纯、清洁无杂质为好。

注意由于蜜膏含糖分较多，超重、肥胖者及糖尿病患者不宜食用。

蜜膏的特点：

1. 蜜膏有一定防腐作用，利于保存。

2. 蜜膏作用比较和缓，需久服用才能生效。

3. 具有滋补作用，适用虚证、久病体弱者调养之用。

秋梨蜜膏 （《本草汇言》）

【组成】鸭梨1000g，生姜250g，蜂蜜适量。

【制作】先将生姜洗净，切丝，榨取汁液备用；将鸭梨洗净，去核，切碎，放入锅中，加水适量，武火煮开后，改用文火继续煎熬浓缩，至稠黏如蜜膏时，加入生姜汁和1倍的蜂蜜，继续加热煮沸，停火，待冷装瓶，收贮。

【用法】每次1汤匙，以沸水冲化，饮服，每日2次。

【功效】清热润燥，化痰止咳。

【按语】本品名为后补，原方具有清痰止嗽之功。鸭梨味甘、微酸，性凉，可生津润燥、清热化痰；生姜味辛、性温，有化痰止咳之效，同时温中醒脾，可佐制鸭梨寒凉之性；加入润肺之蜂蜜，共成清热润燥、化痰止咳之方。本方适用于肺热咳嗽之痰黄、喉痛者；还可作为噎膈的辅助治疗。

【注意】本品滋腻，故不适用于痰湿咳嗽。糖尿病患者忌用。

柿子蜜膏 （《食疗本草》）

【组成】干柿500g，酥50g，蜂蜜适量。

【制作】将柿子切块，放入锅中，加水适量，先用武火煮开后，改用文火继续煎熬浓缩，至稠黏如蜜膏时，加入酥和1倍的蜂蜜，继续加热煮沸，停火，待冷装瓶备用。

【用法】每次1汤匙，以沸水冲化，饮服，每日2次。

【功效】益肺气，补脾胃。

【按语】本品名为后补，原方治"脾虚腹薄、食不消化、面上黑点者"。干柿味甘、涩，性凉，有清热润肺、益气生津之效。《日华子本草》谓其："润心肺，止渴，涩肠，疗肺痿，心热，嗽，消痰，开胃。"孟诜曰其"主补虚劳不足"。方中柿属脾肺之血分药，其味甘而气平，性涩而能收，空腹食用加强了健脾涩肠的功效。酥为牛乳或羊乳经提炼而成的酥油，味甘、性平，具有补五脏、益气血、止渴、润燥之效。蜂蜜味甘，性平，可健脾益气、润燥。三物相合能补益肺脾。适用于肺脾虚弱者。

【注意】本品滋腻，脾虚湿盛滑泄者忌服。糖尿病患者不宜用。

葡萄蜜膏 （《居家必用事类全集》）

【组成】鲜葡萄1000g，蜂蜜适量。

【制作】将葡萄洗净、捣烂，放入锅中，加水适量，先用武火煮开后，改用文火继续煎熬浓缩，至稠黏如蜜膏时，加入 1 倍的蜂蜜，继续加热煮沸，停火，待冷装瓶备用。

【用法】每次 1 汤匙，以沸水冲化，饮服，每日 2 次。

【功效】补益气血，除烦止渴，滋补强壮。

【按语】本品名为后补，原方记载有"除烦止渴"之功。方中葡萄味甘酸、性平，《随息居饮食谱》言葡萄具有"补气，滋肾液，益肝阴，强筋骨，止渴，安胎"之功效；以蜂蜜熬膏，助葡萄滋阴润燥、除烦止渴之力。二者配伍而成除烦止渴、滋补强壮之方。本品适用于烦躁口渴者，也适用于气血虚弱者调补之用。

【注意】本品滋腻，痰湿内盛者慎用。糖尿病患者不宜用。

杏仁蜜膏 （《本草衍义》）

【组成】杏仁 500g，甘草 30g，蜂蜜适量。

【制作】将杏仁去皮尖，与洗净的甘草一同研为细末，放入锅内，加水适量，先用武火煮开后，改用文火继续煎熬浓缩，至稠黏如蜜膏时，加入 1 倍的蜂蜜，继续加热煮沸，停火，待冷装瓶，收贮。

【用法】每次 1 汤匙，以沸水冲化，饮服，每日 2 次。

【功效】润肺平喘，润肠通便。

【按语】本品名为后补，原文用于"肺燥喘热，大肠秘，润五脏"。杏仁味苦、性温，有祛痰止咳、平喘、润肠之效。《本草便读》曰："凡仁皆降，故（杏仁）功专降气，气降则痰消嗽止，能润大肠，故大肠气闭者可用之。"蜂蜜味甘、性平，功可润肠通便。甘草味甘、性平，能健脾益气、调和诸料。三者同用，功可润肺平喘、润肠通便。适用于肺燥喘热、肠燥便秘。

【注意】本品滋腻，故外感咳嗽者慎服。糖尿病患者不宜用。

核桃蜜膏 （《普济方》）

【组成】核桃仁 100g，杏仁 100g，生姜 20g，蜂蜜适量。

【制作】将核桃仁、杏仁、生姜洗净，制干研为细末，放入锅内，加水适量，先用武火煮开后，改用文火继续煎熬浓缩，至稠黏如蜜膏时，加入 1 倍的蜂蜜，继续加热煮沸，停火，待冷装瓶，收贮。

【用法】每次 1 汤匙，以姜汤冲服，每日 2 次。

【功效】补肾纳气，温肺定喘。

【按语】原为丸剂，方名为后补。原方主治老人喘嗽气促、睡卧不得。核桃仁味甘、涩，性温，有补肾固精、温肺定喘之功。杏仁味甘、性温，有润肺止咳的作用。生姜味甘、性温，可温肺止咳；蜂蜜味甘、性平，润肺补虚。四物合用而成补肾纳气、温肺定喘之方。

【注意】本品滋腻，故素有痰热、痰湿者慎服。糖尿病患者不宜用。

莲肉蜜膏（《食鉴本草》）

【组成】莲子肉 200g，粳米 200g，茯苓 100g，白糖、蜂蜜各适量。

【制作】将莲子肉、粳米分别炒热，与茯苓一同放入锅内，加水适量，先用武火煮开后，改用文火继续煎熬浓缩，至稠黏如蜜膏时，加入适量的白糖，继续加热煮沸，停火，待冷装瓶备用。

【用法】每次 1 汤匙，以沸水冲化饮服，每日 2 次。

【功效】健脾和胃，养心安神。

【按语】原方用于病后胃弱、不消水谷者。莲子肉味甘、性平，有补脾止泻、益肾固精、养心安神之效。《神农本草经》谓其"主补中、养神、益气力"。茯苓、粳米皆味甘、性平。三者和白糖炼蜜膏，能健脾和胃、养心安神。

本品亦可用于心气不足、心神失养之心慌、失眠等症。

【注意】本品滋腻，痰湿者、湿热者少食。糖尿病患者不宜用。

四汁蜜膏（《食鉴本草》）

【组成】雪梨 500g，甘蔗 500g，鲜藕 500g，鲜薄荷 200g，蜂蜜适量。

【制作】将雪梨、甘蔗、鲜藕、鲜薄荷放入锅内，加水适量，先用武火煮开后，改用文火继续煎熬浓缩，至稠黏如蜜膏时，加入 1 倍的蜂蜜，继续加热煮沸，停火，待冷装瓶备用。

【用法】每次 1 汤匙，以沸水冲化，饮服，每日 2 次。

【功效】清痰化热，凉血止血。

【按语】原方记载有"清痰化热、下气止血"之功。雪梨味甘、微酸，性凉，功用清肺化痰、生津止渴。甘蔗味甘、性寒，除热润燥，下气和中。《韩氏医通》称甘蔗可"止吐血鼻衄"。藕味甘、性寒，清热生津、凉血、散瘀、止血。薄荷味辛、性凉，可疏散风热、清咽利喉。四物和滋润的蜂蜜制成蜜膏，而成清痰化热、凉血止血之方。本品适用于痰热咳嗽、咳血、鼻衄诸证。

【注意】本品滋润，痰湿咳嗽者不宜食用。糖尿病患者不宜用。

第十节 其他食品

传统养疗食品，种类数量繁多，由于篇幅有限，不能一一归类，列为其他食品。

白凤膏（《十药神书》）

【组成】黑嘴白鸭 1 只，大枣肉 500g，白酒 500mL。

【制作】将鸭子去毛，剖开肚腹，取出内脏杂碎，洗净，填入大枣肉，用绳子缚紧后放在砂锅内，用文火慢慢煨熟。将陈酒分 3 次倒入砂锅内，直到酒全烧干，捞起即成。

【用法】每次 1 汤匙，直接食用，每日 2 次。

【功效】补虚除热。

【按语】鸭为《名医别录》之上品，水禽也。孟诜认为诸鸭之中，以"白鸭肉最良"，李时珍说治虚劳热毒，宜用乌骨白鸭，取金水寒肃之象也。本膳中以黑嘴白鸭为主，配大枣肉以调营卫和阴阳，陈酒助药势，适用于火乘金位而致久虚发热、咳嗽吐痰、咳血者。

【注意】鸭肉性凉，多食伤脾，故素有脾胃虚寒者少用。本品滋腻，有外感或实热者不宜食用。

本膳制法虽然名为膏，但制作方法不同于蜜膏，故放在本节。

蜜饯百合 （《太平圣惠方》）

【组成】鲜百合 200g，蜂蜜适量。

【制作】将洗净的百合与蜂蜜放在碗中，再放入蒸锅内拌匀，上锅蒸半小时即可，待冷，装瓶，收贮。

【用法】作零食，适量食用。

【功效】润肺止咳，养心安神。

【按语】本品名为后补，原用于肺脏壅热烦闷。方中以百合为主，其味甘、微苦，性微寒，入心、肺经，有清热养阴、润肺止咳、养心安神之功。《上海常用中草药》曰百合善于"治肺热咳嗽，干咳久咳，热病后虚热，烦躁不安"。蜂蜜为辅，其味甘、性平，有润肺止咳、调补脾胃、清润之功。该方不仅可以治疗肺脏壅热烦闷、干咳无痰、低热、烦躁等症，也可用于心神不宁、失眠多梦等症。

【注意】本品滋腻，素体痰湿者慎食。糖尿病患者慎食。

糖渍柠檬 （《本草纲目拾遗》）

【组成】鲜柠檬 500g，白糖 500g。

【制作】鲜柠檬去皮、核，切块，放在铝锅中加入白糖，浸 1 日，待柠檬肉浸透糖后，再以文火煨，熬至汁液干，停火待冷，再拌入白糖少许即可，装瓶，收贮。

【用法】作零食，适量食用。

【功效】生津止渴，开胃，安胎。

【按语】本品名为后补。柠檬味酸、甘，性凉，酸甘生津，故能生津止渴，其味酸收，故能和胃降逆而止呕，孕妇宜食，有止呕安胎之效，故又名宜母果；此外柠檬还有开胃之功。因柠檬味极酸，故制成蜜饯方便食用。经常食用，可治食欲不振、口干消渴以及妊娠食少、呕恶等症。

【注意】本品滋腻，素体痰湿及肥胖者慎食。糖尿病患者忌食。

下 篇 **食养与食疗**

第七章　因时食养 ▷▷▷▷

因时食养，就是按照时令节气的阴阳变化规律，调整饮食以养生的方法。这种"天人相应，顺应自然"的养生方法，是中国营养学的一大特色。

《素问·四气调神大论》说："夫四时阴阳者，万物之根本也。所以圣人春夏养阳，秋冬养阴。"春夏两季，天气由寒转暖，由暖转热，是人体阳气生长之时，故应以调养阳气为主；秋冬两季，气候逐渐变凉，是人体阳气收敛、阴精潜藏于内之时，故应以保养阴精为主。"春夏养阳，秋冬养阴"是因时养生的基本法则。

第一节　春季食养

春为四时之首，春归大地之时，阳气开始生发，万物复苏，带来了生机勃发、欣欣向荣的景象。"人与天地相应"，此时人体之阳气也顺应自然，向上、向外升发。因此，春季养生必须掌握春令之气升发舒畅的特点，人们饮食、生活的安排须顺应阴退阳长的"天时"，注意调动体内阳气，使之不断充沛，逐渐旺盛起来。

春季多风，而风又为六淫之首，《黄帝内经》里说："风者，百病之长也。"又要注意避免受到风邪的侵袭，从而减少疾病的发生。

一、食养原则

1. 助阳升发　春季养生注重阳气的升发。一般而言，凡具有温热之性的食物多具有助阳之力。以五味而言，辛味食物多有升发阳气的作用。如《本草纲目》中就提倡春季多食葱、蒜、韭、蓼、蒿、芥等辛味之菜。不过，春为少阳之时，只宜助阳，不宜大温大热，故羊肉之类的大热之品并非所宜。

2. 减酸益甘　中医认为酸味有收敛作用，春季应少食酸味食物，以免影响阳气升发，春季肝气旺，怕肝旺克脾土，影响脾胃对饮食的消化和吸收，所以，唐代药王孙思邈曾讲:"春日宜省酸增甘,以养脾气。"此时可适当进食米粥、大枣、蜂蜜、花生、山药、土豆之类滋补脾胃的食物,以及具有清肝养脾功用的黄绿蔬菜、豆制品和各种瘦肉。

3. 温凉适宜 早春乍暖还寒,气温较低,饮食宜微于辛温,根据中医学"春夏养阳"的理论,可适当吃些葱、姜、蒜、韭、蓼、蒿、芥,以此驱散阴寒,助春阳升发晚春气温日渐升高,饮食宜微于清凉,可适当饮用绿豆汤、赤小豆汤以及绿茶。

4. 适补营养 春天到来之后,阳气生发,人们活动日趋活跃,增加了对营养物质的需要,应适当食用如鱼肉、鸡肉、鸡蛋、豆浆、牛乳、牛肉、红薯、黄豆、核桃、芝麻等可健脾益胃的食物,以促进气血生化,为人体提供充足的营养。

5. 多进时蔬 春季多进食应季绿色时蔬,有助于疏肝养气,如菠菜、芹菜、莴笋、西兰花、茼蒿、香椿、韭菜、蒜苗等。野菜也是不可多得的天然保健品,既具营养又有疗疾作用,如荠菜、马齿苋、鱼腥草、蕨菜、竹笋、马兰头等。

二、食养方选

1. 荠菜粥(《本草纲目》)

组成:荠菜叶 100g,粳米 100g,食盐适量。

制作:先将淘净的米加适量的水煮粥,待粥快成时,放入切碎的荠菜、食盐,煮沸即可。

用法:空腹食用,每日 2 次。

功效:利肝明目,健脾和胃。

按语:荠菜味甘、性平,据《本草纲目》记载,具有"利肝和中"的功效。荠菜冬至后生苗,二三月可食用,是春季的应季野菜,适于在春季食用,有助于肝气的升发、条达,同时又可健运脾土,防止肝木升发太过克制脾土而出现食欲减退等。

2. 芫荽饼(《本草品汇精要》)

组成:芫荽 150g,白苣 150g,面粉 500g,酵母、食盐适量。

制作:将面粉发酵后揉成面团,备用。将芫荽、白苣切碎,加适量油盐调味作饼馅。平底锅中烙熟即可。

用法:作主食,适量食用。

功效:疏风清热,利肠通便。

按语:芫荽又名胡荽、香菜,味辛、性温,其辛香走窜,内通心脾,外达四肢,有助于春季阳气升发之势。白苣,又名生菜,性味苦、寒,《食鉴本草》记载其可"解热毒,止消渴,利大小肠"。二者合用,发挥其疏风清热、利肠通便的功效,而以面为饼裹食之,又不失培补脾胃之气,起到疏利而不伤正气之效。

3. 椿菜拌豆腐(《调鼎集》)

组成:香椿芽 100g,豆腐 200g,酱油、香油、食盐各适量。

制作:将豆腐切小丁;香椿芽洗净,沸水稍焯过,切碎,与豆腐丁一起加食盐、酱油、香油等调味品拌匀即可。

用法：佐餐食用。

功效：祛风解毒，健胃理气。

按语：椿菜，即香椿，每年春季谷雨前后香椿树所发的嫩芽，其味辛、苦，性温，《生生编》中记载香椿"嫩芽瀹食，消风祛毒"。豆腐味甘、咸，性寒，《食鉴本草》中言其可"宽中益气，和脾胃，消胀满，下大肠浊气"，《本草纲目》言其可"清热散血"。性温的香椿芽与性寒的豆腐搭配，使菜肴的性味趋于平和，是春季的时令名品。

4. 韭菜炒蛋（《调鼎集》）

组成：韭菜 200g，鸡蛋 2 枚，食盐、植物油各适量。

制作：将新鲜韭菜洗净，切段备用；鸡蛋搅匀，摊蛋皮，配炒韭菜，加盐调味。

用法：佐餐食用。

功效：助阳行气，活血。

按语：韭菜味辛、甘，性温，《本草纲目》记载韭菜"生则辛而散血，熟则甘而补中，入足厥阴经，乃肝之菜也"，可以疏肝调气、温肾助阳。鸡蛋味甘、性平，可滋阴、润燥、养血。韭菜炒蛋是春季食养佳品。

5. 香干炒青蒜（《养生食谱》）

组成：青蒜 250g，香干 100g，食盐、植物油各适量。

制作：香干切薄片；青蒜洗净，切寸段。先于锅中炒青蒜，煸炒至翠绿色，投入香干，加盐调味，略炒即成。

用法：佐餐食用。

功效：健胃消食，杀虫行滞。

按语：青蒜，又名蒜苗，性味辛、温，《滇南本草》记载其可"醒脾气，消谷食，化肉食"。味甘、咸，性平，具有和脾胃、消胀满的功效。以二者同炒，具有健胃消食、杀虫行滞之效，适于春季食用，以助阳气生发及预防春季流感等。

6. 牛奶菜花（《饮食本草养生》）

组成：菜花 400g，牛奶 50g，新鲜蘑菇 50g，食盐、湿淀粉适量。

制作：将菜花洗净，掰成小朵，放入沸水中焯一下捞出。蘑菇去蒂。加适量水（用鸡汤或鲜汤更佳）烧开后，下蘑菇、菜花，加盐、牛奶，转小火慢炖片刻，湿淀粉勾芡淋入，停火盛出即可。

用法：佐餐食用。

功效：消食健胃，生津止渴。

按语：菜花，又名花椰菜，味甘、性平，可健脾养胃、生津止渴；蘑菇可健脾开胃；牛奶可养血润燥。此食养方用于春季养脾气，扶正补虚，提升食欲。

7. 煨木耳香蕈（《随园食单》）

组成：木耳 30g，香蕈 50g（鲜品 150g），生姜丝、酱油、食盐、植物油各适量。

制作：先将木耳、香蕈温水泡发，洗净，撕成碎片，备用。锅中放油烧热，放入木耳、香蕈，翻炒至熟，以食盐调味，装盘。

用法：佐餐食用。

功效：健脾益气，通利肠胃。

按语：木耳味甘、性平，可补气、活血。《食疗本草》记载其可"利五脏，宣肠胃气壅、毒气"；香蕈，又名香菇，味甘、性平，可益气、开胃。以二者共用，既可调养脾胃，扶正补虚；又可通利肠胃，去瘀生新，有助于春季阳气生发。

8. 鲫鱼春笋汤（《四季养生保健宜忌全书》）

组成：鲫鱼 1 条，春笋 200g，香菇丁、胡椒、食盐、植物油各适量。

制作：将鲫鱼宰杀、洗净，在鱼身抹少许盐及黄酒，腌 20 分钟左右；春笋洗净、切段，备用。将鲫鱼两面在油锅中略煎，加水，放入春笋，可酌加少许香菇丁以提味，武火煮沸后，文火炖 30 分钟，加入适量的盐、胡椒等调味即成。

用法：佐餐食用。

功效：益气健脾，清热化痰。

按语：鲫鱼味道鲜美，性味甘、温，健脾化湿、益五脏。春笋性味甘、微寒，《本草纲目拾遗》言其可"下气养血，利膈消痰，化热爽胃，解渴利水，疗风邪"。以二者为汤，是春季时令美味佳品。

第二节　夏季食养

"夏三月，此谓蕃秀，天地气交，万物华实"（《素问·四气调神大论》）。意思是说，在夏季的三个月，天阳下济，地热上蒸，天地之气交合，各种植物生长茂盛，是万物繁荣秀丽的季节。在一年四季中，夏季是一年里阳气最盛的季节，气候炎热而生机旺盛。对于人来说，此时是新陈代谢旺盛的时期。为适应炎热的气候，皮肤毛孔开泄，而使汗液排出，通过出汗以调节体温，适应暑热的气候。

夏防暑热，暑为夏季的主气。中医认为，暑为阳邪，其性升散，容易耗气伤津，可见心烦口渴、唇干口燥、大便干结、小便短黄等症。

一、食养原则

1. 饮食清淡　夏季气温高，消化功能减弱致使食欲不振。如果过食肥甘油腻、大补之物，则致困胃伤脾，影响营养的消化吸收，有损健康。因此，夏季饮食宜清淡，选择绿豆、白扁豆、西瓜、荔枝、莲子、大枣、梨、豆浆等性质平和或偏凉的食物。

2. 减苦增辛　孙思邈言"夏七十二日，省苦增辛，以养肺气"。夏应心，主火，夏季可适当少食苦味食物，如苦瓜、苦菜等，以免损伤阳气。另外，可选用一些辛味发散食物，如生姜、洋葱等，既顺应夏季阳气宣达于外的特性，又可增强肺气。

3. 适食酸味　《素问·脏气法时论》言："心主夏……心苦缓，急食酸以收之。"酸属阴，夏季暑热蒸腾，出汗多，易耗损津液，可适当食用一些酸味饮食，如柠檬、番茄等，有益于养阴生津，健胃消食。

4. 少食生冷　夏季要少吃生冷食物，少饮冷饮，以免影响食欲。

5. 长夏化湿　湿为长夏主气，这一时期酷热高温，且湿气重，易侵入人体；又因为天热，人喜冷饮，饮水多，外湿入内，使水湿困脾，脾胃运化功能发生障碍，就会积水为患。因此，长夏可常吃能健脾、利水渗湿的食物，脾健而运化功能恢复，便可以行其水湿。

6. 饮食卫生 夏季天气炎热，食物易腐烂变质，因此要把好"病从口入"这一关。做到不吃腐烂变质食物；勤洗手；生吃瓜果要洗净。

二、食养方选

1. 绿豆汤（《遵生八笺》）

组成：绿豆200g。

制作：将绿豆淘净下锅，加水，武火煮至水沸即可。

用法：不拘时饮服。

功效：清热解暑，生津止渴。

按语：绿豆，味甘、性寒，可清热解毒、生津止渴。《开宝本草》中载其煮食可"消肿下气，压热解毒"；适用于夏季中暑、热病烦渴等热证，还可用于食物中毒、药物中毒及农药中毒等。

2. 苦荬粥（《粥谱》）

组成：苦荬100g，粳米100g，食盐适量。

制作：将苦荬去根，洗净，切碎；粳米淘净，加适量清水煮粥，粥沸后，加入苦荬、食盐，熟后即可。

用法：空腹食用，每日2次。

功效：清热解暑，益心除烦。

按语：苦荬，即苦菜，性味苦、寒，《随息居饮食谱》记载其可"清热，明目，补心，凉血，除黄，杀虫，解暑"，配粳米煮粥，既可发挥清解暑热的功效，又可防止苦寒太过损伤脾胃。

3. 鸭肉冬瓜粥（《粥谱》）

组成：鸭肉50g，冬瓜100g，粳米100g，食盐适量。

制作：将鸭肉切片；冬瓜去皮，洗净，切片，与洗净的粳米一同放入锅内，加水适量按常法煮粥，煮至米熟肉烂时，调入食盐，拌匀即成。

用法：空腹食用，每日2次。

功效：滋阴清热，解暑利尿。

按语：本方中鸭肉味甘、性凉，具有健脾、益胃、滋阴、利水的功效，为夏季清补常用食物之一；冬瓜味甘、淡，性凉，利小便、止烦渴；粳米味甘、性平，健脾和胃。诸味合用，共奏滋阴清热、解暑利尿之功。

4. 茭白烧肉（《调鼎集》）

组成：鲜茭白200g，瘦肉100g，葱姜蒜、食盐、酱油适量。

制作：茭白削去老皮，切成小的滚刀块，先入沸水锅烫过，再入凉水中浸凉，捞出沥净水分；肉切片。热锅下油爆香姜蒜，下肉片翻炒，再加入茭白炒2分钟左右，加少许酱油、盐调味，再加适量水收汁即可。

用法：佐餐食用。

功效：清热解毒，通利二便，开胃。

按语：茭白，味甘、性凉，《本草拾遗》记载其"作蔬食去烦热，止渴，除目黄，利大小便，止热痢"。瘦肉味甘，性平，可养血滋阴，《本草拾遗》载其"宜肥热人食之"。故在夏季食用茭白可有清热解暑、利尿的作用，可以防治暑热。

5. 黄花菜羹（《食物本草》）

组成：新鲜黄花菜 500g，木耳、食盐、湿淀粉各适量。

制作：将新鲜黄花菜洗净，切碎，备用，锅内放少许油，将黄花菜与木耳放入，稍微翻炒，加入适量清水，煮沸菜熟后，加湿淀粉勾芡，入食盐调味，起锅放入汤碗内，可依个人口味酌加葱丝、香油。

用法：佐餐食用。

功效：清热除烦，通结利肠。

按语：方名为后补。黄花菜，其味甘、微苦，性微寒，通结气、利肠胃，能发挥清热、通利之效，适于夏季暑热太盛或热结便秘者食用调养。

6. 苋菜豆腐汤（《调鼎集》）

组成：苋菜 250g，豆腐 200g，生姜、食盐适量。

制作：将豆腐切丁，用开水焯一下，锅内加水、3 片生姜烧开（加鸡汤口感更佳），加入豆腐丁、苋菜，最后加入盐调味即可。

用法：佐餐食用。

功效：清热生津，利肠解毒。

按语：苋菜，味甘性凉，有清热明目、利大小肠之效。豆腐味甘、咸，性寒，可清热生津、补中宽肠。两者同煮汤，适合夏月暑气盛而耗气伤津，常觉乏力、口渴、大便不畅者食用。

7. 苦瓜瘦肉汤（《本草纲目》）

组成：苦瓜 300g，猪瘦肉 100g，生姜、食盐各适量。

制作：苦瓜洗净去籽，切块；瘦肉切片。先将适量清水加姜丝，武火煮沸，下苦瓜、瘦肉，沸后，文火煲 30 分钟即可停火。

用法：佐餐食用。

功效：清热解暑，通利小便。

按语：苦瓜味苦、性寒，具有清热解暑、明目等作用；瘦肉味甘、性平，补脾胃。二者为汤，是夏季预防中暑、解暑的食养佳品。

8. 冬瓜薏米海带汤（《中国民族药食大全》）

组成：冬瓜 500g，薏苡仁 50g，海带 50g，食盐适量。

制作：将冬瓜洗净，切块；海带洗净，切丝；薏苡仁浸泡 2 小时。将上述三物同置锅中，加适量清水，武火煮沸，文火炖至熟烂，加食盐少许调味即可。

用法：佐餐食用。

功效：清热祛湿，解暑利尿。

按语：方名为后补。冬瓜味甘、淡，性凉，《本草经集注》中言其可"止消渴烦闷，解毒"。薏苡仁味甘、性微寒，健脾益胃、补肺清热、祛风胜湿。海带味咸、性寒，可化痰、利水。此方适于夏季食用，是解暑、祛湿之佳品。

第三节　秋季食养

"秋者阴气始下，故万物收"（《管子》）。这里的阴气始下，是说在秋天由于阳气渐收，而阴气逐渐生长起来；万物收，是指万物成熟，到了收获之时。从秋季的气候特点来看，此时由热转寒，即"阳消阴长"的过渡阶段。人体的生理活动，随"夏长"到"秋收"而相应改变。因此，秋季养生不能离开"收养"这一原则，也就是说，秋天养生一定要把保养体内的阴气作为首要任务。正如《黄帝内经》里说："秋冬养阴。"所谓秋冬养阴，是指在秋冬养收气、养藏气，以适应自然界阴气渐生而旺的规律，从而为来年阳气生发打基础，不应耗精而伤阴。

秋季如何保养体内的阴气呢？关键是要防燥护阴。中医学认为，燥为秋季的主气，称为"秋燥"，其气清肃，其性干燥。每逢久晴未雨、气候干燥之际，常易发生燥邪为患。

燥邪伤人，易伤人体津液，常见口干、唇干、鼻干、咽干、舌干少津、大便干结、皮肤干燥甚至皲裂等症。肺伤轻则干咳少痰，痰黏难咯；重则肺络受伤而出血，见痰中带血。

秋令燥气又有温凉之分，一般认为早秋气温尚高，多为温燥，温燥伤人，常表现为不恶寒或微恶寒，发热较明显；晚秋气温下降，多为凉燥，而凉燥伤人，则常不发热或微发热。

一、食养原则

1. 甘润养肺　秋气应肺，燥为秋季之主气，燥又多伤阴，故秋季多出现口干咽燥、干咳、皮肤干燥、肠燥便秘等一系列燥证。"燥则濡之"，秋天食养应选择甘润养肺、滋阴润燥类食品，如芝麻、蜂蜜、雪梨、甘蔗、柿、百合、银耳、萝卜、鳖肉、豆浆、乳品等。

2. 少辛增酸　孙思邈言："秋七十二日省辛增酸，以养肝气。"秋季饮食宜少辛增酸。一是少吃辛辣的食物，尤忌大辛大热之品，以防助"燥"，化热生火，加重秋燥；二宜进食带有酸味的食品，酸甘化阴，如葡萄、石榴、苹果、芒果、阳桃、柚子、猕猴桃、柠檬、山楂等。

3. 多吃粥食　秋天提倡食粥，最好是将上述润燥之品与粳米或糯米同煮，既可补充营养，又能增液除燥。如《医学入门》中言："盖晨起食粥，推陈致新，利膈养胃，生津液，令人一日清爽，所补不小。"

4. 调适寒温　早秋多温燥，晚秋多凉燥。因此，秋季饮食宜调适好寒温，早秋饮食不可太过温热，晚秋则不宜太过寒凉。秋季也可选择一些性质平和，容易消化的食物，如鱼、瘦肉、禽蛋、奶制品、豆类以及山药、大枣、莲子等。

5. 兼顾脾肾　为预防冬季多发的咳喘等呼吸系统疾病，除注意选食具有补肺益气功效食物外，还可适当食用健脾益胃、温肾固阳的食物，如粳米、糯米、牛肉、猪肉、山药。

二、食养方选

1. 花生粥（《粥谱》）

组成：新鲜花生仁 50g，粳米 100g，冰糖适量。

制作：将花生仁与粳米一起加适量清水同煮，煮至米烂汁稠时，可加适量冰糖调味。

用法：空腹食用，每日 2 次。

功效：润肺止咳，健脾益胃。

按语：花生性味甘、性平，《本草从新》中言花生可"润肺补脾，和平可贵"。加粳米为粥，可起到润肺、健脾的功效，适于秋燥时节食用。

2. 莼菜粥（《粥谱》）

组成：莼菜 100g，粳米 100g，食盐适量。

制作：先将莼菜洗净，用沸水焯下，沥干，切碎，备用；粳米加适量清水武火煮沸，转文火慢熬成粥，再加入莼菜、食盐稍煮片刻即可。

用法：空腹食用，每日 2 次。

功效：清热生津，厚肠益胃。

按语：莼菜性味甘、寒，《日华子本草》记载其可"治热疸，厚肠胃"。故以莼菜为粥，可清热生津、厚肠胃，适于秋季食用。

3. 柿饼粥（《宫廷颐养与食疗粥谱》）

组成：柿饼 1 个，粳米 100g。

制作：将柿饼洗净，切小丁。先煮粳米至熟软时，将柿饼放入，再煮两三沸即可。

用法：空腹食用，每日 2 次。

功效：健脾，润肺。

按语：柿饼味甘、性平，《日华子本草》言其"润心肺，疗肺痿心热咳嗽"；合粳米为粥，可起到健脾益气、润肺之效，适合秋季养肺脾之用。

4. 冰糖炖燕窝（《本经逢原》）

组成：燕窝 10g，冰糖适量。

制作：先将燕窝表面洗净，放入小碗，加适量清水浸泡 1 小时，待燕窝泡软清理细小燕毛等杂物；再重新加适量清水浸泡 1 小时，至燕窝发大通透。将燕窝与浸泡水一起倒入炖盅内，加入冰糖，隔水炖 1 小时左右。

用法：温服或凉食。

功效：润燥止咳，健脾益胃。

按语：燕窝性味甘、平，可养胃液、滋肺阴、生津益血、止虚嗽。《本草纲目拾遗》记载当时之人以燕窝"调补虚劳咳吐红痰，每兼冰糖煮食，往往获效"，冰糖味甘、性平，补中益气、和胃润肺。二者同为轻清之物，可起到润燥泽枯、健脾益胃的作用，适于秋燥季节食用。

5. 雪梨煨老鸭（《调鼎集》）

组成：雪梨1个，老鸭半只，生姜、食盐适量。

制作：将雪梨洗净，切块，备用；将老鸭斩块，洗净，锅内加适量清水煮开，焯去鸭块中血水。再将鸭块放入砂锅内，与梨一同加适量清水、生姜，文火煨2小时左右至鸭肉熟烂，加盐调味即可。

用法：佐餐食用。

功效：清肺化痰，生津止渴。

按语：梨味甘、微酸，性寒，鸭肉味甘、性凉，《名医别录》言其可"补虚除客热，和脏腑，利水道"。梨煨老鸭适合秋燥季节食用，以润燥、清肺。

6. 海参木耳羹（《本草纲目拾遗》）

组成：水发海参300g，木耳15g，食盐适量。

制作：先将木耳用清水浸开，洗净；海参洗净，均切丝；与盐放入锅中，加适量清水，武火煮沸后，转文火煲1小时左右，至熟烂，加盐调味即可。

用法：佐餐食用。

功效：滋阴养血，润燥通便。

按语：海参味甘、咸，性温，《随息居饮食谱》中言其可"滋肾，补血，健阳，润燥"等；木耳味甘、性平，补气、活血，《药性赋》中称其能够"润燥利肠兼益气"。以此二物为羹，共奏滋阴、润燥之效，适用于秋燥伤津所产生的各种燥证。

7. 芙蓉银耳（《食用菌》）

组成：银耳60g，鸡蛋2枚，牛乳、鸡汤、湿淀粉、食盐各适量。

制作：将银耳温水泡发，洗净，放入碗中，加半碗水，置蒸锅中隔水蒸20分钟左右，备用。将鸡蛋取蛋清，与牛乳、鸡汤同倒入碗中，加少许食盐，搅匀，置锅中蒸，水沸后10分钟，呈奶酪状，即为芙蓉底，备用。将剩下的鸡汤，倒入蒸好的银耳汁，加少许食盐，炖至稠厚，待煮沸后加湿淀粉勾芡，起锅后盛到芙蓉底里即可。

用法：佐餐食用。

功效：补肺润燥，益气养阴。

按语：银耳即白木耳，味甘、性平，功善滋阴润肺；蛋清味甘、性凉，能清气利咽，治咽痛诸疾；牛乳味甘、性微寒，养心肺，润皮肤；鸡汤味甘、性温，有健脾益气之效。全方性质较为平和、滋润，适合秋季食用。

8. 凤髓汤（《遵生八笺》）

组成：松子仁50g，核桃肉50g，蜂蜜适量。

制作：先将松子仁、核桃肉用开水烫去皮，研烂，再加蜜和匀即可。

用法：空腹食用，每日2次。

功效：润燥生津，润肺止咳。

按语：松子仁味甘、性温，可润肺、滑肠；核桃仁味甘、性温，能补益肾阳、温肺润肠，久服可润肌、黑须发；蜂蜜味甘、性平，功滋润。三者皆有滋润脏腑的功效，适于秋燥时节食用。

9. 杏霜汤（《饮膳正要》）

组成：粟米 250g，甜杏仁 50g，食盐适量。

制作：将粟米炒香，研为粉末；甜杏仁略炒研碎；盐略炒；将上述三物混合在一起，搅匀，装瓶收储。

用法：每次 6g，沸水冲调，饮服，每日 2 次。

功效：润肺止咳，下气消痃。

按语：粟米即小米，味咸、性微寒，将其炒香之后，可制约其寒性，使其性质趋于平和，《本草纲目》言其可"益丹田，补虚损，开肠胃"；甜杏仁味甘、性平，可"止咳下气，消心腹逆闷"。故全方可润肺止咳、下气消痃，适于干燥的秋季食用。

第四节　冬季食养

冬季寒气主令，树木凋零，动物蛰伏，均是阳气潜伏之征。正所谓"冬三月，此谓闭藏"，如果闭藏失道，则阳气不能潜藏，阴精无法储蓄，易生病端。故有"冬不藏精，春必病温"之说。因此，冬季养生的基本原则是要顺应体内阳气的潜藏，以敛阴护阳为根本。

寒为冬季之主气，寒为阴邪，最易伤人阳气。《黄帝内经》里解释说："阳气者，若天与日，失其所则折寿而不彰。"阳气就好像天上的太阳一样，给大自然带来光明和温暖，如果失去了它，万物便不得生存。人体若没有阳气，体内就失去了新陈代谢的活力，不能供给能量和热量。一些年老体弱的人，在冬季往往容易出现手足不温、畏寒喜暖，此即为"阳气虚"，而阳气虚体质的人更易受到寒邪损伤。所以，冬季养生常需防寒就暖，保护阳气。

一、食养原则

1. 冬季进补　冬季主"藏"，是休养生息的季节，也是进补的最佳时期。人体肾应冬时之气，"主封藏"，冬季饮食应注重养肾，以助肾藏精气。因此，在冬季可以适当食用具有温补作用的食物，如羊肉、牛肉、鹿肉、鸡肉、海参、虾、韭菜、糯米、龙眼肉等，以固护体内阳气。

2. 不忘养阴　《黄帝内经》有云"秋冬养阴"，可适当食用甲鱼、鲍鱼、猪肉、乌鸡、鸭肉、山药、黑芝麻等补品，能滋阴补肾，填精补髓。

3. 减咸增苦　冬季饮食应少食咸味饮食，适当增加苦味饮食以养心气。冬季为肾经当令之时，肾水太旺易克心火，咸入肾，苦入心，因此，为防止心火不足，在冬季应减咸增苦，正如《遵生八笺》中所言："冬月肾水味咸，恐水克火，故宜养心。"另外，苦味食物性质多偏凉，亦可制约冬季饮食中的温燥之性，防止"上火"。

4. 少食生冷 冬季不宜过食生冷寒凉食物。生冷食物多具滑利之性，冬天气候寒冷，如果过食寒凉生冷，必然会损伤脾肾之阳，造成中气下陷、形寒肢冷、下利清谷，有损肾之藏精作用，甚或出现其他一些病证，所以，冬季应少吃寒凉以及生冷的食物。

二、食养方选

1. 羊肉山药粥（《遵生八笺》）

组成：羊肉 50g，山药末 50g，粳米 100g，食盐适量。

制作：将羊肉洗净，捣烂，加山药末、粳米一同煮粥，待熟烂后加盐少许调味。

用法：空腹食用，每日 2 次。

功效：温阳补虚，固精止泻。

按语：方名为后补。羊肉味甘、性温，可健脾温胃、温肾助阳；山药味甘、性平，《神农本草经》言其可"补虚羸，除寒热邪气，补中，益气力"；《本草纲目》言其可"益肾气，健脾胃，止泄痢"。以二者共为粥，可共奏温补肺脾肾之效，甚补下元，可固精止泻，顺应冬季主藏精。

2. 薯蓣鸡子黄粥（《医学衷中参西录》）

组成：新鲜山药 150g，鸡子黄 1 枚，粳米 100g，食盐适量。

制作：将山药去皮，洗净，切片，与粳米同入锅中，加适量清水煎煮，待粥快成时，将熟鸡蛋黄捏碎放入，煮两三沸，食盐调味即可。

用法：空腹食用，每日 2 次。

功效：健脾补肾，养血养精。

按语：薯蓣即山药，味甘、性平，可健脾、补肺、益肾，《神农本草经》言其可"补虚羸，除寒热邪气，补中，益气力"；鸡蛋黄味甘、性温，《本草纲目》记其可"补阴血"。二者与粳米相合共煮为粥，可起到健脾、补肾、养血的功效。

3. 炒虾（《随园食单》）

组成：鲜虾 500g，冬腌芥菜 50g，酱油、食盐、植物油各适量。

制作：将鲜虾洗净，同酱油少许调拌，冬腌芥菜切丝，备用，锅中油烧热，放入虾，翻炒至虾变红色时，加食盐调味即可。

用法：佐餐食用。

功效：益气助阳，养血固精。

按语：虾味甘、咸，性温，《随息居饮食谱》记载其可"通督壮阳，吐风痰，下乳汁，补胃气"。冬腌芥菜，又名雪里蕻，味辛、性温，《名医别录》记载芥菜可"除肾经邪气，利九窍，明耳目，安中"，并言"放鱼羹中极鲜"。故以腌冬芥菜炒虾既可以提升虾的鲜味，二者又可相互为用，发挥益气助阳之功效。

4. 蒸鲈鱼（《调鼎集》）

组成：鲈鱼 1 条，火腿片、香菇片、笋片、生姜丝、食盐各适量。

制作：将鲈鱼去杂，放入盘中，加少许火腿片、香菇片、笋片、生姜丝、食盐，放锅内，武火隔水蒸 10 分钟左右至鱼熟。倒掉盘中水，淋上烫油，撒上葱花即可。

用法：佐餐食用。

功效：补益肝肾，健脾益胃。

按语：方中以鲈鱼为主，其味甘、性平，以秋末冬初时节最为肥美，《嘉祐本草》言鲈鱼可"补五脏，益筋骨，和肠胃，治水气，多食宜人"。鲈鱼味淡气平与脾胃相宜，可补益肝肾。肝主筋，肾主骨，则可强壮筋骨，辅以健脾益气的火腿、香菇，则成冬季进补的佳品。

5. 黄芽菜炒鸡（《随园食单》）

组成：黄芽菜 200g，鸡半只，黄酒、酱油、生姜、葱、食盐、植物油各适量。

制作：将鸡切块，下油锅炒，加黄酒炒二三十下；再加酱油炒二三十下，加适量水炖煮；将黄芽菜切块，待鸡块七分熟后，将菜下锅一同炒，加适量葱、姜、食盐等，炒熟即可。

用法：佐餐食用。

功效：养胃生津，除烦止渴。

按语：黄芽菜，即白菜的一种，是冬季常食之蔬菜，其味甘、性平，《名医别录》载白菜可"通利肠胃，除胸中烦"；鸡肉味甘、性温，填精补髓，安五脏。黄芽菜炒鸡共奏补中养胃之效。

6. 核桃鱼肚煲（《中华药膳》）

组成：核桃仁 30g，鱼肚 100g，鸡肉 250g，生姜丝、葱丝、黄酒、食盐各适量。

制作：将核桃仁放入沸水锅中焯一下，去皮；将鱼肚洗净后，用油发好，即在温油锅中炸至断面呈海绵状，切长块；鸡肉洗净，切块。将上述三物，加适量的姜丝、葱丝、黄酒，放入锅内，加入上汤，武火煮沸，文火炖 30 分钟左右，加食盐调味即成。

用法：佐餐食用。

功效：健脾益胃，温肾助阳。

按语：核桃仁味甘、性温，《本草纲目》记载其可"益命门，利三焦，温肺润肠"。鱼肚，味甘、性平，可入肾补精。鸡肉味甘、性温，可益气、补精、填髓。本方可健脾、温肾，适合冬季食用。

7. 姜汁鸡汤（《四季饮食与健康》）

组成：小嫩公鸡 1 只，老姜 100g，食盐适量。

制作：将鸡宰杀，去内脏，洗净；老姜洗净，捣烂，榨汁。将榨好的姜汁灌入鸡腹内，密封，置于砂锅中，加适量清水，武火煮沸，文火炖 2 小时左右，加食盐调味即可。

用法：佐餐食用。

功效：健脾补虚，温胃散寒。

按语：鸡肉味甘、性温，可温中、益气、补精、填髓；生姜味辛、性温，可散风寒。故此鸡汤有温中补虚之效，适合寒冷的冬季食用。

8. 干贝瘦肉汤（广东菜谱）

组成：干贝 30g，猪瘦肉 200g，食盐适量。

制作：将干贝用温水泡发，洗净；瘦肉洗净、切片。将干贝与瘦肉同入锅中，加适量清水（以鱼汤或上汤味更鲜美），煮沸后，文火煲 1 小时左右，加适量食盐调味即可。

用法：佐餐食用。

功效：补肾益精，滋阴养血。

按语：干贝，又名江瑶柱，味甘、咸，性温，《随息居饮食谱》言其可"补肾"；《本草从新》记载其可"下气调中，利五脏"。猪瘦肉味甘、性平，《备急千金要方》中言其可"补肾气虚竭"。故此方可补肾益精，适合冬季食用。

9. 萝卜羊肉汤（《日华子本草》）

组成：萝卜 250g，羊肉 150g，生姜片、葱段、胡椒粉、食盐适量。

制作：萝卜洗净、切块，备用。羊肉切块，焯水，捞出后放入锅中，加适量清水，放入生姜片、葱段，大火煮沸，小火慢炖 20 分钟后，加入萝卜，同炖至羊肉熟烂，加入食盐、胡椒粉调味即可。

用法：佐餐食用。

功效：健脾和胃，益气补虚

按语：羊肉味甘、性温，可健脾温胃，冬季常食。萝卜味辛、甘，性凉，可下气宽中，化痰消积，民间素有"冬吃萝卜"的说法，与羊肉相配伍，既有助于脾胃运化，又可缓解羊肉温热之性，《食物本草》言萝卜"同猪羊肉、鲫鱼煮食更补益"。因此，此食养方适宜冬季进补食用，既可补虚，又不会太过滋补，有碍脾胃。

第八章　因人食养 ▷▷▷▷

因人食养，是指根据个人年龄、性别、职业、生活习惯等的不同特点，有针对性地选择相应的饮食来调养身体的养生方法。

人体形成后具有各自不同的特征，即使同一个人在不同的年龄阶段身体状况亦有所不同。因此，针对小儿、老年人、孕妇、乳母生理特点的不同而灵活运用食养，才能有益于机体的营养健康。

第一节　小儿食养

小儿时期指出生到 12 岁。小儿时期处在生长发育过程中，从体格、智力到脏腑功能，均不断向完善、成熟方面发展，反映了小儿生机旺盛以及对水谷精气、营养物质的需求。小儿生理特点如下。

1. 生机蓬勃　小儿充满生机，在生长发育过程中，无论在机体的形态结构方面，还是各种生理功能活动方面，都是在不断地、迅速地向着成熟、完善方向发展。这种生机蓬勃、发育迅速的生理特点，在年龄越小的儿童，表现越是突出，体格生长和智能发育的速度越快。

2. 形气未充　小儿五脏六腑娇弱柔嫩，如肺气、脾气、肾气等都未曾成熟，生理功能都不完善。小儿初生之时，五脏六腑，成而未全，全而未壮，需赖先天之气生发、后天水谷精微之充养。在整个小儿时期，都是处于脏腑娇嫩、形气未充的状态，而且越是幼小的儿童，表现越是突出，特别是肺、脾、肾三脏的生理功能相对不足。肺气不固，易受外邪；脾气不足，容易食滞；肾气不充，生长发育受限。所以，古人认为小儿为"稚阴稚阳"之体，小儿疾病多与脏腑功能不足有关。

一、食养原则

1. 母乳喂养　母乳是婴儿阶段最好的食物，世界卫生组织建议，所有儿童 6 个月以内应接受完全的母乳喂养；6 个月 ~2 岁阶段母乳可作为补充食物。中医学理论自古以来即提倡新生儿以母乳喂养为宜。乳汁乃乳母气血化生而成，是婴儿生长发育所需的主要物质来源，万全在《育婴家秘》中曾赞"乳为血化美如饧"。同时，以母乳喂养亦要注意方法，"乳儿不欲大饱，饱则令吐"（《备急千金要方》）。正确的母乳喂养是婴儿生长发育的需要。

2. 营养全面　小儿正处于生长发育阶段，需要全面而均衡的营养。要保证营养均衡首先要做到不偏食，《景岳全书·小儿则》中云"小儿饮食有任意偏好者，无不致病，所谓爽口味多终作疾也，极宜慎之"，明确指出如果小儿偏食、挑食，会导致疾病丛生，影响健康。因此尽量做到饮食多样化，保证小儿营养全面，使其逐渐养成良好的饮食习惯，才能健康成长。

3. 循序渐进　应根据小儿生理发育特点注意循序渐进的喂养原则，如《阎氏小儿方论》中云："自半岁以后，宜煎陈米稀粥，取粥面时时饮之。十月以后，渐与稠烂饭，以助中气，自然易养少病。周岁以后，便当断乳。"随着小儿的生长发育，单纯的母乳已不能完全适应其营养需求，需适时添加一些辅助食物，特别是粥、软饭类，有助于强健小儿脾胃之气，为其以后独立进食奠定基础；但不可过早哺食，早则小儿不胜谷气，易损伤尚未健全之脾胃，致病丛生；亦不可过晚给食，用进废退，则会致脾胃怯弱，不利于其成长。

4. 健运脾胃　小儿的生长发育与气血关系密切，而脾胃为后天之本、气血生化之源，此期食养总以健运脾胃为大原则。脾胃健运，水谷精微等营养物质，源源不断，气血生化有源，则余脏皆能得补，形体逐渐发育，并从小养成良好的饮食习惯，不暴饮暴食、偏食。《古今医统大全·幼幼汇集》亦提出："吃热吃软吃少则不病，吃冷吃硬吃多则多病。"

5. 适当固肾　肾气对人的生长发育有极为重要的作用，小儿肾气未充，牙齿、骨骼、脑髓均处于发育中，因而要适当固肾、补肾，可给予乌骨鸡肉、核桃仁、黑芝麻、桑椹等食物。但毕竟小儿为"纯阳之体"，少少予之即可，不可太过补益。

二、食养方选

1. 碎米饮（《备急千金要方》）

组成：粳米 50g。

制作：将粳米淘洗干净，研碎，加适量清水，武火煮沸，文火慢熬至黏稠。

用法：空腹食用，每日 2 次。

功效：健脾开胃。

按语：粳米味甘、性平，健脾益胃，《日华子本草》中记载其可"补中，壮筋骨，益肠胃"。以其煮浓汁，每次少许予新生小儿，可健运脾胃之气，培养后天之本，增强体质。

2. 姜汁牛乳（《备急千金要方》）

组成：生姜汁 20mL，牛乳 100mL，白糖适量。

制作：将现榨之新鲜生姜汁与牛乳混合拌匀，文火煎煮至100mL，可加白糖适量以调味。

用法：徐徐饮服。

功效：降逆止呕，温胃补虚。

按语：方中生姜汁味辛、性温，具有温中止呕、温肺止咳的功效，《本草纲目》中言生姜"熟用和中"；牛乳味甘、性微寒，可补益肺胃，《备急千金要方》中称牛乳

"入姜、葱，止小儿吐乳"。此方可温胃止呕、补虚，适用于小儿吐乳。另外，脾胃虚寒、身体瘦弱及日常多寒凉饮食之儿童可食用，以顾护脾胃。

3. 鸡子粥（《太平圣惠方》）

组成：鸡蛋 1 个，糯米 20g，粳米 50g。

制作：将粳米、糯米洗净，加适量水煮粥，待粥快熟时，将鸡蛋打破、搅匀，放入粥中，煮沸即可。

用法：空腹食用，可加少许醋食用。

功效：健脾止泄，补养气血。

按语：鸡蛋味甘、性平，可益气养血，《本草纲目》中记载其可"止小儿痢"；粳米味甘、性平，可补气健脾，《名医别录》记载其可"止泄"；糯米味甘、性温，可温中健脾。三味同用，可补养气血，健脾止泄，适合小儿身体瘦弱，长期慢性腹泻者食用。

4. 胡萝卜粥（《本草纲目》）

组成：胡萝卜 50g，粳米 50g。

制作：胡萝卜洗净、切片，粳米研碎，一同煮粥。

用法：空腹食用，每日 2 次。

功效：宽中下气，消积导滞。

按语：胡萝卜味甘、性平，可健脾消食、养肝明目，《本草纲目》言其可"下气补中，利胸膈肠胃，安五脏，令人健食，有益无损"。以此熬粥，可起到健脾消食作用，能促进消化；另外还可养肝明目，保护小儿视力。

5. 冬笋粥（《食物本草》）

组成：冬笋 50g，粳米 50g。

制作：将冬笋洗净，切碎，与粳米一同入锅，加适量清水，武火煮沸，文火慢煮半小时左右，熬成稀粥。

用法：空腹食用，每日 2 次。

功效：宣散透疹。

按语：方名为后补。原方主治小儿麻疹，疹出不畅。竹笋味甘、性寒，入肺、胃经，有清热化痰、消食和胃、解毒透疹、和中润肠之功，《本草纲目拾遗》言其"利九窍，通血脉，化痰涎，消食胀"。由于本品容易消化，适合小儿经常食用。

6. 甜浆粥（《本草纲目拾遗》）

组成：豆浆 200mL，粳米 50g。

制作：将粳米先煮，半熟时加豆浆汁同煮至粥成。

用法：空腹食用，每日 2 次。

功效：健脾益胃，补虚润燥。

按语：粳米味甘、性平，可健脾益胃。豆浆味甘、微咸，性凉，《药性考》言其可"利便通肠"，《随息居饮食谱》记载其可"清肺补胃，润燥化痰"。以二者为粥，可起到健脾益胃、强壮身体之效，且其性质平和、口味香甜，适于小儿长期食用。

7. 鸡羹（《调鼎集》）

组成：小公鸡半只，香菇丁、山药丁、火腿丁、核桃仁适量，葱花、生姜片、酱油、湿淀粉适量。

制作：将半只公鸡宰杀，洗净，开水焯后，加适量清水炖至熟烂。再将鸡捞出，将鸡肉撕碎，鸡汤备用。油锅烧热，葱花爆锅，放入撕碎的鸡肉及香菇丁、山药丁、火腿丁、核桃仁，加少许酱油略炒，再加入鸡汤炖至熟烂，湿淀粉勾芡淋入，煮沸，加盐少许调味即可。

用法：佐餐食用。

功效：健脾开胃，扶正补虚。

按语：鸡肉味甘，性温，可健脾益气，温中；香菇味甘、性平，可健脾开胃；山药味甘、性平，可健脾、补肺、固肾；火腿为猪腿研制而成，味甘、咸，性温，可健脾开胃、填精益血；核桃仁，味甘，性温，可补肺温肾诸味合用，既调养脾胃，又色彩丰富，有助于增加小儿食欲。合炖为羹，易于消化，适合小儿脾胃虚弱，食欲差，消瘦者食用。

8. 煮山药（《奇效简便良方》）

组成：山药150g，白糖适量。

制作：将山药洗净，切小段入锅中，加适量清水，煮熟即可。

用法：去皮，将山药加糖少许捣泥食之；或山药蘸糖食用。

功效：健脾益胃，润肺止咳。

按语：方名为后补。山药味甘、性平，《名医别录》记载其可"补中，益气力"，《本草纲目》言其可"健脾胃""化痰涎"。以煮熟山药捣烂如泥，既可健补脾胃、培土生金，又可润肺止咳，对小儿咳嗽、不欲饮食者有益。

9. 蒸鹌鹑蛋羹（《中国民族药食大全》）

组成：鹌鹑蛋2枚，冰糖适量。

制作：将冰糖研末，打入鹌鹑蛋，置口盅或碗内，搅匀，隔水蒸，水沸后再蒸3分钟即可。

用法：佐餐食用。

功效：补益气血，健脾益胃。

按语：方中鹌鹑蛋味甘、性平，有补益气血、健脾益胃、健脑益智之效。《广西药用动物》曰其"可治胃病、肺病、神经衰弱和心脏病"；白糖味甘性平，健脾益气，二者合用有益于脾胃的消化与吸收，适合小儿食用。

第二节　孕妇食养

妊娠是指受孕到分娩的时期，也称"怀孕"。女子发育成熟后，月经按期来潮，就有了孕育的功能。受孕的机理在于肾气充盛，天癸成熟，冲任二脉功能正常，男女两精相合，就可以构成胎孕。《灵枢·决气》说："两神相搏，合而成形。"为使胎儿先天发育良好，必须选择受孕时机，"男精壮而女经调，有子之道也"。说明了构成胎孕的生理过程和必要条件，男精壮即正常的性功能及精液，女经调包括正常的月经和排卵等，才能创造新的生命，这是优生优育的基础和条件。

1. 妊娠早期 怀孕前 3 个月。由于血聚于下，冲脉气盛，肝气上逆，胃气不降，常出现不同程度的恶心、呕吐，这种现象称为孕吐，一般不严重，经过 20~40 天，症状多能自然消失。另外，由于饮食不合宜或情绪不佳亦会引起呕吐和拒食。

2. 妊娠中期 怀孕 4~7 个月。一般妊娠在 2.5~3 个月后孕吐开始消失，孕妇胃纳渐增，进食增多。妊娠 3 个月后，小腹部开始膨隆，白带稍增多，乳头、乳晕的颜色加深。妊娠 4~5 个月后，孕妇可以自觉胎动。妊娠 6 个月后，胎儿渐大，阻滞气机，水道不利，常可出现轻度肿胀。

3. 妊娠后期 怀孕 8~10 个月。由于胎儿的增大，阻碍气机升降，气机不利，血运受阻；再加之孕妇行动不便，活动量减少，可见便秘等现象。

一、食养原则

1. 逐月养胎 孕妇的营养关系到腹中胎儿的营养和发育。饮食营养供给不足，会影响胎儿的健康发育；饮食过多，会带来消化不良等一系列问题，对胎儿的成长不利。妊娠早期饮食尽量诱人，主要是使孕妇能进食、少吐；妊娠中期，胃纳渐增，进食增多，除以各种谷类及豆类食物为主食健脾益气外，还可适当增加一些动物肉类和鱼、蛋、奶等血肉有情之品，以补益精血，以养胎元；妊娠后期常会出现水肿、便秘等现象，此时饮食"宜淡不宜咸"，多吃一些润肠通便的食物，并根据孕妇的营养状况来调整饮食。

2. 适当补益 气血的盛衰、肾精的盈缺都与胎元的生长状况密切相关。因此，孕妇在妊娠期应适当食用一些可健脾益胃、滋补肾精的食物，如鸡肉、鱼类、蛋、黑豆、龙眼肉等，以使气血生化充盈，滋养胎元正常发育。

3. 精心调配 在保证营养需要的前提下，食用易于消化的食物，减少因饮食不当产生的疾病。《女科切要》中言"（妊娠）味宜凉而不宜热，食宜暖而不宜寒"。食物搭配上，以甘温益脾、甘咸补肾之品为主，可适当选用肉类食品，并搭配蔬菜水果，做到营养全面而均衡；慎选或避免苦寒滑利、辛辣温燥之品。

4. 不可饮酒 酒为辛热之品，有行药势、通血脉、温经散寒之效。但妊娠期女性血聚以养胎，若饮酒则可能出现血热妄行，不利于胎儿的生长发育，甚至可能会出现胎动不安、滑胎等。因此，妊娠期女性不宜饮酒。

5. 勿吃生食 生冷之物损伤脾胃，气滞血凝，尤其荤物未熟而用有碍脾胃运化，可致杂病丛生，对胎儿造成伤害，故孕期应避免食用生的海鲜，如牡蛎、生鱼寿司等。

二、食养方选

1. 甘蔗汁（《梅师集验方》）
组成：甘蔗汁 200mL，生姜汁 30mL。
制作：将新鲜榨好的甘蔗汁和生姜汁混合，搅拌均匀，上火加热煮沸，即可停火。

用法：徐徐饮服。

功效：健脾益胃，下气止呕。

按语：甘蔗味甘、性平，有生津止渴的作用，《本草纲目》言其可"止呕哕反胃、宽胸膈"；生姜味辛、性温，为"呕家圣药"，能温中、止呕。以甘蔗汁和生姜汁合用，对妊娠早期呕吐反应有很好的缓解作用。

2. 龙眼紫苏茶（《鳞溪秘传简验方》）

组成：连壳龙眼 3 枚，紫苏叶 10g。

制作：将龙眼连壳与紫苏叶加适量清水煎服，煮沸即可。

用法：不拘时饮服。

功效：益脾养血，行气安胎。

按语：方中龙眼味甘、性温，具有补益气血、养心安神之效。紫苏叶味辛、性温，可解表、宽中、安胎、解鱼蟹毒，《本草纲目》记载其可"定喘安胎"。故以龙眼与紫苏叶煮水代茶饮，具有安胎之效。

3. 老母鸡小米粥（《种杏仙方》）

组成：老母鸡肉 50g，红谷 15g，粟米 100g，食盐适量。

制作：将老母鸡肉切碎，红谷、粟米洗净，将三物一同放入锅中，加适量清水，武火煮沸，文火炖至米熟肉烂，食盐调味即可。

用法：空腹食用，每日 2 次。

功效：健脾益胃，补虚安胎。

按语：方名为后补。鸡肉味甘、性微温，有补虚填精之效，母鸡肉效更佳，如《名医别录》记载黄雌鸡肉可"补益五脏""益气力"。红谷，即红米，味甘、性温，可健脾温中。粟米即小米，味甘咸、性凉，健脾、养肾气。以老母鸡汤与红谷、粟米同煮为粥，有健脾益胃、补虚安胎的功效，且性质平和，适于孕妇食用。

4. 鸡子糯米粉（《备急千金要方》）

组成：鸡蛋 1 枚，糯米粉 100g。

制作：将鸡蛋打入碗内，加糯米粉，适量沸水搅匀如粥。

用法：温热顿服。

功效：温胃和中，安胎止痛。

按语：方名为后补。鸡蛋味甘、性平，可补益五脏、安胎，《日华子本草》言其可"安五脏，止惊安胎"。糯米粉味甘、性温，可暖脾胃，也可用于"胎动不安"。以二者相合，可共奏温胃和中、安胎之效，对早期妊娠反应，如恶心、腹痛、腰痛等适用。

5. 丹雄鸡肉索饼（《普济方》）

组成：丹雄鸡 1 只，面粉 500g，食盐适量。

制作：先将丹雄鸡宰杀，洗净，将鸡肉切下取 250g，剁碎，加适量清水，武火煮沸，改用文火慢煮，至肉糜烂，煮作肉羹，加盐调味。以水和面，擀薄，切细做成面条，佐丹雄鸡肉羹同食。

用法：作主食，适量服用。

功效：补虚，温中，养胎。

按语：索饼，即今之面条。方中丹雄鸡味甘、性温，《神农本草经》言其具有"补虚温中止血"之效，可用于"女人崩中漏下赤白沃"；面粉味甘，健脾益气、厚肠胃。以白面做面条，佐以丹雄鸡肉羹，可共同发挥补虚、安胎之效。

6. 鲈鱼鲙（《食经》）

组成：鲈鱼 1 条，生姜末、酱油、食盐各适量。

制作：将鲈鱼宰杀，去内脏，洗净，去头尾，取中段，片去鱼刺，留鱼肉，切细丝，入沸水锅中焯一下，捞出。将鲈鱼肉丝放入盘中，调入姜末、酱油、盐混匀即可。

用法：佐餐食用。

功效：补中安胎，消食和胃。

按语：方名为后补。鲈鱼味甘、性平，益脾胃、补肝肾，《嘉祐本草》记载其可"补五脏，益筋骨，和肠胃"，《食疗本草》中称其可"安胎，补中，作鲙尤佳"。古代称切细的生肉为脍（鲙），孕妇宜用熟食。生姜味辛、性温，可降逆止呕。故此方既可安胎补中，又可减轻早期呕吐、食欲差等妊娠反应。

7. 葡萄糕（《本草纲目》）

组成：葡萄 250g。

制作：将葡萄洗净，加适量水，煮沸即可。

用法：不拘时饮服。

功效：除烦止渴，理气安胎。

按语：方名为后补。葡萄味甘、性平，《本草纲目》记其可"除烦止渴"，将其用于"胎上冲心"所致的胸腹胀满、烦躁不安等症。故以其煮汤用于安胎，简便实用。

8. 鲤鱼汤（《饮膳正要》）

组成：鲤鱼 1 条。

制作：将新鲜鲤鱼宰杀，去内脏，洗净，加水适量炖熟即可，不加盐。

用法：佐餐食用。

功效：健脾安胎，利水消肿。

按语：鲤鱼味甘、性平，有健脾利水消肿的作用，《日华子本草》言其可"治怀妊身肿，及胎气不安"。鲤鱼为孕妇调补之佳物。将鲤鱼炖汤、淡食，利水消肿，利而不伤正，补而不腻，是孕妇养胎护胎、防治妊娠水肿的佳方。

9. 菠菜猪肝黄花汤（《康疗食谱》）

组成：菠菜 150g，猪肝 100g，黄花菜 25g，葱花、食盐各适量。

制作：将黄花菜水发后，挤去水分，切段；菠菜洗净，切几刀；猪肝切薄片。起汤锅，下猪肝、黄花菜、菠菜，烧沸后加入食盐、葱花调味，再炖片刻，即成。

用法：佐餐食用。

功效：养肝明目，清热利湿。

按语：菠菜味甘、性凉，利五脏、通肠胃、解酒毒；猪肝味甘、性温，善补肝养血明目；黄花菜味甘，性微苦、微寒，汪颖的《食物本草》中记载其可以"通结气，利肠胃"。故以此三物为汤，既可以养肝血，又有助于肝木条达，适于孕妇属血虚气郁者食用。

第三节 乳母食养

乳母是指哺乳特定生理状态的产妇。乳汁由精血所化，《类证治裁》说："乳汁为气血所化，而源出于胃，实水谷之精华也。"产后乳汁充足与否、质量如何，与脾胃盛衰及饮食营养密切相关。精血津液充足，能化生足够的乳汁哺养婴儿。乳母的营养不仅为泌乳提高物质基础，也是产妇恢复健康的重要前提条件，因此，乳母合理而充足的饮食营养非常重要。

1. 乳母泌乳 产后气血上化为乳汁以营养婴儿，《胎产心法》记载"产妇冲任血旺，脾胃气壮则乳足"，说明乳母气血充盈则乳汁自泌；若气血不足则会出现乳汁缺乏，甚至不泌乳之现象。乳母正气充足，才能分泌优质乳汁以喂养婴儿。

2. 多虚多瘀 产妇因分娩时消耗大量体力、产创出血等，往往会导致机体元气耗损，阴血亏虚，冲任受损，而出现一系列虚证。《备急千金要方》对产妇的调养原则中称"妇人产讫五脏虚羸，惟得将补，不可转泄"。同时由于新产后，恶血未尽，产妇尚存在"瘀"的特点，亦不可妄补。故产妇产后运用食物调养时需注意其"多虚多瘀"的病理生理特点。

一、食养原则

1. 营养充足 根据授乳期母体的生理特点及乳汁分泌的需要，合理安排易消化而又营养丰富的膳食，保证充足的营养供给，对于乳母和婴儿的健康都是非常重要的。

2. 食宜甘温 妇人产后应慎食寒凉之物以免损伤中焦脾胃；饮食上宜多食甘温，如鸡肉、羊肉、牛肉、糯米、龙眼肉等，以资气血生化之源。

3. 调理气血 产妇产后多具有虚瘀夹杂的特点，瘀血不尽，不宜过早补益，且瘀血蓄积在内，易致恶露淋沥不尽，与风、寒邪结合为病。因此在饮食上亦应注意食用一些可以补虚、活血的食物，如淡菜、乌骨鸡、马齿苋、油菜等，以调理气血，促进恶露排出。

4. 催乳饮食 婴儿阶段主要依靠母乳喂养，乳汁分泌不足会影响到婴儿的营养与健康。因此，产妇应多食用一些可以促进乳汁分泌的食物，如猪蹄、羊肉、牛肉、鹿肉、鲍鱼、豌豆、丝瓜、莴苣、芫荽等，皆有通乳、下乳之功效。

5. 饮食禁忌 《饮膳正要·乳母食忌》中明确指出"子有病无病，亦在乳母之慎口。如饮食不知避忌，倘不慎行，贪爽口而忘身适性致疾，使子受患，是母令子病矣"。若乳母多食肥甘厚味而不化，则可能影响到婴儿的脾胃状况；若乳母多食辛燥之品，则可能诱发婴儿出现疮疖等；若乳母多食润肠滑肠之品，可能殃及婴儿出现腹泻、消化不良等疾病；若乳母饮食营养不良，则会影响到乳汁的质和量，可能导致婴儿出现营养缺乏类疾病。

二、食养方选

1. 炒麦芽汤（《妇人规》）

组成：炒麦芽 100g。

制作：将麦芽炒熟，研碎，加水煮沸 10~15 分钟，即可停火。

用法：不拘时饮服。

功效：消食健胃，养血，回乳。

按语：本品适用于产母无子饮乳、有乳而欲断者。麦芽味甘、性平，具有消食健胃、回乳的功效，《滇南本草》言麦芽"治妇人奶乳不收，乳汁不止"，《医学衷中参西录》解释说："妇人乳汁为血所化，因其（麦芽）善于消化，微兼破血之性，故又善回乳。"以麦芽煮水饮用是产后回乳之常用方法。

2. 猪肝粟米粥（《太平圣惠方》）

组成：猪肝 50g，粟米 100g，食盐适量。

制作：将猪肝切小块，洗净，在热水中焯过，再与粟米、食盐一起煮粥。

用法：空腹食用，每日 2 次。

功效：养肝益血，通乳。

按语：方中猪肝味苦、性温，可补肝血，气血充足则乳汁生化有源。粟米，即小米，味咸、性微寒，《本草纲目》言其"煮粥食，益丹田，补虚损"，粟米熬粥素有"代参汤"之称，是北方妇女产后调养身体的常用之品。故此方是产妇养血通乳之佳品。

3. 莴苣粥（《粥谱》）

组成：莴苣 200g，粳米 100g，食盐适量。

制作：将莴苣洗净，切小块，与粳米放入锅中，加水同煮粥，食盐调味。

用法：空腹食用。

功效：清胃，通乳汁。

按语：莴苣味苦、性凉，《本草纲目》中记载以莴笋煮汁可"下乳汁"，治疗乳汁不通。粳米味甘、性平，可健脾益胃；粳米味甘、性温，可益气养胃。将莴苣与粳米同煮粥食，既可充养胃气，补养气血，使乳汁生化有源，又可通经脉，促进乳汁分泌。

4. 花生炖猪蹄（《陆川本草》）

组成：猪蹄 1 只，花生 100g，食盐适量。

制作：将猪蹄洗净，斩成块，与洗净的花生一起放入锅中，加适量清水，武火煮沸后，改用文火慢炖至猪蹄熟烂，加适量食盐调味即可。

用法：佐餐食用。

功效：益气，养血，下乳。

按语：猪蹄味甘、咸，性微凉，可补肾益精、养血下乳。花生味甘、性平，可健脾和胃、润肺化痰，《本草从新》中言花生可"润肺补脾，和平可贵"。以猪蹄、花生共炖为汤，可起到健脾益胃、补益气血的作用，气血生化有源，则有下乳之效。

5. 猪蹄姜醋（《中医饮食调补学》）

组成：猪蹄1只，鸡蛋2枚，生姜250g，黑糯米醋500mL，蜂蜜、食盐各适量。

制作：先将生姜切块晾干，备用；锅中倒入姜块，加少许食盐、蜂蜜煸炒；另将猪蹄洗净切块，洗净；鸡蛋略煮剥壳；猪蹄、鸡蛋与醋共同置入瓦煲内，用文火煮熟猪蹄。

用法：佐餐食用。

功效：温经补血，活血通乳。

按语：本方为广东民间产妇调养常用经验方，又名"猪脚姜"等。猪蹄味甘、咸、性微凉，是催乳、下乳常用的食物。鸡蛋味甘、性平，可补养气血；生姜味辛、性温，散风寒，醋味酸、苦，性温，酸能益血，《本草拾遗》记其可"治产后血运"；蜂蜜味甘、性平，健脾温胃。故整方为用，既可温经补血，又能活血通乳，可促进产妇恶露的排出及乳汁的分泌。

6. 鲜虾羹（《本草纲目》）

组成：鲜虾200g，鸡蛋1枚，葱、姜、食盐、湿淀粉各适量。

制作：将鲜虾洗净，去杂；将虾肉切薄片，打入鸡蛋，放少许葱花、姜丝、食盐，调匀，备用。将剥下来的虾头、足、尾，加适量清水，煮沸，去渣留清汤备用。在锅中加适量油，油热后，加葱花爆香，加入清汤，煮沸后下拌好的虾肉，再煮沸，加湿淀粉勾芡即可。

用法：佐餐食用。

功效：补益肾精，下乳汁。

按语：方名为后补。虾味甘、性温，《本草纲目》载其有"下乳汁"之功效。鸡蛋味甘、性平，可补益气血、"安五脏"，《本草纲目》载蛋黄可"补血，治下痢、胎产诸疾"。以鲜虾为羹，亦是产后乳母下乳之佳品。

7. 鲫鱼茭白羹（《本草拾遗》）

组成：鲫鱼1条，茭白100g，葱花、姜丝、黄酒、食盐、湿淀粉各适量。

制作：茭白削去老皮，切小丁，入沸水锅中焯过，放入凉水中浸凉，捞出沥干水分。鲫鱼宰杀后，去内脏，洗净，和葱花、姜丝、黄酒一起入锅，加适量清水同煮，待鱼肉熟后，取出剔鱼肉，鱼汤备用。将鱼汤放入锅中煮沸后，加茭白丁，文火慢煮20分钟，入鱼肉，加食盐调味，以湿淀粉勾芡即可。

用法：佐餐食用。

功效：健脾益气，通脉下乳。

按语：方名为后补。方中鲫鱼味甘、性平，有养血补气、通乳的作用，《女科切要》对产后无乳者言应"补用钟乳粉、猪蹄、鲫鱼之属"。茭白，又名菰，味甘、性凉，可去烦热、止渴、利大小便，具有通利之效。二者合用为羹，可起到开胃、通脉下乳之效。

8. 五妙汤（《本草纲目拾遗》）

组成：鸡蛋1枚，新鲜豆浆200mL，豆腐皮50g，龙眼肉14枚，白糖适量。

制作：豆浆与豆腐皮、龙眼肉一同放入锅中，加热煮沸后，调入生鸡蛋和白糖，煮熟即可。

用法：温热食用。

功效：滋阴养血，补虚下乳。

按语：方名为后补。鸡蛋味甘、性平，《本草纲目》中认为其可"兼理气血"，尤其蛋黄能"补血，治下痢、胎产诸疾"。豆浆味甘、微咸，性凉，有补益正气的作用，《本草纲目拾遗》记载其可"清咽祛腻"。豆腐皮味甘、性平，有"养胃"之功。龙眼肉味甘、性温，可养血安神、补脾益气。四物共用，可起到清中有补、补而不腻、清而不伤之效，整方甘平和缓、滋阴养血，是产后调补之妙剂。

9. 鲜藕鸡蛋汤（《中国民族药食大全》）

组成：鲜藕200g，鸡蛋2枚，食盐适量。

制作：将鸡蛋和藕分别洗净，将藕切成块，与鸡蛋同入砂锅，加适量清水煮至藕、蛋熟后，取出鸡蛋去壳，将蛋与藕、盐再一同煮沸即可。

用法：佐餐食用。

功效：益气养血，化瘀通乳。

按语：方名为后补。鸡蛋味甘、性平，可养血滋阴，《日华子本草》中记载其可"破产后血闷"。藕味甘、性寒，熟用健脾益气。二者同用，可补益气血，使乳汁生化有源。

第四节　老人食养

通常认为60岁以上为老年期。老年人在身体形态和机能方面均发生了一系列变化。《灵枢·天年》是这样描述的："五十岁，肝气始衰，肝叶始薄，胆汁始灭，目始不明。六十岁，心气始衰，善忧悲，血气懈惰，故好卧。七十岁，脾气虚，皮肤枯……"衰老也会促使慢性病的发生和发展，影响健康水平和生存质量。

老人生理有四个特点：

1. 脏腑亏虚　衰老与五脏亏虚密切相关。如心气虚会影响血脉的运行及神志功能，加速衰老进程，出现失眠、健忘、多梦等症。肺为气之本，肺气衰，全身机能都会受到影响，不耐劳作，容易出现慢性咳嗽、气喘、感冒等病症。老年人脾胃功能逐渐减弱，营养的摄取受到影响。年老肝肾不足，则容易出现行走不便、下肢无力、关节肿痛、骨质增生、骨质疏松症、耳鸣眼花、阳痿遗精等。

2. 阴阳虚衰　体内阴阳平衡的失调，无论是阳气不足或者阴精减耗，都会加速衰老，减其寿命。孙思邈说"人年五十以上，阳气日衰，损与日至"，因而出现诸多衰老征象，如失眠健忘、视听不清、性情变异、食饮无味、寝处不安等。朱丹溪提出了老年人"阳常有余，阴常不足"的著名论点。许多医家主张滋补阴精，以防衰延寿。

3. 精气神耗　中医学认为，精、气、神为人之"三宝"。历代医家与养生家，都反复强调精气神亏耗与衰老的因果关系。如《素问·金匮真言论》说："精者，身之本也。"精血亏虚从而引起衰老，故老年人常见精力不济、体力不支、生殖功能和性欲减退，甚至丧失等。

中医认为人之元气的盛衰存亡，决定人之寿夭。如气虚就会出现神疲乏力、少气懒言、面色无华、自汗出、易感冒等。

《素问·移精变气论》说："得神者昌，失神者亡。"如果血虚不能养神，就会表现为精神不振、面色萎黄、语言无力、表情冷漠、反应迟钝、记忆减退、思维迟缓、身体瘦弱、四肢无力。

4. 多夹痰瘀 清代毛祥麟在《对山医话》中指出，老年人如"年久之积秽沟渠，必多拥塞"。人至老年，气血逐渐虚衰，运化无力，往往容易导致体内痰、瘀的生成，从而呈现出虚实夹杂的生理特点。

一、食养原则

1. 饮食多样 老年人饮食宜保持多样化，"五谷为养，五果为助，五畜为益，五菜为充，气味合而服之，以补益精气"（《素问·脏气法时论》）。《保生要录》中说："凡所好之物，不可偏耽，耽则伤而生痰；所恶之物，不可全弃，弃则脏气不均。"故老年人宜合理饮食，不可偏嗜。

2. 饮食清淡 老年人的饮食要清淡，多吃蔬菜水果，少食肥甘厚味之品，如肥肉、动物的内脏、甜食等。《素问·生气通天论》说："膏粱之变，足生大丁。"老年人若饮食过于肥腻，容易加重脾胃负担，造成老年肥胖症等多种疾病。

饮食忌过咸。尤其高血压、水肿患者应少盐，因过咸饮食，摄入钠盐过多，易造成高血压病，进而影响心肾功能。《医论》也指出老年人饮食应"去肥浓，节酸咸"。此外，应少用油煎炸等烹调方法

3. 温热熟软 《灵枢·师传》说："食饮者，热无灼灼，寒无沧沧。"老年人宜适温而食，既不要过热，也不应过凉。过食温热易损伤食道及胃黏膜，诱发癌症；过食生冷可伤及脾胃阳气，引起疾病。另外，老年人宜多吃容易消化的熟食，而不可多吃生食、质硬及一切有刺激性的食物。如可多吃各种粥类，《老老恒言》中称"粥能益人，老年尤宜"。

4. 少食多餐 老年人脾胃功能减弱，运化能力相对较差，饮食宜少食多餐，如多食则会造成胃肠疾患。《抱朴子》中亦言："食欲数而少，不欲顿而多。"故老年人饮食以少为益，有助于脾胃运化。

5. 不可过补 老年人虽以虚为主，但多夹痰瘀，不可一味滋补，要综合考虑。既要健脾益胃、固养肾气，培养先后天之本，可食用谷物、蛋奶、鱼类食物；同时又兼疏利，化痰祛瘀，多素少荤饮食。若一味滋补，反碍脾胃运化，导致虚更重。

二、食养方选

1. 人造乳（《医学碎金录》）

组成：黄豆20g，花生15g，甜杏仁15g。

制作：将黄豆、花生、甜杏仁洗净，放至豆浆机中，加适量清水，打成浆液。

用法：徐徐饮服。

功效：健脾益胃，润肺止咳。

按语：黄豆味甘、性平，有"豆中之王"之称，可健脾益胃，营养价值很高。花生味甘性平，可健脾和胃、润肺化痰。甜杏仁味甘、性平，润肺下气。以黄豆、花生、杏仁为浆，可起到健脾益胃、润肺之效，适于老年人日常饮用，故《医学碎金录》言本方"补身之力不亚牛乳"。

2. 黑豆浆（《回生集》）

组成：黑豆 100g。

制作：将黑豆淘洗干净，加水磨成豆浆。

用法：徐徐饮服。

功效：益肾养血，健脾益胃。

按语：方名为后补。黑豆味甘、性平，《本草拾遗》中称久服黑豆能够"好颜色，变白不老"；《本草纲目》言其入肾经，可"治肾病"。古人以黑豆为肾之谷，可补肾益精，是抗衰老常用的食物。故每日晨起喝黑豆浆，可以抗衰延年。

3. 神仙粥（《寿世保元》）

组成：山药 100g，芡实 50g，粳米 100g。

制作：将山药蒸熟，去皮，捣泥；芡实煮熟，捣为末；将二者与粳米同入锅中，文火慢煮成粥。

用法：空腹食用，每日 2 次。

功效：益气健脾，补虚止泄。

按语：山药味甘、性平，气阴双补，《神农本草经》言其可"补虚羸"，久服能使人"耳目聪明，轻身不饥延年"。芡实味甘、性平，可健脾、补肾。二者与粳米同为粥，性质平和，可起到健脾益肾、补益虚劳之效，是老年人日常平补之佳品。

4. 鸡头实粥（《养老奉亲书》）

组成：鸡头实 50g，粳米 100g。

制作：先将鸡头实煮熟，去壳，研如膏；再与粳米一同放入锅内，加水适量，武火煮开后，改用文火继续煮至米熟烂，即成。

用法：空腹食用，每日 2 次。

功效：益精气，聪利耳目。

按语：鸡头实，即芡实的别名，味甘、性平，《神农本草经》言其可"补中，除暴疾，益精气，强志，令耳目聪明"。故以芡实合粳米为粥，可起到益精气、强意志、利耳目之效，是老年人平补脾肾、聪利耳目、抗衰老的食养良方。

5. 牛乳粥（《寿世青编》）

组成：牛乳 100mL，粳米 100g。

制作：将粳米淘净，放入锅中，加水适量，武火煮开后，改用文火继续煮至米熟烂时，加入牛乳，煮沸即可。

用法：温热服食，每日 2 次。

功效：补脾，益胃。

按语：牛乳味甘、性平，可补虚损、益肺胃，《名医别录》言其可"补虚羸，止渴"，《本草纲目》亦言牛乳可"补益劳损"。粳米味甘、性平，健脾益气，"老人煮粥甚益"。本方适宜老年人日常养生食用。

6. 芡实糕（《随息居饮食谱》）

组成：芡实粉 250g，粳米粉 250g，白糖适量。

制作：将芡实粉、粳米粉和白糖一同放入盆中，加水适量，混合均匀，做成糕，置于笼屉中，蒸熟切成块即成。

用法：作主食，适量食用。

功效：健脾补气，益肾固精。

按语：方名为后补。芡实味甘、性平，入脾、肾经，可调养人之先、后天之本。《本草纲目》言其可"止渴益肾，治小便不禁"。粳米味甘性平，健脾益气。《汤液本草》中言粳米合芡实为粥，可"益精强志，聪耳明目"，有利于老年人健脾、益肾，延缓衰老，防治视、听力下降及夜尿多等。

7. 芸苔煨肉（《随园食单》）

组成：芸苔 250g，猪瘦肉 250g，葱、生姜、黄酒、酱油、植物油各适量。

制作：先将芸苔洗净，备用；将猪肉洗净，切小块，加适量酱油、葱、姜、黄酒，拌匀，腌半小时。将锅内油加热，放入肉块，煸炒至肉色酱红，加适量清水，武火煮沸，放入芸苔，改用文火继续煮至肉熟烂，即成。

用法：佐餐食用。

功效：滋阴润燥，消瘀散结。

按语：芸苔味辛、性温，能散血消肿。猪肉味甘、性平，滋阴润燥。老年人如"年久之积秽沟渠，必多壅塞"，往往存在虚实夹杂的情况，故以菜花头煨猪肉，既可起到补虚之效，又有散瘀的作用，适合老年人食用。

8. 蕨菜木耳炒肉片（经验方）

组成：蕨菜 200g，木耳 20g，瘦猪肉 100g，酱油、食盐、湿淀粉、植物油各适量。

制作：将蕨菜浸漂后切段，木耳用水泡发，猪肉切片，用湿淀粉拌匀备用，将锅置于火上，烧热后放入植物油，油热后放入猪肉炒至变色，加入蕨菜、木耳和食盐、酱油等，继续翻炒至熟即成。

用法：佐餐食用。

功效：清热解毒，润肠通便。

按语：本方中蕨菜味甘性寒，有清热利湿、降气化痰之功；黑木耳味甘、性平，有凉血止血之功，《成方切用》云其可"润燥利肠"；猪肉味甘咸、性平，有滋阴润燥之功，《随息居饮食谱》中云其可"补肾液，充胃汁，滋肝阴，润肌肤，利二便，止消渴"。诸味合用，有滋阴清热、润肠通便之功，适用于老年人津血不足引起的肠燥便秘、大便不利。

9. 莼菜鲋鱼羹（《新修本草》）

组成：莼菜 250g，鲋鱼（鲫鱼）1 条，黄酒、葱花、姜丝、食盐、香油、酱油、湿淀粉各适量。

制作：先将鲋鱼宰杀，去内脏，洗净；莼菜洗净，切小段。鱼放入锅内，加水适量煮熟，捞出拆下鱼肉，鱼汤备用。锅内放油加热，入葱花、姜丝煸香，放入鱼肉、莼菜及鱼汤、黄酒、酱油烧至入味，加食盐适量调味，入湿淀粉勾芡，出锅入碗，可依口味酌加香油。

用法：佐餐食用。

功效：健脾益气，调胃实肠。

按语：方名为后补。《新修本草》中言此方可主"胃气弱不下食"，且甚"宜老人"。方中用莼菜，又名水葵、马蹄草，味甘、性寒，清热退黄、解毒。鲋鱼即鲫鱼，味甘、性平，朱丹溪曾言"诸鱼属火，独鲫属土，有调胃实肠之功"。因此以莼菜合鲫鱼为羹，可起到调中下气之效，适于脾胃虚弱的老年人平补之用。

第九章 因体食养 ▷▷▷▷

中医体质是指人体生命过程中，在先天禀赋和后天获得的基础上所形成的形态结构、生理功能、心理状态和适应能力方面综合的、相对稳定的固有特质；是人类在生长过程中所形成的与自然、社会环境相适应的人体个性特质。这种特质禀赋于先天，并受后天多种因素影响，个体差异性、群类趋同性、相对稳定性、动态可变性的特点，与机体对某些致病因素的易感性、发病种类的倾向性和病变过程的趋向性密切相关。

中医体质是研究人的个体差异及与健康疾病相关性、实现个体化养生和诊疗的前提，也是中医体质理论与应用研究的核心与基础，是生命科学的重要组成部分。

所谓体质食养，是指在中医理论指导下，根据不同体质采取相应的食养手段，实施有针对性的措施和方案，纠正体质偏颇，维持或恢复其阴阳平衡和五行协调，从而提高生命质量、强身防病的一种食养方法，是中医营养学的重要组成部分。

本章采用的体质分类，一是根据 2009 年由中华中医药学会公布的《中医体质分类与判定》标准，将体质分为平和质、气虚质、阳虚质、阴虚质、痰湿质、湿热质、血瘀质、气郁质、特禀质 9 个类型；二是依据古代文献和现实状况，补充了血虚质，共计 10 种体质。

在本章中，我们根据《黄帝内经》有关体质学说的基本理论，结合历代的临床实践，重点讨论各类偏颇体质的食养原则和方法。

第一节 平和质食养

平和质以体形匀称健壮，平素患病较少，性情开朗，情绪稳定，对自然环境、气候变化和社会环境适应能力较强为主要特征的体质状态。平和质是健康人的理想体质状态。

特征：体态适中，面色红润有光泽，肤色润泽，头发稠密有光泽，目光有神，鼻色明润，嗅觉通利，唇色红润，不易疲劳，精力充沛，耐受寒热，睡眠良好，胃纳佳，二便正常，舌色淡红，苔薄白，脉和缓有力。

一、食养原则

1. 全面膳食　《素问·脏气法时论》中的"五谷为养，五果为助，五畜为益，五菜为充，气味合而服之，以补精益气"，为我们确立了饮食原则。食物宜多样化，供给谷类、肉类、蛋类、奶制品、豆制品、蔬菜、水果等各种食物，并注意主食与副食搭配，就能保证机体摄入均衡、充足的营养。

2. 寒温适中　食物性质有温、热、寒、凉、平之分，日常饮食应寒温适中，不过于偏食偏嗜寒性或热性的食物，一般以选择平性食物为宜，以免日久影响机体的阴阳平衡。

3. 谨和五味　食物有酸、苦、甘、辛、咸之味。酸味入肝，苦味入心，甘味入脾，辛味入肺，咸味入肾，各有所属。若五味偏嗜，则会破坏五脏的协调状态，如过酸伤脾、过咸伤心、过甜伤肾、过辛伤肝、过苦伤肺等。因此，五味不得偏嗜，以免影响体质的平衡状态，导致体质的偏颇。

平和质的食养原则是各类体质的人群都应遵循的食养原则。

二、食养方选

1. 松糕（《古今医统大全》）

组成：粳米粉 500g，冰糖粉适量。

制作：将上述食物放入盆中，加水调匀，放入蒸屉的纱布上铺好，蒸熟，切块。

用法：作主食，适量食用。

功效：健脾益胃，润肺止渴。

按语：方中粳米味甘、性平，可健脾益胃、除烦止渴，《食疗本草》记载其有"补中益气"之效；冰糖味甘、性平，可补中益气、和胃生津、润肺止咳。二者相配，共奏健脾益胃、润肺止渴之功。经常食用本品可增强脾胃功能，使气血生化有源，增强体质。

2. 芋煨白菜（《随园食单》）

组成：芋头 200g，白菜心 200g，白糖、醋、食盐各适量。

制作：将芋头洗净，用文火炖熟，白菜洗净，切成细丁，加白糖、醋、盐拌匀，即成。

用法：佐餐食用。

功效：补脾养胃，清热化痰。

按语：方中芋头味甘、性平，可益胃宽肠、通便解毒、消肿止痛。《新修本草》中言其可"疗烦热，止渴"；白菜味甘、性平，据《名医别录》记载其可"通利肠胃，除胸中烦，解酒渴"。二者相配，共奏补脾养胃、清热化痰之功。本方亦可减肥，是肥胖者的保健佳品。

3. 八宝豆腐（《随园食单》）

组成：豆腐 250g，香菇丁、蘑菇丁、松子仁、瓜子仁、鸡丁、火腿丁、食盐、鸡汤各适量。

制作：将豆腐切片，与香菇丁、蘑菇丁、松子仁、瓜子仁、鸡丁、火腿丁，同入浓鸡汤中，武火煮沸，食盐调味，起锅即成。

用法：佐餐食用。

功效：养阴润燥，益气健脾。

按语：方中豆腐味甘、淡，性平，可益气和中、润燥生津；香菇、蘑菇、松子仁等相配，共奏养阴润燥、益气健脾之功。《随园食单》云："用腐脑亦可，用瓢不用箸。"本方为儿童、病后体弱者及老年人补充营养之佳品。

4. 蛋花汤（《清稗类钞》）

组成：鸡蛋2枚，香菇、笋片、鸡汤、食盐各适量。

制作：将鸡蛋打入碗中，调匀，均匀地淋入煮沸的鸡汤中，再加入香菇、笋片，待煮沸起锅，放少许盐即成。

用法：佐餐食用。

功效：益气和胃，滋阴养血。

按语：鸡蛋味甘、性平，可滋阴养血、补肺润燥、除烦安神、补脾和胃；香菇味甘、性平，健脾益气，《本草便读》中言此物"香甘可口，故能调脾和胃"；笋味甘、性平，可益气力、通血脉、化痰涎、消食胀。三者相配，共奏益气和胃、滋阴养血之功，适合平和质人食用。

第二节　气虚质食养

气虚质是指人体元气不足，以疲乏、气短、自汗等气虚表现为主要特征的体质类型。

特征：肌肉松软不实。平素语音低弱，气短懒言，容易疲乏，精神不振，易出汗，舌淡红，舌边有齿痕，脉弱。性格内向，不喜冒险。易患感冒、内脏下垂等病，病后康复缓慢。对外界环境适应能力差，不耐受风、寒、暑、湿邪。

一、食养原则

1. 健脾益气　脾胃为后天之本、气血生化之源，五脏六腑之气赖之以化生、充养，故气虚体质者宜健脾益气、养护后天。常用的健脾益气食物有：粳米、粟米、红薯、黄豆、马铃薯、胡萝卜、牛肉、兔肉、鲢鱼、鲈鱼、蜂蜜、扁豆、山药、大枣等。

2. 忌滋腻难化　气虚者多脾胃虚弱，运化无力，因此更要注意调理和顾护脾胃功能。忌食各种膏粱厚味，如肥肉、甜食、油炸食品等。

3. 忌生冷、苦寒之品　忌食冷饮、生冷的水果、苦寒的凉茶等，以免损伤脾胃。

4. 忌破气耗气之品　如佛手柑、槟榔、芥菜、芥菜疙瘩等。

二、食养方选

1. 玉井饭（《山家清供》）

组成：藕100g，粳米250g，莲子20g。

制作：藕洗净，去皮切块，粳米、莲子入锅中加适量水，武火煮沸，将藕放入锅中，与粳米煮成米饭，称玉井饭。

用法：作主食，适量食用。

功效：健脾益气。

按语：方中熟藕味甘、性温，熟用有健脾开胃的作用，《食疗本草》中谓藕"蒸食，甚补五脏，实下焦"。粳米味甘、性平，能健脾益胃、除烦止渴。莲子味甘、性平，可健脾固肾。三者相配，共奏健脾开胃之功。本方味道甜美，被誉为玉井饭。

2. 山药切面（《圣济总录》）

组成：山药 60g，白面 500g，羊肉 50g，生姜 5g，食盐适量。

制作：山药研细末；羊肉切丝，加水、盐煮成羹；生姜打碎榨取汁。先用姜汁和面，并与山药末揉和，制成切面，煮熟与羊肉羹调和。

用法：做主食，适量食用。

功效：补脾胃，壮气力。

按语：方名为后补。山药味甘性平，具有补脾，养肺，固肾，益精功效。羊肉味甘性温，具有温中健脾，补肾壮阳，益气养血功效。生姜味辛性温，能散寒解表，降逆止呕，化痰止咳。因此，此方具有补脾胃壮气力功效，适合气虚体质服用。

3. 蘑菇炖鸡（《清稗类钞》）

组成：嫩鸡 1 只（约 500g），蘑菇 50g，笋、葱、甜酒、酱油、食盐各适量。

制作：将蘑菇用开水浸泡，洗净，然后用食用油泡透，之后用甜酒喷洒。将鸡切块，用开水焯后，放入锅内，加水煮沸去沫，加甜酒、酱油，煨至八分熟，下蘑菇，煨至熟透，加笋、葱、盐，起锅即成。

用法：佐餐食用。

功效：温中健脾，养血润燥。

按语：方中鸡肉性味甘、微温，有温中健脾、益气养血之效。蘑菇味甘、性凉，入脾、胃、肺经，可补脾益气、润燥通便、止咳化痰，《本草纲目》记为"蘑菰蕈"，称其可"益肠胃，化痰理气"。二者相配，共奏健脾益气、养血润燥之功，适合气虚体质者服用。

4. 番茄牛肉（《〈黄帝内经〉养生全书·体质养生》）

组成：牛肉 100g，番茄 150g，圆白菜 150g，植物油、黄酒、食盐各适量。

制作：把番茄洗干净，切成方块；牛肉洗净切成薄片；圆白菜洗净切成片。先把牛肉放在锅里，加水没过肉为度，用武火烧开后，撇去浮沫，加黄酒，炖至牛肉近烂熟时，再把番茄、圆白菜倒入，炖至肉熟，加食盐等调味即成。

用法：佐餐食用。

功效：益气养胃，强筋健骨。

按语：方中牛肉味甘、性平，可补脾胃、益气血、强筋骨，《名医别录》言其可"安中益气，养脾胃"。番茄味甘、酸，性凉、微寒，能清热止渴、凉血养阴、健胃消食、增进食欲。圆白菜味甘、性平，入脾、胃经，可润脏腑、益心力、壮筋骨、散郁结。三者相配，共奏益气养胃、强筋健骨之功，可常食之。

第三节　阳虚质食养

阳虚质是指人体阳气不足，以畏寒怕冷、手足不温等虚寒表现为主要特征的体质类型。

特征：肌肉松软不实。平素畏冷，手足不温，喜热饮食，精神不振，舌淡胖嫩，脉沉迟。性格多沉静、内向。易患痰饮、肿胀、泄泻等，感邪易从寒化。对外界环境适应能力较差，耐夏不耐冬，易感风、寒、湿邪。

一、食养原则

1. 温补阳气　阳虚质的人多表现为畏寒肢冷，"寒者热之"，重在温补阳气。温热性的食物大多有温补阳气的作用，如羊肉、羊肾、虾、黑鱼、荔枝、龙眼肉、胡桃肉、韭菜、刀豆、茴香、洋葱、胡萝卜、生姜等。

2. 宜温热，忌生冷　阳虚质的人饮食宜温热，如温水、温食。忌食生冷、苦寒之品，以免损伤阳气，如田螺、螃蟹、西瓜、黄瓜、苦瓜、绿豆、绿茶等。阳虚质的人尤其要注意在盛夏季节不贪恋冷食、冷饮，以免引起腹痛、腹泻等。

二、食养方选

1. 羊肉稷米粥（《本草纲目》）

组成：羊肉 100g，稷米 50g，葱、食盐各适量。

制作：将羊肉洗净，切丁，放入锅中加适量水煮至八成熟，再放入稷米、葱、食盐，煮熟即成。

用法：空腹食用，每日 2 次。

功效：补中益气，温肾祛寒。

按语：方名为后补。方中羊肉味甘、咸，性温，可补血益气、温中暖肾；稷米又名糜子米，乃脾之谷也，味甘性凉，能健脾益气，《名医别录》言其可治"虚劳寒冷"。稷米与羊肉相配，共奏补中益气、温肾祛寒之功；同时又可制约羊肉之热性，使该方趋于平和。

2. 温拌淡菜（《太平御览·宋氏养生部》）

组成：干淡菜 100g，葱、生姜、胡椒、花椒、酱油、醋、香油各适量。

制作：先将淡菜放冷水内泡发，洗净，放入锅内，加水、葱、姜、胡椒、花椒等，煮熟，起锅后装入盘中，以酱油、香油、醋调味即成。

用法：佐餐食用。

功效：益精壮阳，补益肝肾。

按语：方中淡菜又名青口，味咸、性温，有益精壮阳、补益肝肾之功，《日华子本草》言其可"补五脏，益阳事"。葱、姜、胡椒、花椒味辛性温，以助温热之气。诸味合用而成补虚、温肾之良方，适合阳虚质者食用。

3. 青虾炒韭菜（《饮食与长寿》）

组成：青虾 250g，韭菜 100g，食盐适量。

制作：将青虾和韭菜洗净，切段，先将锅中油烧热，放入青虾煸炒，加姜丝、食盐等放入韭菜煸炒，翻炒片刻即可出锅。

用法：佐餐食用。

按语：青虾性温、味甘，具有祛寒祛虚功效。韭菜味辛、性温，具有补肾、温中、行气、散瘀、解毒等功效。《药性切用》："活血助阳，散瘀止血。"因此，此方具有补虚助阳功效，可以治疗阳痿、早泄、带下、不孕、腰膝酸冷、舌淡、脉沉迟等。

4. 生薯药酒（《太平圣惠方》）

组成：薯蓣 200g，黄酒 50mL。

制作：将薯蓣放入容器中研磨成极细的泥，放入锅中，再加黄酒边熬边搅，搅拌均匀，待熟，即成。

用法：每日 1 次，适量饮服。

功效：温补肝肾，健脾益肺。

按语：方中薯蓣即山药，其味甘、性平，有健脾补肺、益胃滋肾、固肾益精、聪耳明目、强筋骨、长志安神、延年益寿之效；酥，即牛、羊乳制成的食物，有补益虚劳、润泽脏腑之效。酒味辛、性温，能通脉活血、温阳散寒。三者相配，共奏温补肝肾、健脾益肺之功。适合阳虚体质者服用。

第四节　血虚质食养

血虚质是指人体由于血虚而导致体质偏颇，以血虚不能濡润荣养机体为主要特征的体质状态。

特征：面白少华，口唇爪甲淡白少华，视物昏花，眼球干涩，皮肤干燥、瘙痒，头发枯焦，大便易燥结，甚则关节屈伸不利，肢体麻木不仁，筋脉拘挛，头晕目眩，惊悸怔忡，失眠多梦。舌质淡，脉细无力。妇女月经量少、延期，甚则经闭等。性格多偏内向、沉静，容易患神经衰弱、贫血、月经过少、闭经等病症。对外界适应能力差，不耐劳作。

一、食养原则

1. 补血养血　血虚质的人以养血润燥、补心安神为食养要点。如猪肝、羊肝、乌骨鸡、鹌鹑蛋、海参、鳝鱼、大枣、龙眼肉、桑椹等。

2. 慎食辛辣　因辛散之物易动火伤血，不利于阴血的调补，故不宜多食。如大蒜、生姜、辣椒、花椒、白酒等。

二、食养方选

1. 仙果不饥方（《醒园录》）

组成：大枣 500g，柿饼 10 个，芝麻 250g，炒糯米粉 250g。

制作：先将芝麻研成极细末备用；枣、柿饼同入饭中蒸熟取出，去皮、核、蒂，捣烂，再加入芝麻、糯米粉捣匀，作丸晒干收贮备食。

用法：每次5丸，每日2次。

功效：补血益气，滋肾养肝。

按语：方中大枣味甘、性温，可补中益气、养血安神；柿饼味甘、性平，可清热润肺、生津止渴、健脾益胃；芝麻味甘、性平，可补血明目、祛风润肠、滋益肝肾；糯米味甘、性温，可补中益气、健脾养胃，《本草纲目》中言其可"温肺暖脾"，故脾肺虚寒者最为适宜。四者相配，共奏补血益气、滋肾养肝之功。

2. 鸡血汤（《清稗类钞》）

组成：鸡血250g，鸡汤、酱油各适量。

制作：将鸡血洗净，切成细丝，放入锅内，加水适量，用鸡汤、酱油调味烧沸，即成。

用法：佐餐食用。

功效：益气养血。

按语：方中鸡血味咸、辛，性温，有祛风、补虚、活血、通络之功。《清稗类钞》谓鸡肉"柔软滑泽，老年最宜"。以鸡肉炖汤更具补益之功效。以二者相合，具有益气养血、补虚之功效。

3. 乌贼鹌鹑蛋汤（《曲池妇科》）

组成：乌贼肉200g，鹌鹑蛋2枚，黄酒、食盐各适量。

制作：乌贼肉洗净，用开水焯一下，入滚水锅中煮至八成熟，再下鹌鹑蛋煮熟，加入适量黄酒、食盐即成。

用法：佐餐食用。

功效：滋阴养血，强健筋骨。

按语：乌贼肉味甘咸、性平，可补肝肾、益胃、滋阴养血，李时珍称其为血分药，是妇女血虚经闭的佳珍。鹌鹑蛋味甘、性平，《本草纲目》谓鹌鹑蛋可"补五脏，益中续气，实筋骨，耐寒暑"。两物合用，共奏滋阴养血、强健筋骨之功。

4. 增智果脯（《中华实用养生宝典》）

组成：龙眼肉、荔枝肉、大枣、葡萄干各50g（洗净），蜂蜜适量。

制作：将洗净的龙眼肉、大枣、荔枝肉、葡萄干放入锅中，加水文火煎煮，待熟软后，加入蜂蜜，再煎煮至稠黏，收汁即可。

用法：作零食，适量服用。

功效：补虚增智，养血安神。

按语：方中龙眼肉味甘、性温，可补血安神、健脑益智、补养心脾；大枣味甘、性温，归脾、胃经，可补中益气、养血安神；蜂蜜味甘、性温，可益气健脾、润肠通便。三者相配，共奏补虚增智、养血安神之功。适合血虚体质失眠健忘者服用。

第五节 阴虚质食养

阴虚质是指人体阴液亏少，以口燥咽干、手足心热等虚热表现为主要特征的体质类型。

特征：体形偏瘦。平素手足心热，口燥咽干，鼻微干，喜冷饮，大便干燥，舌红少津，脉细数。性情急躁，外向好动，活泼。易患虚劳、失精、不寐等病，感邪易从热化。对外界环境适应能力差，耐冬不耐夏，不耐受暑、热、燥邪。

一、食养原则

1. 滋阴润燥 阴虚质的人的日常食养应注意滋阴、润燥，以保养阴精为要务。如银耳、百合、雪梨、蜂蜜、甘蔗、黑芝麻等。阴虚较重者宜适当配伍血肉有情之品，以加强滋阴的效果，如鸡蛋、甲鱼、燕窝、海参、牡蛎、乌贼等。

2. 少食辛辣 如葱、姜、蒜、韭菜、辣椒、花椒、烟、酒等。

二、食养方选

1. 芝麻茶（《醒园录》）

组成：芝麻30g，红茶10g，食盐适量。

制作：先将芝麻炒香、打碎放入碗中，加食盐少许，拌匀；将红茶煎煮20分钟，取汁倒入装有芝麻的碗中。

用法：代茶饮。

功效：滋阴养血，生津止渴。

按语：方名为后补。方中芝麻味甘、性平，可补血明目、祛风润肠、生津通乳、养发乌发、强身体、抗衰老；红茶味甘苦、性温，可提神清脑、生津利水、顺气消食。二者相配，共奏滋阴养血、生津止渴之功。芝麻有黑白两种，白芝麻偏于润肺，黑芝麻偏于益肾。本方滋补力较强，可作为防老抗衰的佳品。

2. 地仙煎（《遵生八笺》）

组成：山药500g，杏仁（去皮尖）250g，生牛乳1000mL。

制作：将杏仁研细，与牛乳和山药一起，绞取汁液，加水煮沸后，改文火收汁，然后装瓶密封备用。

用法：每次1汤匙，以沸水冲化，饮服，每日2次。

功效：健脾补肾，延年益寿。

按语：方中山药味甘、性平，不燥不腻，功可健脾补肾、益气滋阴；杏仁味甘、苦，性温，功可润肺止咳、降气平喘、润肠通便；牛乳味甘、性平，功可补虚损、益肺胃。三者相配，共奏健脾补肾、延年益寿之功。

3. 柠檬汁煎鸭脯（《〈黄帝内经〉饮食养生宝典》）

组成：鸭脯250g，鸡蛋1枚，罐头菠萝150g，柠檬汁、干淀粉、食盐、花生油、香油、黄酒各适量。

制作：先用鸡蛋液、淀粉将鸭脯拌匀，用旺火烧热铁锅，放入花生油，待油五成热时，放入鸭脯，煸熟后捞出。锅内留少许油，把鸭脯加柠檬汁拌炒，再淋入香油，炒匀上盘，用菠萝块镶边即成。

用法：佐餐食用。

功效：补阴生津，益胃除烦。

按语：鸭脯具有滋阴补虚之效；柠檬味酸甘、性凉，具有生津解暑、和胃安胎功效；鸡蛋具有益气润肺等功效；菠萝具有生津止渴之效。因此，共奏补阴生津、益胃除烦功效。适用于阴虚体质者服用。

4. 助脏生津膏（《得配本草》）

组成：大枣 500g，黑芝麻 100g。冰糖适量。

制作：先将大枣洗净放入锅中，加适量水煮熟，去除皮、核，研成泥；再将黑芝麻研成粉末，放入锅中与枣泥一同煮熟，加入冰糖搅拌均匀，放入容器中储存，即成。

用法：每次 1 汤匙，以沸水冲化，饮服，每日 2 次。

功效：养阴润燥，益气补血。

按语：方名为后补。方中冰糖味甘、性平，可补中益气、和胃生津、润肺止咳。大枣味甘、性温，可益气养血、健脾补肺。黑芝麻味甘、性温，可滋阴补虚、益气力、长肌肤、延年不老。三者相配，共奏养阴润燥、益气补血之功。

第六节　痰湿质食养

痰湿质是指人体由于痰湿凝聚，以形体肥胖、腹部肥满、口黏苔腻等痰湿表现为主要特征的体质类型。

特征：体形肥胖，腹部肥满松软。面部皮肤油脂较多，多汗且黏，胸闷，痰多，口黏腻或甜，喜食肥甘甜黏，苔腻，脉滑。性格偏温和、稳重，多善于忍耐。易患消渴、中风、胸痹等病。对外界环境适应能力差，不适应梅雨季节及湿重环境。

一、食养原则

1. 健脾、化痰、祛湿　痰湿质人的食养重在祛湿化痰，如多吃扁豆、薏苡仁等。

2. 多食甘淡、清淡之品　蚕豆、豆腐、荸荠、丝瓜、黄瓜、竹笋、赤小豆、冬瓜、白萝卜、玉米、胡萝卜、番茄、藕、茼蒿、茭白、芹菜、包菜、白菜等。

3. 忌食膏粱厚味　如肥肉、奶油、鳗鱼、蟹黄、鱼子、奶酪、巧克力等肥甘、油腻的食物。

二、食养方选

1. 焖海带（《〈黄帝内经〉养生全书·体质养生》）

组成：海带 500g，赤小豆 100g，胡萝卜 150g，山楂、食盐各适量。

制作：海带用水泡 24 小时，洗净，切成丝，晾干备用；将赤小豆、胡萝卜、山楂放进锅内,加水适量煮沸 30 分钟,捞去赤小豆、萝卜、山楂不要,放入海带焖至汁尽、酥烂时,加入食盐调味停火。

用法:佐餐食用。

功效:化痰利湿,软坚散结。

按语:方中海带味咸、性寒,功可消痰软坚、泄热利水;赤小豆味甘、性平,可利水除湿、和血排脓、消肿解毒;胡萝卜味甘辛、性平,入肺、脾、胃经,可健脾消食、补肝明目;山楂味甘酸、性微温,可消食开胃、祛瘀散结,《本草纲目》认为其可"化饮食,消肉积癥瘕,痰饮痞满吞酸"。四者相配,共奏化痰利湿、软坚散结之功。痰湿体质可食用。

2. 魔芋豆腐(《〈黄帝内经〉养生全书·体质养生》)

组成:魔芋粉 200g,粳米粉、大蒜、米醋、食盐、石灰粉、香油、植物油各适量。

制作:取魔芋粉入锅,加水,边煮边搅拌,点适量石灰水,待魔芋充分吸水膨胀后,调入粳米粉,搅拌均匀,收汁而成,冷却后呈白色,形似豆腐,质地细腻滑嫩。临用时切成片,入开水锅焯一下,捞出装盘,拌上少许大蒜、食盐、米醋、香油,即成。

用法:佐餐食用。

功效:化痰行瘀,降脂减肥。

按语:方中魔芋味辛、性寒,具有活血化瘀、解毒消肿、宽肠通便、化痰软坚、行瘀降脂之功,适合痰湿体质者食用。现代研究魔芋可清洁肠胃、促进消化、降低胆固醇,对防治高血压、肥胖、糖尿病有较好的作用。

3. 黑豆莼菜羹(《寿亲养老新书》)

组成:黑豆 100g,莼菜 200g,食盐适量。

制作:将莼菜去杂物,洗净切碎;将黑豆洗净,入锅加水适量,武火煮沸,移文火煮稠,加入莼菜熬制成羹,以食盐调味即成。

用法:佐餐食用。

功效:清热祛湿,消肿解毒。

按语:原方名为紫不托法。方中黑豆味甘、性微寒,可补肾益阴、健脾利湿、除热解毒;莼菜,又名水葵、味甘、性寒,可清热利水、消肿解毒。二者相配,共奏清热祛湿、消肿解毒之功。

4. 黄豆芽蘑菇汤(《中医补脾胃养生法》)

组成:黄豆芽 250g,鲜蘑菇 50g,食盐适量。

制作:将黄豆芽择去根,洗净,加适量水,煮 20 分钟,下蘑菇片,调味后再煮 3 分钟,起锅前加食盐调味。

用法:佐餐食用。

功效:健脾利湿、消肿。

按语:黄豆芽具有清热利湿、补气养血功效。蘑菇性平、味甘,具有健脾开胃、平肝透疹功效。食盐味甘、性温,具有补脾缓肝、活血散瘀功效。《本草纲目》:"和中助脾，缓肝气。"因此，具有健脾利湿、解水胀、消积热之功效。

第七节　湿热质食养

湿热质是指人体由于湿热内蕴，以面垢油光、口苦、苔黄腻等湿热表现为主要特征的体质类型。

特征：形体中等或偏瘦。表现面垢油光，易生痤疮，口苦口干，身重困倦，大便黏滞不畅或燥结，小便短黄，男性易阴囊潮湿，女性易带下增多，舌质偏红，苔黄腻，脉滑数。容易心烦急躁。易患疮疖、黄疸、热淋等。不适应高温和雨水多的环境。

一、食养原则

1. 清热祛湿　湿热质人的食养关键在于祛湿清热，合理饮食。如赤小豆、绿豆、扁豆、蚕豆、薏苡仁、黄瓜、芹菜、苦瓜、冬瓜、海带等。

2. 忌肥甘厚味　如烈酒、奶油、奶酪、肥肉、动物内脏、巧克力等。

3. 忌食生冷之品　如冰激凌、冷冻饮料等。

4. 少食辛辣之品　如姜、葱、蒜、辣椒、酒等。

二、食养方选

1. 丝瓜叶粥（《老老恒言》）

组成：丝瓜叶100g，粳米100g，生姜汁适量。

制作：丝瓜叶擦去细毛，用生姜汁洗净；将粳米放入锅中，加水适量，武火烧沸，入丝瓜叶，移文火煮至米熟即成。

用法：空腹食用，每日2次。

功效：凉血解毒，清热除烦。

按语：方中丝瓜叶味甘、性寒，可除热利肠、凉血解毒。《随息居饮食谱》中言丝瓜叶能"消暑解毒"；粳米味甘、性平，健脾益胃、除烦止渴。二者相配，共奏凉血解毒、清热除烦之功。本方适合湿热质人，尤其是易患疮疖、痈疡类疾病者食用。

2. 苋菜粥（《老老恒言》）

组成：苋菜100g，粳米100g，食盐适量。

制作：将苋菜洗净、切碎，放入锅内，再加入洗净的粳米，并加适量水和食盐，武火煮沸，移文火煮20分钟，即成。

用法：空腹食用，每日2次。

功效：清热解毒，利水除湿。

按语：方中苋菜味甘、性凉，可清热解毒、利水除湿、通利大便；粳米味甘、性平，可健脾益胃、除烦止渴。二者相配为粥，共奏清热解毒、利水除湿之功。本方亦可作为老年体虚调养之用，常食可益脾胃、强身体。《奉亲养老书》说："治下痢，苋菜煮粥食，立效。"

3. 莴笋拌豆芽（《清稗类钞》）

组成：莴笋 250g，绿豆芽 250g，白糖、醋、食盐、香油各适量。

制作：将莴笋洗净，去叶、皮，切成长 3cm 左右的细丝，用滚水略焯，捞起沥干水，绿豆芽洗净。加姜丝、香油、白糖、食盐、醋拌匀，即可装盘食用。

用法：佐餐食用。

功效：清热祛湿，宽胸下气。

按语：方中莴笋味微辛、苦，性微寒，可清热祛湿、利小便。绿豆芽味甘、性凉，可清暑热、调五脏、利尿除湿。二者相配，共奏清热去湿、宽胸下气之功。

4. 豌豆苗豆腐汤（《〈黄帝内经〉养生全书·体质养生》）

组成：豆腐 500g，豌豆苗尖 200g，食盐、植物油各适量。

制作：将水煮沸后，把豆腐切块下锅，煮沸后下豌豆苗尖，烫熟即起锅，酌加食盐调味即成。

用法：佐餐食用。

功效：清热，利尿，消肿。

按语：方中豆腐味甘、淡，性平，可益气和中、润燥生津，《本草纲目》言其可"清热散血"。豌豆苗味甘、性平，具有补益中气、利尿消肿之功。二者相配，共奏清热、利尿、消肿之功。湿热体质者可以食用。

第八节　气郁质食养

气郁质是指人体气机郁滞，以神情抑郁、忧虑脆弱等气郁表现为主要特征的体质类型。

特征：形体瘦者偏多。神情抑郁，情感脆弱，郁闷不乐；舌淡红，苔薄白，脉弦。性格内向不稳定，忧虑脆弱，敏感多疑。容易患脏躁、梅核气、百合病及郁证等病证。对精神刺激适应能力较差。不适应阴雨天气。

一、食养原则

1. 行气解郁　对气郁质的人应行气解郁，使气机调达，心情舒畅。予金橘、橙子、柑橘、韭菜、茴香菜、刀豆等食物。

2. 芳香开郁　花具有芳香之气，能疏肝解郁，帮助调节情绪，舒缓压力。如茉莉花、玫瑰花等。

3. 少食肥甘黏腻之品　如肥肉、蟹黄、奶酪、巧克力、油炸食品、甜食等。

4. 少食收敛酸涩之物　收敛酸涩之物易致气滞，如乌梅、泡菜、石榴、青梅、杨梅、酸枣、柠檬等。

二、食养方选

1. 佛手柑粥（《老老恒言》）

组成：佛手柑 15g，粳米 100g，冰糖适量。

制作：将佛手柑切碎，加水煎煮，去渣；再放入淘洗干净的粳米一同煮粥，快熟时加适量冰糖，再煮一二沸即可。

用法：空腹食用，每日 2 次。

功效：疏肝健脾，理气化痰。

按语：佛手柑味辛苦、性温，有芳香行散之功，可疏肝理气、和中止痛、化痰止咳；配以甘平的粳米，以健脾养胃。二者相配，共成疏肝健脾、理气化痰之功。佛手柑性温燥，常食易伤阴血，阴虚血燥、气无郁滞者慎用。

2. 黄花百合粥（《中国食材考》）

组成：水发黄花菜 30g，百合 30g，糯米 100g，冰糖适量。

制作：将水发黄花菜切段，百合洗净后切碎，与糯米一同放入砂锅内，加水适量，以武火熬煮至米汤烂稠时，加入冰糖适量搅匀即可食用。

用法：佐餐食用。

功效：宽胸解郁，清心安神。

按语：黄花菜乃萱草花，又名忘忧草，具有宽胸解郁、清心安神的作用，百合亦能清心安神，两者合用对于气郁伴见心烦失眠有较好的调养功效。

3. 姜橘汤（《遵生八笺》）

组成：橘 500g，生姜、食盐各适量。

制作：将橘去皮内部的白膜，只留橘肉及橘皮。将橘皮切成细丝，同橘肉一起捣碎，加食盐入锅翻炒片刻，再加生姜末炒匀起锅，装入容器内捣汁拌匀，阴干后密封收贮。

用法：每次 50g，以沸水冲泡，饮服，每日 2 次。

功效：理气和胃，降逆止呕。

按语：橘皮味苦，芳香，性温，可理气和胃，《日华子本草》言其可"除胸中膈气"。生姜味辛、性温，可温胃止呕、降逆化痰。二者相配，共奏理气和胃、降逆止呕之功。

4. 橘饼（《食鉴本草》）

组成：蜜橘 500g，蜂蜜、白糖各适量。

制作：选新鲜橘子，去掉种子后浸泡以去涩味，取出放入沸水中煮 5～10 分钟，取出，沥干水分；再放入蜂蜜中浸泡约 2 天，将白糖按重量 1∶1 溶解于水中制成糖液，与浸泡好的橘果一起置于锅中加热，至糖液黏稠，捞出橘果，置于干净的器皿上晒干，再均匀撒一层白糖于橘果上，可置干燥的玻璃瓶中密封贮存。

用法：每次 10g，以沸水冲调，不拘时饮服。

功效：下气宽中，化痰消食。

按语：橘子味甘、酸，性微温，《日华子本草》言其可"除胸中膈气"；蜂蜜味甘、性平，《本草纲目》中言其可"通三焦，调脾胃"。故加工而成的橘饼具有下气化痰、开胃消食之效。《食鉴本草》中言"一切气逆恼怒，郁结，胸膈不开，用好橘饼或冲汤，或切片细嚼，最有神效"，适合气郁质人食用。

第九节　血瘀质食养

血瘀质是指人体由于血行不畅，以肤色晦暗、舌质紫暗等血瘀表现为主要特征的体质类型。

特征：形体胖瘦均见。常见表现为肤色灰暗，色素沉着，容易出现瘀斑，口唇暗淡，舌暗或有瘀点，舌下络脉紫暗或增粗，脉涩。易烦，健忘。易患癥瘕及痛证、血证等。对外界环境适应能力较差，不耐受寒邪。

一、食养原则

1. 活血祛瘀　血瘀质由于血运不畅或体内离经之血未能消散，宜活血祛瘀，予油菜、慈菇、茄子、韭菜、木耳、山楂、红糖、黄酒、醋等食物。

2. 行气散结　气郁和血瘀常常互为因果，要多配伍一些有行气作用的食物，如大葱、茴香菜等。

3. 忌食寒凉、收涩之品　以免影响血液流通，如乌梅、苦瓜、柿子、石榴等食物。

二、食养方选

1. 木耳红枣饮（《中国保健食谱》）

组成：黑木耳、红糖各 30g，红枣 20 枚。

制法：将木耳、红枣洗净，放砂锅内加水适量煮半小时，加入红糖拌匀。

功效：活血通经。

用法：分次食用。

按语：木耳味甘、性平，具有补气养血、润肺止咳、止血降压抗癌功效。《神农本草经》："益气不饥，轻身强志。"红枣味甘性温，能够补脾胃，益气血，安心神，调营卫，和药性。《本草汇言》："补中益气，壮心神，助脾胃，养肝血，保肺气，调营卫，生津之药也。"红糖味甘、性温，具有补脾缓肝、活血散瘀功效。因此，具有活血通经功效；适合血瘀质食用。

2. 油菜苔炒蘑菇（《清稗类钞》）

组成：芸苔 250g，蘑菇 200g，白糖、食盐、鸡汤、香油各适量。

制作：先将蘑菇用 80℃热水焯一下，芸苔洗净切段备用；芸苔至五成热，将芸苔倒入翻炒，再加鸡汤，然后放入食盐、白糖、蘑菇；翻炒约半分钟，淋香油起锅，装盆即成。

用法：佐餐食用。

功效：散血消肿，通肠解毒。

按语：方名为后补。方中芸苔即油菜苔，味甘、性凉，可活血消肿、清热祛风、通便解毒，《本草纲目》记载其可"散血消肿"，《开宝本草》亦言其可"破癥瘕结血"。蘑菇味甘、性凉，可理气化痰、开胃通肠。二者相配可共奏散血消肿、通肠解毒的功效，亦是血瘀质人很好的食养佳品。

3. 木耳炒黄花（《饮食保健学》）

组成：干黑木耳 50g，干黄花菜 50g，葱、植物油、食盐各适量。

制作：将黑木耳和黄花菜用冷水泡至发开，洗去泥沙备用。锅里放 1 勺油，烧至七成热，将葱末放入锅里爆香，下黑木耳、黄花菜翻炒 2 分钟，加食盐调味即成。

用法：佐餐食用。

功效：益气润肺，活血养颜。

按语：黑木耳味甘、性平，可益气润肺、补脑轻身、凉血止血；黄花菜味甘、微苦，性平，可宽胸膈、养肝血、利水通乳、止血除烦。二者相配，共奏益气润肺、活血养颜之功。本方亦为益气强壮养生食品。黑木耳日常食之可益气不饥、轻身强志、宣利肠胃、防止出血，适于虚弱、易于出血体质以及妇女和老年人食用。

4. 炒红果（《本草从新》）

组成：红果 500g，冰糖适量。

制作：将红果洗净，去除籽和蒂，放入锅中，在上面撒上适量冰糖，然后加入适量的清水煎煮，煮沸后改文火炖烂，起锅放凉后装入容器中储存。

用法：每次取数枚，餐后食用。

功效：消食健胃，祛瘀散结。

按语：方名为后补。方中红果即山楂，味酸、甘，性微温，《本草纲目》记载其可治疗"痰饮痞满吞酸，滞血痛胀"，即言其有消食开胃、化瘀散结之功效。冰糖味甘、性平，《本草纲目》记载其可"助脾气，缓肝气"。故此方可健脾消食、化瘀散结，亦是血瘀质人调理身体之佳品。本方还可开胃、消食、助消化。

第十节 特禀质食养

特禀质是由于先天禀赋不耐，以过敏反应等为主要特征的一种体质类型。

特征：一般无特殊形体特征。常见哮喘、风团、咽痒、鼻塞、喷嚏等。心容易伴焦虑紧张。易患哮喘、荨麻疹、花粉症及药物过敏等。对外界环境适应能力差。

一、食养原则

1. 培本固元，益气固表 特禀质的人宜补益气血，培本固元，或益气固表，调和营卫，增强机体的卫外功能及抗病能力。多吃百合、山药、核桃仁、大枣、粳米、胡萝卜等食物。

2. 尽量避免"发物" 如荞麦、蚕豆、牛肉、鹅肉、鱼类、虾、蟹等，以免诱发宿疾。

3. 少食"光敏性食物" 如香菜、芥菜、芒果、无花果、菠萝、柠檬等。这类食物可能会增加人体对于紫外线的敏感程度，引发"日光性皮炎"。

二、食养方选

1. 松子饼（《遵生八笺》）

组成：松子50g，面粉500g，白糖、酥油各适量。

制作：先将酥油放入容器内加热溶化，倒入白糖加水搅匀；用酥油糖水将面粉和成面团，用面烙饼，将松子撒在饼上，即成。

用法：作主食，适量服用。

功效：滋阴补肾，养血润燥。

按语：方中松子味甘、性平，可补肾养血、润肠通便、润肺止咳；酥油味甘、性平，可补五脏、益气血、止消渴、润肌肤。二者相配，共奏滋阴补肾、养血润燥之功。本方可以补益身体，特禀体质者可以服用。

2. 山药拨鱼（《遵生八笺》）

组成：山药100g，大豆粉100g，面粉100g。

制作：先将面粉和大豆粉用水调成面糊备用。再将山药煮熟研烂，与面糊一起调成稠糊，用匙将面糊逐条拨入开水锅中，形状和鱼片相似，故名山药拨鱼，煮熟即成。

用法：作主食，适量食用。

功效：健脾补肺，益精润燥。

按语：山药味甘、性平，可健脾补肺、固肾益精、聪耳明目、延年益寿；小麦味甘、性平，入脾、胃经，可补气健脾；大豆味甘、性平，可健脾益气、润燥清热。三者相配，共奏健脾补肺、益精润燥之功。本方亦可作为病后虚弱保健之品。

3. 煮燕窝（《醒园录》）

组成：燕窝10g，鸡肉50g，甜酒、豆油、胡椒面、葱花各适量。

制作：燕窝下入沸水锅余2分钟左右，撕碎洗净；然后将鸡肉手撕成丝，放入碗内装满，用热高汤浇淋，重复3次。燕窝另放一碗，用热高汤浇淋3遍；再将燕窝摆放在鸡丝上，用高汤加甜酒、豆油适量，浇在上面，撒上胡椒面、葱花等调味，即成。

用法：空腹食用。

功效：补中益气，养阴润燥。

按语：方中燕窝味甘、性平，可养阴润燥、益气补中、美容养颜；鸡肉味甘、性微温，可温中补脾、益气养血、补肾益精。二者相配，共奏补中益气、养阴润燥之功。本方亦可作为病后虚弱、中气亏损者的保健食品。

4. 杏仁银肺汤（《〈黄帝内经〉饮食养生宝典》）

组成：猪肺1副，甜杏仁50g，白鸡汤适量，葱、姜、盐、黄酒、胡椒粉适量。

制作：将猪肺肺叶的血液冲净，全成白色控去水，葱、姜拍破。开水中下入葱、姜、料酒，把肺叶炖烂，捞出切成厚片。杏仁泡胀去皮，将切好的肺片和杏仁放入，调好味烧开，撇沫即成。

　　用法：佐餐食用。

　　功效：补益肺气。

　　按语：猪肺补肺止咳。甜杏仁能润肺止咳。葱味辛性温，能发表、通阳，解毒，杀虫，《用药心法》："通阳气，发散风邪。"姜味辛性温，能散寒解表，降逆止呕，化痰止咳。胡椒味辛，性热，能够温中散寒，下气止痛，止泻，开胃，解毒；本方可以适用于肺气不足的特禀质容易过敏者食用。

第十章　内科病证食疗 ▷▷▷

第一节　感　冒

感冒是以鼻塞、流涕、喷嚏、咳嗽、头痛、恶寒、发热等为主要临床表现的一种病证。因感受六淫或时行疫毒，致肺卫失和而发。四季均可发生，春冬两季较多见。

感冒由于感邪之不同、体质强弱不一，证候表现亦有所不同，主要有风寒、风热、暑热证。

西医学的上呼吸道感染、流行性感冒可参考本节有关内容治疗。

一、食疗原则

1. 感冒病位在卫表肺系，食疗应因势利导，发汗解表。风寒感冒予以辛温解表，可食用生姜、葱白、芫荽、豆豉等；风热感冒予以辛凉解表，可食用大豆黄卷、淡豆豉等；夹有暑湿当清暑祛湿，可食用绿豆、薏苡仁、西瓜、冬瓜、黄瓜等；体虚感冒应标本兼顾，解表的同时给予补益之品，如大枣、豆腐等。

2. 饮食应选用清淡、稀软的食物，以利消化，如米粥、米汤、面条、藕粉等。

3. 饮食禁忌，忌食生冷、辛辣、油腻、黏滞的食物。

二、辨证施膳

（一）风寒型

【证候】恶寒重，发热轻，无汗，头痛，肢节酸痛，鼻塞声重，或鼻痒喷嚏，时流清涕，咽痒，咳嗽，痰液稀薄色白，口不渴或渴喜热饮，舌苔薄白，脉浮或浮紧。

【治法】辛温解表，宣肺散寒。

【方选】

1. 葱豉汤（《补缺肘后方》）

组成：葱白10g，豆豉10g。

制作：先用温水泡发豆豉，洗净备用。将清水放入锅中，武火煮开后，放入葱白、豆豉，改用文火继续煮10~15分钟即可。

用法：温热食用，每日2次。

功效：发汗解表，宣肺透邪。

按语：此方中葱白味辛、性温，具有发表、通阳、解毒之功；豆豉味辛甘、微苦，性寒，有解表除烦的作用。二者相配，具有发表祛邪之功，可用于风寒感冒轻症。

2. 姜糖苏叶饮（《本草汇言》）

组成：紫苏叶 10g，生姜 10g，红糖适量。

制作：将生姜、紫苏叶洗净切成细丝，放入茶杯内，再加入红糖，以沸水冲泡，加盖温浸 10~15 分钟即成。

用法：代茶饮，汗出为佳。

功效：发汗解表，祛寒健胃。

按语：此方中生姜味辛、性温，具解表散寒止呕之功；紫苏叶味辛、性温，能发散风寒、宣肺止咳，又具解毒之功；红糖味甘、性温，具有益气、缓中、化食的作用。三物合用，有散寒发汗之功，适用于风寒感冒兼见恶心、呕吐、胃痛、腹胀者。

（二）　风热型

【证候】身热较著，微恶风，汗出不畅，头胀痛，面赤，咳嗽，痰黄，咽燥，或咽喉乳蛾红肿疼痛，鼻塞，流黄涕，口干欲饮，舌苔薄白微黄，舌边尖红，脉浮数。

【治法】辛凉解表，疏风清热。

【方选】

1. 大豆黄卷饮（经验方）

组成：大豆黄卷 10g，茶叶 10g。

制作：将洗净的大豆黄卷和茶叶一同放入茶杯中，加适量沸水，加盖温浸 10~15 分钟即可。

用法：代茶饮。

功效：清热解表。

按语：方中以大豆黄卷为主，其味甘、性平，功用清热利表、除湿利气，《本草便读》云本品"性味功用，与黑豆大同，然其浸水生芽，则有生发之气，故亦能解表"。辅以茶叶清热解毒，二味共成清热解表之方，可用于风热感冒的治疗。

2. 淡豆豉粥（《粥谱》）

组成：淡豆豉 15g，粳米 100g。

制作：将洗净的淡豆豉和粳米一同放入锅中，加水适量，武火煮开后，改用文火继续煮至米熟烂即成。

用法：空腹食用，每日 2 次。

功效：辛凉解表。

按语：本方中以淡豆豉为主，其味苦、辛，性凉，功用解表、除烦、宣发郁热，常用于感冒、寒热头痛、烦躁胸闷等；辅以粳米健脾益气，二者共成辛凉解表之方，可用于风热感冒的治疗。

（三）　暑湿型

【证候】身热，微恶风，汗少，肢体酸重或疼痛，头昏重胀痛，咳嗽痰黏，心烦口渴，胸闷脘痞，小便短赤，舌苔薄黄而腻，脉濡数。

【治法】祛暑清热，除湿解表。

【方选】

1. 茶豆饮（经验方）

组成：绿豆30g，茶叶10g。

制作：先将茶叶用纱布包好，与绿豆一起放入锅中，加水以武火煮沸后，改用文火继续煮至绿豆熟烂时，将茶叶包取出，即可。

用法：代茶饮。

功效：清热解毒，清咽利尿。

按语：此方中绿豆味甘、性寒，具有清热解毒之功，用于治疗暑热烦渴、痧痘热毒等；茶叶味苦、甘，性微寒，具有利尿消炎之功；白糖味甘、性平，可润肺生津、止咳调味。诸物配伍，共奏清热解毒、清利咽喉，利小便之功。用于治疗暑湿感冒之咽痛、小便不利或兼有尿痛者。

2. 绿豆丝瓜花汤（《中医营养食疗学》）

组成：绿豆100g，鲜丝瓜花3朵。

制作：将绿豆淘洗干净，放入锅内加水煮烂后捞出绿豆，放入丝瓜花烧开即可。

用法：不拘时食用。

功效：清热解暑利湿。

按语：本方中绿豆味甘、性凉，功用清热解毒、消暑利水；丝瓜花味甘、微苦，性寒，功用清热解毒，可增强绿豆清热之功。二者合用，共成清热解暑利湿之方，适用于暑湿感冒的治疗。

（四）体虚型

【证候】恶寒较甚，发热，无汗，头痛身楚，咳嗽，痰白，咳痰无力，平素神疲体弱，气短懒言，反复易感，舌淡苔白，脉浮而无力。

【治法】益气解表，扶正祛邪。

【方选】

1. 生姜大枣粥（《常见病的饮食疗法》）

组成：生姜10g，大枣3枚，粳米100g。

制作：将生姜洗净切片，大枣洗净掰开，备用；将粳米淘洗干净，与姜、枣一起放入锅中，加清水，武火煮开，改用文火继续煮至米熟烂即成。

用法：空腹食用，每日2次。

功效：益气解表，扶正祛邪。

按语：生姜味辛、性温，有发表散寒之功；大枣味甘、性温，长于补中益气、养血安神；粳米味甘、性平，健脾益气之功较强。三物相配，既益气养血，又发散解表，适用于平素气血虚弱易感风寒的患者。

2. 葱豉炖豆腐（《营养与食疗学》）

组成：葱白 20g，淡豆豉 20g，鲜豆腐 250g，食盐适量。

制作：葱白洗净，切段；淡豆豉用温水泡发，备用。将鲜豆腐置于锅内，加水适量，武火煮沸后，改用文火继续煮 15 分钟，再加入葱白、淡豆豉、食盐，稍煮片刻即可。

用法：温热食用，得汗为佳。

功效：祛风解表，益气和中。

按语：此方中葱白味辛、性温，具有发表通阳之功；豆豉味辛甘、微苦，性凉，有解表除烦、宣发郁热的作用；豆腐味甘、性凉，具有益气和中、生津润燥之功。三味合用，共奏解表益气之功，可用于中气虚弱、易患感冒者。

第二节　咳　嗽

咳嗽是指以肺气上逆作声，或兼见咯吐痰液为主要表现的病证。本病根据发病原因分为外感咳嗽和内伤咳嗽两大类。外感咳嗽多属急性病证，多因风寒、风热、燥热等外邪侵袭所致；内伤咳嗽多为慢性病证，多与脏腑功能失调有关。

西医学中急慢性支气管炎、部分支气管扩张症、慢性咽炎等病见有咳嗽症状者可参考本节内容治疗。

一、食疗原则

1. 外感咳嗽，治以宣肺祛邪。风寒者，可选用生姜、芥菜等；风热者，可选用茼蒿、无花果、青果等；燥热者，可选用枇杷、橘子、梨、蜂蜜等。内伤咳嗽，治以扶正补虚、祛邪止咳，可选用山药、羊肺、百合、银耳、柿饼等。

2. 多吃水分多的果蔬或多饮水，充足的水分可稀释痰液，使痰易于咳出。

3. 忌吃油腻、海腥及辛辣刺激性食物，过于油腻的食物易聚湿生痰，辛辣会刺激咽喉部使咳嗽加重。

二、辨证施膳

（一）风寒袭肺

【证候】咳嗽声重，气急，咽痒，咳痰稀薄色白，常伴鼻塞、流清涕、头痛、肢体酸楚，或见恶寒发热、无汗等表证，舌苔薄白，脉浮或浮紧。

【治法】疏风散寒，宣肺止咳。

【方选】

1. 芥菜姜汤（《食疗本草学》）

组成：鲜芥菜 100g，生姜 10g，食盐适量。

制作：将芥菜洗净后，切成丝备用。将生姜洗净，切片备用。再将芥菜丝和生姜丝一同放入锅内，加入清水以武火煮沸后，改用文火继续煮 15 分钟，以少许食盐调味即可。

用法：温热食用，每日 2 次。

功效：宣肺止咳，疏风散寒。

按语：此方中芥菜辛甘而温，《本草纲目》说其能"通肺豁痰，利膈开胃"；生姜味辛、性微温，具有散寒化痰止咳之功。二者相配，共奏宣肺化痰、疏风散寒之功。

2. 橘皮姜茶（《本草衍义》）

组成：橘皮 15g，生姜 15g。

制作：将橘皮洗净，用温水泡软，切成细丝，备用。将生姜洗净，切片，备用。将橘皮丝和生姜片一同放入锅内，加水适量，以武火煮沸后，改用文火继续煮 15 分钟，去渣取汁即成。

用法：代茶饮。

功效：散寒止咳，宣肺化痰。

按语：方中橘皮味辛苦、性温，《医学启源》言其"去胸中寒邪，破滞气，益脾胃"；生姜辛温，既有解表散寒之功，又助化痰止咳。二者合用，治疗风寒咳嗽，疗效颇佳。

（二）风热犯肺

【证候】咳嗽频剧，气粗或咳声嘶哑，喉燥咽痛，痰黏稠或黄，咳时汗出，常伴鼻流黄涕、口渴、头痛、肢体酸楚，或见恶风、身热等表证，舌苔薄黄，脉浮数或浮滑。

【治法】疏风清热，宣肺止咳。

【方选】

无花果茶（《饮食疗法》）

组成：无花果 30g，绿茶 15g，冰糖适量。

制作：将无花果洗净，切成丝，同绿茶一同放入茶杯内，用沸水冲泡，温浸 10~15 分钟，加入冰糖调味即成。

用法：代茶饮。

功效：清热，止咳，利咽。

按语：无花果味甘、性凉，功能清热、生津、利咽；绿茶味苦甘、性凉，有清热解毒、生津止渴的功效。以冰糖调味，三者合用，有清热、生津、利咽止咳的作用。

（三）燥热伤肺

【证候】咳嗽频剧，气粗或咳声嘶哑，喉燥咽痛，口渴，咯痰不爽，痰黏稠或黄，咳时汗出，初起或伴鼻流黄涕等表证，舌质红干少津，脉数。

【治法】疏风清热，宣肺止咳。

【方选】

1. 梨汁冰糖汤（民间验方）

组成：雪梨 200g，无花果 5 枚，冰糖适量。

制作：将雪梨洗净，切成小块，榨汁，备用。将无花果洗净，切成丝，放入锅内，加水适量，武火煮沸后，调入榨好的梨汁和冰糖，改用文火稍煮片刻即成。

用法：不拘时饮用。

功效：清热养阴，生津润燥。

按语：此方中雪梨性寒，味甘、微酸，可润肺清热、生津止渴；冰糖味甘、性平，有养阴生津、润肺止咳之功；无花果味甘、性平，可润肺止咳、清热润肠。三者合用，共奏清热养阴、生津润燥之功效，善治燥热伤肺之咳嗽。

2. 丝瓜花蜜茶（《滇南本草》）

组成：鲜丝瓜花 20g（干品 10g），蜂蜜适量。

制作：将丝瓜花洗净，放入茶杯中，用沸水适量冲泡，加盖温浸 15 分钟；调入蜂蜜，即可。

用法：代茶饮。

功效：润肺止咳。

按语：此方中丝瓜花为葫芦科植物丝瓜或粤丝瓜的花，于夏季开花时采集备用，味甘微苦、性寒，《滇南本草》说它能"清肺热，消痰下气，止咳，止咽喉痛，消烦渴，泻相火"；蜂蜜味甘、性平，有润肺作用，且祛邪而不伤正，并具调味之功。诸味合用，可润肺止咳，用于燥热咳嗽、口干舌燥等症。

（四）痰湿蕴肺

【证候】咳嗽反复发作，咳声重浊，痰多，因痰而嗽，胸闷，脘痞，呕恶，食少，体倦，大便时溏，舌苔白腻，脉象濡滑。

【治法】燥湿化痰，理气止咳。

【方选】

1. 梨粥（《本草求原》）

组成：鲜梨 1 个，粳米 100g。

制作：将梨洗净，连皮切碎，去核；粳米淘洗干净。锅置火上，加水适量，放入梨块，文火煮 30 分钟，捞出梨块，加入淘净的粳米，煮成稀粥。

用法：空腹食用，每日 2 次。

功效：清热化痰。

按语：此方中梨味甘、微酸，性寒，可润肺清热、生津止渴；粳米味甘、性平，可健脾益气。二者合用，共奏健脾燥湿化痰之效，可用于痰湿蕴肺之咳嗽。

2. 橙皮粥（《饮食治疗指南》）

组成：鲜橙皮 20g，粳米 100g。

制作：将鲜橙皮洗净，切成细丝，与洗净的粳米一同放入锅内，加水适量，武火煮开后，改用文火继续煮至米熟烂时，稍煮片刻即成。

用法：空腹食用，每日 2 次。

功效：止咳化痰。

按语：此方中橙皮味辛、微苦，性温，能理气化痰、健脾导滞，《滇南本草》言其"主降气宽中，破老痰结痰固如胶者"；加入粳米，理气和中。此方善治痰湿咳嗽日久，伴有食欲不振者。

（五）肺阴亏虚

【证候】干咳，咳声短促，痰少黏白，或痰中带血丝，或声音逐渐嘶哑，口干咽燥，或午后潮热，颧红，盗汗，日渐消瘦，神疲，舌质红少苔，脉细数。

【治法】滋阴润肺，化痰止咳。

【方选】

润肺羹（《十药神书》）

组成：羊肺500g，杏仁30g，绿豆粉30g，柿霜30g，蜂蜜适量。

制作：将羊肺洗净，沥去水分；将杏仁去皮尖，研细如泥；将杏仁泥、柿霜、绿豆粉、蜂蜜混合均匀，加少量水调制，灌入羊肺，然后放入锅中，加水煮至肉熟即可。

用法：每次1汤匙，直接食用，每日2次。

功效：滋阴补肺，润燥止咳。

按语：方中羊肺性味甘平，功能补肺气，多用于治疗肺痿咳嗽；杏仁、柿霜、蜂蜜功能养阴润燥、降气止咳，善治阴虚肺燥、干咳无痰或痰黏不易咯出；绿豆粉味甘、性凉，能清热解毒。同用共奏养阴润燥、补益肺气、止咳化痰之功。

第三节　喘　证

喘即气喘、喘息。临床特征是呼吸困难，甚至张口抬肩、鼻翼扇动、不能平卧。

喘证常由多种病因引起，概言之有外感、内伤两大类。外感为六淫外邪侵袭肺系；内伤为饮食不当、情志失调、劳欲久病等导致肺气上逆。具体有虚证和实证之分。

西医学中肺炎、喘息性支气管炎、肺气肿、肺源性心脏病、心源性哮喘、肺结核、矽肺以及癔病等发生喘息时，均可参照本节内容治疗。

一、食疗原则

1. 实喘治以祛邪利气，饮食以清淡为宜，可食新鲜水果和蔬菜，如柚子、百合、梨、橘子、枇杷、萝卜、丝瓜等；虚喘治以培补摄纳，宜进食滋养之品，如山药、柿饼、白果、核桃仁、杏仁、大枣、鸡肉、鸭肉、燕窝等食物。

2. 喘证的预防，平时要慎风寒、节饮食、忌发物，如虾、螃蟹、黄鱼、带鱼等。

3. 忌食黏腻之品，如糯米、肥肉、甜食等，以免助生痰。

4. 忌食辛辣刺激之品，如葱、姜、蒜、辣椒、酒，以免诱发或加重病情。

二、辨证施膳

（一） 实喘

【证候】呼吸深长有余，呼出为快，气粗声高，伴有痰鸣咳嗽，脉数有力，病势多急。外感起病急，病程短，多有表证；内伤病程久，反复发作，无表证。

【治法】祛邪利气。

【方选】

1. 丝瓜枇杷粥（《滇南本草》）

组成：丝瓜 100g，枇杷 50g，粳米 100g。

制作：丝瓜洗净去皮，切小块备用；将枇杷洗净，切碎备用；将粳米洗净，放入锅内，加水适量，武火煮开后，改用文火继续煮，煮至八成熟时，放入切好的丝瓜、枇杷，煮熟即可。

用法：空腹食用，每日 2 次。

功效：平喘止咳，清热化痰。

按语：丝瓜味甘、性凉，具有消热化痰之功，善治痰热喘咳；枇杷善止咳下气。二者合用，可平喘止咳、清热化痰，适用于痰热喘证。

2. 文旦百合汤（《食物中药与便方》）

组成：柚子 1 个，百合 50g，白糖适量。

制作：将柚子洗净，切开，去瓢取皮 100g，与洗净的百合一同放入锅中，加水，武火煮开后，改用文火继续煎煮 30 分钟，去渣取汁，调入白糖即可。

用法：温热饮服。

功效：平喘下气，快膈化痰。

按语：柚子又称文旦，味甘、辛，性平，能宽中理气、化痰止咳；百合味甘、性凉，润肺安神。二者合用，可平喘下气、快膈化痰，用于喘证伴心烦不安者。

（二） 虚喘

【证候】呼吸短促难续，深吸为快，气怯声低，少有痰鸣咳嗽，脉象微弱或浮大中空，病势徐缓，时轻时重，遇劳则甚，脉弱。虚喘有肺虚、肾虚之分。

【治法】培补摄纳，益气平喘。

【方选】

1. 五果茶（《济众新编》）

组成：核桃仁 10 枚，白果 10 枚，大枣 7 枚，生栗 7 枚，生姜适量。

制作：将核桃仁、白果、大枣、生栗洗净，生姜切丝备用；将核桃仁、银杏、生栗置于锅内，加水煮沸 20 分钟后，加入大枣、生姜继续煮 10 分钟即可，取汁。

用法：代茶饮。

功效：补肾纳气，止咳平喘。

按语：此方中核桃仁味甘、性温，有小毒，具有补肾固精、温肺定喘之功；白果味甘、苦，性平、涩，可敛肺定喘；大枣味甘、性温，可补中益气、养血安神；生栗味甘、性温，可养胃健脾、补肾强筋；生姜味辛、性微温，具有化痰止咳之功。诸物合用，共奏补肾纳气、止咳平喘之功。

2. 宁嗽定喘饮（《医学衷中参西录》）

组成：山药 50g，甘蔗汁 50mL，酸石榴汁 20mL，鸡子黄 1 枚。

制作：先将山药洗净，切成小块，加入水 200mL，煎至 100mL，取汤汁备用；将甘蔗汁、石榴汁一同放入锅内，武火煮沸后，调入煮好的山药汁，改用文火继续煮 5 分钟，调入鸡子黄，稍煮片刻即可。

用法：徐徐饮服，每日 2 次。

功效：滋阴润肺，止咳平喘。

按语：此方中山药味甘、性平，具有补脾养胃、生津益肺之功；甘蔗味甘、性平，可生津止渴、和中宽膈；酸石榴性温，味甘、酸、涩，具有生津止渴的功效；鸡子黄味甘、性平，能滋阴润燥。四物合用，滋阴润燥之功效颇佳，可用于肺阴亏虚日久、咳嗽无痰者。

3. 白果腐皮粥（《饮食疗法》）

组成：白果 3 枚，豆腐皮 50g，粳米 100g，食盐适量。

制作：将白果和粳米洗净放入锅中，加入清水，用武火煮开后，改文火煮至米熟，再放豆腐皮煮 10 分钟，食盐调味即可。

用法：空腹食用，每日 2 次。

功效：健脾益气，敛肺定喘。

按语：本方中白果味甘、苦，性平，有敛肺气、定咳喘之功；豆腐皮味甘淡、性平，能清肺热、止咳、消痰；配以健脾益气的粳米，适合虚喘证。

第四节　内伤发热

内伤发热是指因内伤所致，脏腑功能失调，以气、血、阴、阳失衡为基本病机，以发热为主要临床表现的病证。一般起病较缓，病程较长，热势轻重不一，但以低热为多，或仅自觉发热或五心烦热而体温并不高。其病因主要是久病体虚、饮食劳倦、情志失调及外伤出血。病机大体可分为虚、实两类。

西医学中功能性低热、肿瘤、血液病、结缔组织疾病、内分泌疾病及部分慢性感染性疾病所引起的发热和某些原因不明的发热，均可参照本节内容治疗。

一、食疗原则

1. 实证属痰湿者宜化痰祛湿，可选用扁豆、蚕豆、赤小豆、冬瓜、莴笋等；属血瘀者宜活血化瘀，可选用木耳、山楂等。虚证属阴虚者宜滋阴清热，可选用甲鱼、乌龟、鸭肉、百合、甘蔗等。

2. 忌食温燥辛辣之品，如葱、姜、蒜、辣椒、胡椒、花椒、酒等，以免助热。

3. 内伤发热伴有饮食不振、消化不良者，忌食油腻黏滞之品，如糯米食品、油炸品、奶油蛋糕等，以免碍胃，影响脾胃运化。

二、辨证施膳

（一）阴虚发热

【证候】午后潮热，或夜间发热，不欲近衣，手足心热，烦躁，少寐多梦，盗汗，口干咽燥，舌质红，或有裂纹，苔少甚至无苔，脉细数。

【治法】滋阴清热，生津润燥。

【方选】

1. 甘蔗粥（《寿亲养老新书》）

组成：甘蔗汁 100mL，粳米 100g。

制作：将甘蔗去皮，榨汁备用。将粳米洗净，放入锅内，加水适量，武火煮开后，改用文火继续煮至米熟烂时，调入甘蔗汁，稍煮片刻即成。

用法：空腹食用，每日 2 次。

功效：滋阴清热，生津润燥。

按语：此方中甘蔗味甘、性寒，有清热润燥、生津止渴之功，适用于阴虚发热；粳米味甘、性微寒，能补中益气，生津止渴。二者合用，共奏滋阴清热、生津润燥之功。

2. 乌龟汤（《普济方》）

组成：乌龟 1 只，大葱、生姜、食盐、植物油各适量。

制作：将大葱洗净，切段备用。生姜洗净，切片备用。将龟宰杀后，去杂，洗净五脏，剁成小块，备用。将炒锅置于火上，放入植物油，待油烧热后，放入切好的龟肉煸炒，调入切好的葱段、姜片和食盐，拌匀，加水适量，武火烧沸后，改用文火继续煮 2 小时即成。

用法：佐餐食用，分次食之。

功效：滋阴退热。

按语：龟肉味甘酸、性温，《日用本草》言其"大补阴虚"，《医林纂要》记载其善治"骨蒸劳热，吐血，衄血，肠风血痔，阴虚血热之症"，是滋阴退热之佳品。

（二）血瘀发热

【证候】午后或夜晚发热，口燥咽干，但不多饮，肢体或躯干有固定痛处或肿块，面色萎黄或晦暗，舌质青紫或有瘀点、瘀斑，脉弦或涩。

【治法】活血化瘀。

【方选】

1. 木耳红糖汤（《疾病食疗与验方》）

组成：木耳 30g，红糖适量。

制作：将木耳用温水浸泡，泡发回软，洗净，放入锅内，加水适量，用武火煮沸后，加入红糖，改用文火稍煮片刻即可。

用法：空腹食用，每日 2 次。

功效：活血行血，化瘀清热。

按语：此方中木耳味甘、性平，具有益气润肺、止血活血等功效；红糖味甘、性温，可益气化食、行血活血。二物合用，奏活血化瘀之功，可用于血瘀发热。

2. 山楂香橙羹（《饮食疗法》）

组成：山楂肉 30g，香橙 2 枚，荸荠 3 枚，红糖适量。

制作：将山楂肉放入锅内，加水适量，用武火煮开后，用纱布去渣留汁待用；将香橙捣烂，用纱布滤取橙汁备用；荸荠洗净，去皮榨取汁液，与橙汁一同放入锅内，调匀，用武火煮开后，改用文火继续煮 5 分钟，调入红糖拌匀即成。

用法：空腹食用，每日 2 次。

功效：理气活血，散瘀清热。

按语：方中山楂肉味酸、甘，性微温，能消食健胃、行气散瘀；香橙味酸、性凉，能宽中理气；荸荠味甘、性凉、入肺、胃经，可清热生津、化痰消积；红糖性温、味甘，有行血活血的效用。诸物合用，共奏理气活血、清热化瘀之功。

（三） 痰湿发热

【证候】低热，午后热甚，心内烦热，胸闷脘痞，不思饮食，渴不欲饮，呕恶，大便稀薄或黏滞不爽，舌苔白腻或黄腻，脉濡数。

【治法】燥湿化痰，清热和中。

【方选】

1. 蚕豆冬瓜汤（民间验方）

组成：鲜蚕豆 150g，冬瓜 150g，食盐适量。

制作：将冬瓜洗净，去皮，切块备用；将蚕豆剥皮，洗净，放入锅中，加水适量，用武火煮开后，改用文火，加入切好的冬瓜块，继续煮至熟烂，以食盐调味。

用法：佐餐食用。

功效：健脾利湿，清热化痰。

按语：蚕豆味甘、性平，能健脾利湿；冬瓜味甘、淡，性凉，具有润肺生津、化痰止渴、利尿消肿、清热祛暑的功效。二者合用，能燥湿化痰、清热除湿，可用于痰湿发热者。

2. 扁豆粥（《粥谱》）

组成：白扁豆 50g，粳米 100g。

制作：将白扁豆洗净，切段，同洗净的粳米一同放入锅内，加水适量，用武火煮开后，改用文火继续煮至米熟烂，即成。

用法：空腹食用，每日 2 次。

功效：健脾化湿，消暑和中。

按语：此方中白扁豆甘、微温，能健脾化湿、和中消暑，与粳米同煮粥，共奏健脾化湿、消暑和胃之功，可用于痰湿暑热之证。

第五节　心　悸

心悸是指患者自觉心中跳动、惊慌不安，甚则不能自主的一种病证，常伴胸闷、气短、失眠、健忘、眩晕、耳鸣等症。病情轻者为心悸，病情重者为怔忡，可呈持续性。本证的发生与体质虚弱、情志所伤。

西医学中的心律失常，如心动过速、心动过缓、心房颤动或病态窦房结综合征、预激综合征以及心功能不全、心肌炎、部分神经官能症等，如有心悸症状者，均可参照本节内容治疗。

一、食疗原则

1. 心悸患者的饮食，应根据虚实不同而定。虚证属心血不足者，可选用龙眼肉、大枣、莲子等养心安神之品；属气阴两虚者，可选用桑椹、百合、银耳等益气滋阴之品。实证属心血瘀阻者，可选用韭菜、山楂、月季花、玫瑰花等活血化瘀之品。

2. 忌食辛辣刺激食物，如辣椒、酒类、浓茶、咖啡等，以免伤阴耗血。忌食肥甘厚味食品，如肥肉和油炸食品等。

3. 饮食以少食、稀软为宜，以利消化。

二、辨证施膳

（一）　心血不足

【证候】心悸气短，头晕目眩，失眠健忘，面色无华，倦怠乏力，纳呆食少，舌淡红，脉细弱。

【治法】补血养心，益气安神。

【方选】

1. 龙眼莲子粥（《中国食品》）

组成：龙眼肉 50g，莲子 30g，糯米 100g。

制作：先将莲子去皮心，与龙眼肉、糯米一起煮粥即可。

用法：空腹食用，每日 2 次。

功效：养心安神，健脾益气。

按语：此方中龙眼肉味甘、性温，能养血益脾、补心安神；莲子味甘、涩，性平，能养心安神、补脾止泻、益肾涩精；糯米味甘、性温，能补中益气、健脾止泻。三物合用，可养心安神、健脾益气。

2. 蜜饯姜枣龙眼（《泉州本草》）

组成：龙眼肉 250g，大枣 250g，蜂蜜、姜汁各适量。

制作：将龙眼肉、大枣洗净，放入锅内，加水适量，置武火上烧沸，改用文火煮至七成熟时，加入姜汁和蜂蜜，搅匀，煮熟。起锅待冷，装入瓶内，封口即成。

用法：作零食，适量食用。

功效：补益心血，健脾养胃。

按语：方中龙眼肉味甘、性温，能补益心脾、养血安神，用于气血不足、心悸怔忡、健忘失眠；大枣味甘、性平，能益气生血；蜂蜜味甘、性平，能补中润燥；佐以辛温的生姜，使全方补而不腻。诸物合用，共奏补益心血、健脾养胃之功。

（二） 气阴两虚

【证候】心悸心痛，气短自汗，面色无华，倦怠乏力，头晕头痛，心烦不寐，口干少津，舌红少苔，脉弦细无力或结代。

【治法】补血养阴，补心安神。

【方选】

1. 桑椹西瓜汁（《中医食疗学》）

组成：鲜桑椹100g，西瓜瓤150g。

制作：将鲜桑椹洗净，备用；将西瓜洗净，取瓤，去籽，与鲜桑椹一同榨取汁液，拌匀即成。

用法：徐徐饮服。

功效：益气养阴，安神定悸。

按语：此方中桑椹性寒、味甘，能滋阴、补肝、益肾；西瓜瓤性凉、味甘，可清热除烦、生津止渴、滋阴、补血养心。二物合用，共奏益气养阴、安神定悸之功。

2. 百合炖银耳（《本草纲目》）

组成：百合30g，银耳（干品）15g，冰糖适量。

制作：将银耳放入温水中浸泡至软，去掉根蒂，洗净，沥干水分；百合瓣开洗净，备用；汤锅倒入清水，冰糖上火煮化，然后放入银耳、百合煮沸，改用文火炖15分钟即可停火。

用法：空腹食用，每日2次。

功效：滋阴补气，养心安神。

按语：此方中百合味甘、性寒，具养阴安神之功；银耳味甘、淡，性平，具滋补生津之功；冰糖具有清润之性，兼以调味。三者合用，共奏滋阴补气、养心安神之功。

（三） 心血瘀阻

【证候】心悸不安，胸闷不舒，心痛时作，痛如针刺，唇甲青紫，舌质紫暗或有瘀斑，脉涩或结代。

【治法】活血化瘀，理气通络。

【方选】

1. 月季花茶（《泉州本草》）

组成：鲜月季花20g。

制作：将鲜月季花剥瓣，入清水中清洗、沥干，放入茶杯中，以沸水冲泡，温浸10~15 分钟，即可。

用法：代茶饮。

功效：活血化瘀。

按语：此方中月季花味甘、性温，具有活血化瘀之效。泡茶经常饮服，可预防和治疗心血瘀阻而致的心悸、怔忡。

2. 仙人掌炒牛肉（《中医食疗学》）

组成：仙人掌 50g，牛肉 250g，酱油、食盐、植物油各适量。

制作：将仙人掌洗净，切片备用；再将牛肉洗净，切片备用。将炒锅置于火上，烧热后放入植物油，待油热后放入切好的仙人掌片和牛肉片翻炒，再加酱油、食盐，翻炒至熟，即可。

用法：佐餐食用。

功效：活血化瘀，养心健脾。

按语：仙人掌味苦、性寒，能活血、消肿、解毒；牛肉性平、味甘，可补脾胃、益心血、强筋骨。二物合用，一补一泻，既可活血化瘀，又可养心健脾。

第六节 不 寐

不寐是以经常不能正常睡眠，或入睡困难，或睡眠时间不足，或睡眠不深，严重者彻夜不眠为特征的病证，通常称为"失眠"等。形成不寐的原因很多，如饮食不洁，脾胃受损，胃失和降，胃不和则卧不安；或情志失常，肝郁化火，扰动心神则不寐；如思虑过度或久病，耗伤气血。

本病病机为阳盛阴衰，阴阳失交。病位主要在心，与肝、脾、胃、肾有密切联系。

西医学中神经官能症、更年期综合征等以失眠为主要临床表现时，均可参照本节内容治疗。

一、食疗原则

1. 不寐治疗当以补虚泻实、调整阴阳为要。虚证当补其不足，属心脾两虚者可选用龙眼、莲子、大枣等养心安神之品；属阴虚火旺者，可选用桑椹、鸭肉、百合、银耳等滋阴清热之品。实证当泻其有余，肝火扰心者，可选用菊花、芹菜、黄花菜以清热疏肝；痰热扰心者，可选用茼蒿、海带、海藻等以清热安神、利水化痰。

2. 饮食以清淡、易消化为宜。

3. 睡前忌浓茶、咖啡、辣椒、酒等。

二、辨证施膳

（一）心脾两虚

【证候】多梦易醒，心悸健忘，头晕目眩，肢倦神疲，饮食无味，面色少华，或胸闷纳呆，舌质淡，苔薄白，脉细弱。

【治法】补养心脾，宁心安神。

【方选】

1. 百合龙眼粥（《中国药膳辨证治疗学》）

组成：百合 15g，龙眼肉 15g，粟米 100g，红糖适量。

制作：将百合、龙眼肉洗净，与淘洗干净的粟米，一同放入锅内，加水适量，用武火煮开后，改用文火继续煮至米熟烂时，调入红糖，拌匀即成。

用法：空腹食用，每日 2 次。

功效：补益心脾，养血安神。

按语：此粥中龙眼肉健脾益气，养心安神；百合滋润清心安神；粟米健脾养胃。三物合用，共奏健脾安神之功，适用于心脾亏虚之失眠、多梦、健忘等症。

2. 莲子薏苡仁粥（《失眠症自诊·自疗·食疗》）

组成：莲子肉 20g，薏苡仁 30g，糯米 50g，大枣 10 枚，核桃仁 20g，龙眼肉 20g，白糖 10g。

制作：将龙眼肉、大枣、核桃仁、薏苡仁、莲子肉一同放入碗中，并淋入糯米粥。随后，将碗置入蒸锅中，蒸约 20 分钟。出锅后调入白糖，即可食用。

用法：空腹食用，每日 2 次。

功效：健脾益肾，安神益智。

按语：莲子性平，味甘、涩，具有补脾止泻、益肾固精、清心安神之功；核桃仁性温，味甘、涩，具有补肾益精、安神健脑等功效；薏苡仁性微寒，味甘、淡，具有健脾益气、渗湿利水等功效；大枣甘温，益气血、安心神；糯米甘温，补中益气、止泻安神；龙眼肉甘温，益气血、安心神。诸味相合，可奏健脾养胃、安神益智之功。

（二）阴虚火旺

【证候】心烦不寐，心悸不安，头晕耳鸣，健忘，腰酸梦遗，五心烦热，潮热盗汗，口干津少，舌质红，少苔或无苔，脉细数。

【治法】滋阴降火，养心安神。

【方选】

1. 莲子百合煨猪肉（《食疗与养生》）

组成：莲子 50g，鲜百合 100g，猪瘦肉 200g，葱、姜片、黄酒、食盐各适量。

制作：莲子去心，用清水洗净，备用；百合洗净，掰开，备用；猪瘦肉洗净，切成块。将莲子、百合、猪肉一并置锅内，加适量水，再加葱、姜片、盐、料酒，用大火烧沸后，改小火煨炖 1 小时即可。

用法：佐餐食用。

功效：健脾养心，润肺益肾。

按语：莲子味甘、涩，性平，补脾益肾，养心安神；百合味甘、苦，性微寒，养阴润肺，清心安神；猪瘦肉味甘、咸，性平，补肾滋阴，养血润燥，益气消肿。共奏健脾养心、润肺益肾之效，适用于不寐之阴虚火旺之证。

2. 黑豆龙眼芡枣汤（《饮食疗法》）

组成：黑豆 50g，龙眼肉 20g，大枣 3 枚，芡实 30g。

制作：将黑豆放入盆中，以清水浸泡半日，捞出，同洗净的龙眼肉、芡实、大枣一同放入锅中，加水适量，用武火煮开后，改用文火继续煮至熟烂，即成。

用法：温热食用，每日 2 次。

功效：健脾补肾，养心安神。

按语：黑豆性平、味甘，功能补肾益阴、健脾利湿；龙眼肉性温、味甘，功能补心安神、养血健脾；大枣性温、味甘，功能益气补血、养脾和胃；芡实性平，味甘、涩，可补肾健脾、固精祛湿。诸味相合，共奏健脾补肾、养心安神之功。

（三）　肝火扰心

【证候】不寐，急躁易怒，严重者彻夜不眠，胸闷胁痛，口渴喜饮，不思饮食，口苦而干，耳鸣目赤，小便黄赤，大便秘结，头晕头痛，舌质红，苔黄或黄燥，脉弦数或弦滑数。

【治法】疏肝解郁，宁心安神。

【方选】

1. 菊苗粥（《遵生八笺》）

组成：甘菊苗 30g，粳米 100g，冰糖适量。

制作：甘菊苗即甘菊所长嫩头丛生叶，洗净，切细，与洗净的粳米一同放入锅内，加水适量，用武火煮开后，改用文火继续煮至米熟烂时，调入冰糖，拌匀即成。

用法：空腹食用，每日 2 次。

功效：清肝热，宁心神。

按语：甘菊苗味甘、微苦，性凉，有清肝明目的作用，可治疗头风眩晕等证；粳米味甘、性平，健脾益气。服食菊苗粥对于头晕脑胀、烦躁失眠者，颇为有益。

2. 百合炒芹菜（《失眠防与治》）

组成：芹菜 200g，鲜百合 200g，葱末、姜末、食盐、植物油各适量。

制作：将芹菜洗净，切成段，备用；百合剥成片状，洗净。炒锅置火上，放油烧热，下葱姜末炝锅，随即倒入百合和芹菜以及调料，翻炒至熟，出锅装盘即成。

用法：佐餐食用。

功效：清热平肝，宁心安神。

按语：芹菜味辛、甘，性凉，善清肝热、利湿；百合味甘、微苦，性微寒，可润肺止咳、宁心安神。此菜具有清热平肝、宁心安神之功。

（四）　痰热扰心

【证候】心烦不寐，胸闷脘痞，泛恶嗳气，伴头重，目眩，舌偏红，苔黄腻，脉滑数。

【治法】清化痰热，和中安神。

【方选】

1. 海带海藻煲瘦肉（《失眠食疗》）

组成：猪瘦肉 200g，海带 100g，海藻 80g，蜜枣 3 粒，生姜 2 片，食盐适量。

制作：洗净海带，沥水待用。猪瘦肉切块洗净，氽水待用。将清水倒入锅中，再放入全部材料（盐除外），先武火煮沸，而后转文火，炖 1 小时。食盐调味即成。

用法：佐餐食用。

功效：清热安神，消痰利水。

按语：海带味咸、性寒，清热利水，化痰软坚；猪瘦肉能益气消肿，滋阴养血；蜜枣可缓和海带、海藻的寒凉之性，又可和胃调味。合奏清热安神、消痰利水之效。

2. 茼蒿鸡蛋白汤（《冠心病、失眠症食疗粥汤》）

组成：鲜茼蒿菜 250g，鸡蛋 2 个，食盐适量。

用法：把鲜茼蒿用清水洗净，加水适量煮汤，汤将好时，取鸡蛋白加入煮片刻，加油、食盐调味。

用法：温热食用。

功用：养心润肺、化痰消食。

按语：茼蒿味辛、甘，性凉，和脾胃，消痰饮；鸡蛋甘平，养血滋阴润燥。二味共奏养心、润肺化痰、消食之功。

第七节 胸 痹

胸痹是以胸闷气短、喘息不得卧，甚则胸痛彻背为主症的一种病证。临床表现有轻重不同，轻者胸闷气短、呼吸不利，重者"胸痛彻背，背痛彻心"。胸痹日久，进一步发展可致"真心痛"。其特点是持久而剧烈的胸骨后疼痛，伴心悸、四肢厥冷、汗出如珠、面色苍白等危候，应及时到医院就诊。

本病的发生与饮食不当、寒邪内侵、情志失调、年老体虚及劳倦过度等因素有关。

西医学中冠状动脉粥样硬化性心脏病（心绞痛、心肌梗死）、心肌病、心包炎、病毒性心肌炎、慢性阻塞性肺气肿、慢性胃炎等病，出现胸闷、气短、喘息不得卧、胸痛彻背的症状，可参照本节内容治疗。

一、食疗原则

1. 胸痹多属本虚标实之证。实证属胸阳痹阻者，选用薤白、干姜、桂心等通阳宽胸之品；属气滞血瘀者，选用茉莉花、玫瑰花、月季花、韭菜、山楂、黑木耳等理气活血之品；属痰浊内阻者，选用茯苓、薏苡仁、橘子皮、白萝卜等祛痰化浊之品。虚证属气阴两虚者，选用银耳、山药、大枣等滋阴益气的食物；属心肾阳虚者，选用薤白等温通心阳、活血宣痹之品。

2. 饮食宜清淡、易消化，多食新鲜蔬菜、水果、粗杂粮、鱼肉、大豆及豆制品等食物。

3. 忌食肥甘厚味及煎、炸、烤制品，如肥肉、油条、动物内脏、炸糕、甜点等。

二、辨证施膳

（一）　胸阳痹阻

【证候】心痛，气短，胸中闷塞，甚至心痛彻背、背痛彻心，舌苔腻，脉弦滑。

【治法】通阳宣阻。

【方选】

1. 薤白汁（《肘后备急方》）

组成：薤白 30g（鲜者加倍）。

制作：将薤白洗净，切碎，榨取汁液，装入杯中，即可饮用。

用法：顿服。

功效：理气宽胸，通阳散结。

按语：薤白味辛苦、性温，为治疗胸痹的要药，理气宽中，通阳散结。

2. 姜葱粥（《临床食疗配方》）

组成：干姜片 10g，葱白 30g，粳米 100g。

制作：将葱白洗净，切段备用。将洗净的粳米和干姜片一同放入锅内，加水适量，用武火煮开后，改用文火继续煮至米熟烂时，加入切好的葱白段，稍煮片刻即成。

用法：空腹食用，每日 2 次。

功效：温阳，散寒，止痛。

按语：此粥中干姜为散寒、止痛之品；葱白辛温通阳；粳米养胃和营。诸物共奏温阳、散寒止痛之功。适用于寒凝心脉之心痛、胸痹。

（二）　气滞血瘀

【证候】胸部刺痛，固定不移，入夜疼痛更甚，时或心悸不宁，或兼两胁刺痛，气短，舌质紫暗，脉象沉涩。

【治法】活血化瘀，理气通络止痛。

【方选】

1. 韭菜汁（《食疗本草》）

组成：韭菜 100g。

制作：将韭菜洗净，切碎，捣成汁，即可。

用法：顿服。

功效：温中行气，散血止痛。

按语：韭菜味辛、性温，辛则能散，散血止痛，温则能通，温中行气。

2. 桂心酒（《养老奉亲书》）

组成：桂心末 30g，白酒 500mL。

制作：将白酒温热，加入桂心末调匀，浸泡数日即成。

用法：每次 10~20mL，每日 2 次。

功效：祛寒，理气，活血。

按语：桂心即肉桂，其味辛、甘，性温，可辛散温通，善于温通心阳、散寒止痛；白酒味辛、甘，性温，有良好的疏通血脉、驱散阴寒之功，且能引行药势，导引桂心直达心胸。

（三）痰浊内阻

【证候】胸闷痛如窒，痛引肩背部，形态较胖者，身重乏力，气短喘促，咳嗽痰多黏腻色白，舌苔浊腻，脉滑。

【治法】祛痰化浊，通阳开结。

【方选】

1. 薏陈茶（《营养与食疗学》）

组成：薏苡仁 30g，橘皮 10g，绿茶 3g。

制作：将洗净的薏苡仁置锅内，用文火炒至微黄，取出放凉备用；橘皮亦炒至微黄，备用。将薏苡仁放入锅内，加水适量，用武火煮开后，改用文火继续煮至米熟时，加入橘皮和绿茶，继续煮 10~15 分钟，去渣取汁。

用法：代茶饮。

功效：健脾化湿，理气化痰。

按语：此茶中薏苡仁味甘、淡，性凉，能健脾利湿；橘皮味苦、微辛，性温，可调中燥湿化痰；绿茶味辛、苦，性寒，可清热利尿。三味合用，可健脾化湿、理气化痰。

2. 茯苓米粉糊（《营养与食疗学》）

组成：茯苓粉 50g，粳米粉 50g，山楂粉 20g，白糖适量。

制作：将上述原料放入碗中，加水适量，调成糊状，上锅蒸熟，白糖调味即成。

用法：空腹食用，每日 2 次。

功效：祛痰化浊，理气利水。

按语：此方中茯苓味甘、性平，可健脾化湿、宁心安神；山楂味甘酸、性微温，善活血化瘀；粳米粉和白糖养胃调味。诸物共奏健脾、化痰、利湿之功。

（四）气阴两虚

【证候】胸闷或胸部隐痛，气短，心悸，失眠，头昏，神疲，倦怠乏力，汗出，颜面少华，舌质偏红，或有齿痕，脉细弱或结代。

【治法】益气养阴。

【方选】

1. 海参大枣饮（《中医食疗学》）

组成：水发海参 50g，大枣 5 枚，冰糖适量。

制作：将海参炖烂后，再加大枣、冰糖炖 15~20 分钟。

用法：每日 1 次。

功效：益气养阴，活血通络。

按语：海参味甘、咸，性平，补肾益精，养血润燥；大枣补脾胃，益气血，调营卫，和药性；冰糖健脾和胃。三味共奏益气养阴、活血通络之功。

2. 双耳炒蛤蜊（《冠心病饮食疗法》）

组成：白木耳、黑木耳各 15g，蛤蜊肉 300g，葱、姜、黄酒、胡椒粉、食盐、植物油各适量。

制作：将白木耳、黑木耳用温水泡发，洗净，去蒂头、杂质，撕成瓣状；蛤蜊肉洗净，切成薄片；姜切片，葱切段。将炒锅置武火上烧热，加入植物油，烧至六成热时，下入姜、葱爆香，随即下入蛤蜊肉、黄酒，炒变色后，加入黑木耳、白木耳、食盐、胡椒粉，炒熟即成。

用法：佐餐食用。

功效：补益肝肾，滋阴养血，散瘀软坚。

按语：蛤蜊咸寒，滋阴清热，入血软坚，《医林纂要》云"功同蚌蚬，滋阴明目"；白木耳味甘、淡，性平，滋阴润燥，生津止渴；黑木耳甘平，补气养血，散瘀止血。三味合奏补益肝肾、滋阴养血、散瘀软坚之功。

（五） 心肾阳虚

【证候】心悸而痛，胸闷气短，动则尤甚，自汗，面色㿠白，神倦怯寒，四肢欠温或肿胀，舌质淡胖，边有齿痕，苔白或腻，脉沉细迟。

【治法】温补阳气，振奋心阳。

【方选】

1. 山药羊肉粥（《饮膳正要》）

组成：羊肉 250g，山药 50g，粳米 100g，食盐适量。

制作：先将羊肉洗净，剔去脂膜，切成细丝，入锅中加水用文火煮至烂熟。山药与粳米、食盐一同放入肉汤中，煮成粥即成。

用法：空腹食用，每日 2 次。

功效：温补脾肾，振奋心阳。

按语：羊肉甘温，暖中止痛，益气养血，《日用本草》云"治腰膝羸弱，壮筋骨，厚肠胃"；山药、粳米健脾益气。三味合奏温补脾肾、振奋心阳之功。

2. 韭菜粥（《本草纲目》）

组成：粳米 50g，韭菜适量。

制作：将大米淘洗干净，放入砂锅中，注入清水足量，用小火熬粥，待粥将熟时，放入洗净、切碎的韭菜，至粥熟即成。

用法：早餐温服，连服 5 天。

功效：温暖肾阳，温补脾肾。

按语：韭菜又名起阳草，其味辛窜，善行气散瘀，温以散寒，可温中益肾；粳米益气健脾。二味合用，可用治心肾阴虚之胸痹。

第八节 胃 痛

胃痛是以上腹胃脘部近心窝处经常发生疼痛为主要临床表现的一种病证，又称胃脘痛。

胃痛常见病因有外邪犯胃、饮食伤胃、情志不畅和脾胃虚弱等方面，皆能引起胃受纳腐熟功能失常，胃失和降，而发生疼痛。

西医学的急、慢性胃炎，消化性溃疡，胃神经官能症，胃癌以及部分肝、胆、胰疾病，见有胃脘部位疼痛者，可参考本节有关内容治疗。

一、食疗原则

1. 胃痛治疗以理气和胃止痛为主。属肝胃气滞者，可选用茉莉花、金橘、谷芽等食物，以疏肝和胃；属肝胃郁热者，可选用白菜、包心菜、黄瓜等食物，以清胃泄热；属瘀血阻滞者，可选用山楂、木耳、油菜等食物，以活血化瘀；属寒邪客胃者，可选用芫荽、花椒、生姜等温胃散寒、理气止痛之品。正虚以养正为先，属胃阴亏虚者，可选用猪肉、鸭肉、银耳等，以滋阴和胃；属脾胃虚寒者，可选用羊肉、羊乳、牛乳、胡椒等食物，以健脾益胃、温中散寒。

2. 胃为燥土，其性喜润恶燥，因而醇酒辛辣、肥甘厚味之品食饮过度，均能生热化燥伤胃而引起病变，在饮食上须少食多餐，忌辛辣，如酒、辣椒、花椒、胡椒、芥末、葱、姜、蒜等。

3. 胃与脾土互为表里，治胃切忌过度而伤脾，中病即止。

二、辨证施膳

（一）肝胃气滞

【证候】胃脘胀闷，攻撑作痛，脘痛连胁，嗳气频繁，大便不畅，每因情志因素而痛作，苔多薄白，脉弦。

【治法】疏肝理气，和胃止痛。

【方选】

1. 大麦芽汤（《滇南本草》）

组成：大麦芽 50g。

制作：将大麦芽洗净，放入锅内，加水适量，煎煮 15 分钟，即成。

用法：温热食用，每日 2 次。

功效：疏肝和胃，理气止痛。

按语：方中大麦芽味甘、性平，有消食化积、理气健脾的作用。《医学衷中参西录》称本品"善舒肝气"，故可用于肝胃气滞之胃痛。

2. 糖渍金橘（《随息居饮食谱》）

组成：金橘 500g，白糖适量。

制作：将金橘洗净，放入锅中，用勺将每个金橘压扁，去核。加白糖 250g 腌渍一日，待金橘浸透糖后，再以小火煨熬至汁液耗干，停火待冷，再拌入白糖 250g，放盘中风干数日，装瓶备用。

用法：作零食食用。

功效：理气解郁，化痰止痛。

按语：方中金橘味酸、甘，性温，有理气解郁、化痰消食之效；白糖甘平，和中缓急。此方理气解郁，化痰止痛。

（二） 肝胃郁热

【证候】胃脘灼热，得凉则减，得热则重，口干喜冷饮，口臭，口舌生疮，甚至大便秘结，舌质红，苔黄少津，脉滑实。

【治法】清胃泄热，和中止痛。

【方选】

1. 包心菜粥（《宫廷颐养与食疗粥谱》）

组成：包心菜 150g，粳米 100g，食盐适量。

制作：先将包心菜洗净切碎，与粳米一同放入锅内，加水适量煮粥，武火煮开后，改用文火继续熬煮，煮至米熟烂，食盐调味即成。

用法：空腹食用，每日 2 次。

功效：清热，散结，止痛。

按语：本方中包心菜味甘、性平，有清热散结、健胃通络的作用；粳米味甘、性平，有健脾和胃的作用。二者配伍为用，共奏清热散结止痛之功，可用于胃中蕴热之胃痛。

2. 白菜绿豆芽汤（《食物疗法》）

组成：白菜根 1 个，绿豆芽 50g。

制作：将白菜根、绿豆芽洗净，白菜根切丝，与绿豆芽一同放入锅内，加水适量，用武火煮开后，改用文火继续煎煮 10 分钟，去滓取汁。

用法：佐餐食用。

功效：清热解毒，生津止渴。

按语：白菜根味甘、性平，有通利肠胃、养胃和中、利小便的作用；绿豆芽味甘、性寒，有清热消暑、利水解毒的作用。两者合用，可清热解毒、生津止渴。

（三） 瘀血阻滞

【证候】胃脘刺痛，痛有定处而拒按，病程日久，胃痛反复发作而不愈，面色晦暗无华，唇暗，女子月经延期、色暗，舌暗有瘀斑，脉涩。

【治法】理气活血，化瘀止痛。

【方选】

1. 雪红汤(《食物疗法》)

组成：荸荠 300g，山楂糕 60g，白糖、红绿果脯丝、桂花糖各适量。

制作：荸荠洗净，去皮，切丁，放入锅中，加入清水，武火煮沸，再以文火煮 10 分钟；山楂糕切丁，放入荸荠汤内，立即离火，加入红绿果脯丝、白糖及桂花糖少许，拌匀即可。

用法：不拘时饮服。

功效：开胃消食，清肝化瘀。

按语：荸荠味甘、性寒，有清热生津、化痰消积的作用；山楂酸甘、微温，有消食积、化滞瘀的作用；白糖、红绿果脯、桂花糖酸甜生津。本方有开胃消食、清肝化瘀的作用，适于胃脘疼痛之轻症，兼伴食滞者。

2. 玫瑰花汤(《饲鹤亭集方》)

组成：玫瑰花初开者 30 朵，冰糖适量。

制作：将玫瑰花去心蒂，洗净，放入锅中，加适量清水，用武火煮开后，改用文火继续煎煮 5~10 分钟，调以冰糖拌匀即成。

用法：不拘时饮服。

功效：活血化瘀。

按语：玫瑰花味甘、微苦，性温，气味芳香，有活血化瘀的作用；以冰糖为辅助，补益滋润，兼能调味。诸物合用而成活血化瘀之方，尤适用于血瘀之胃痛。

（四）寒邪客胃

【证候】胃痛暴作，拘急冷痛，恶寒喜暖，得温痛减，遇寒加重，口不渴，喜热饮，有感寒或食冷病史，舌苔薄白，脉弦紧。

【治法】温胃散寒，理气止痛。

【方选】

1. 生姜煨猪肚(《食疗与养生》)

组成：猪肚 500g，生姜 30g，食盐适量。

制作：猪肚洗净，生姜洗净切片填入猪肚内，两端扎紧，炖烂，食盐调味。

用法：佐餐食用。

功效：温中健脾。

按语：猪肚味甘、性温，具有补益脾胃之功；生姜辛、温，善于温中散寒。二味共奏温中健脾之功。

2. 姜韭牛奶羹(《食疗》)

组成：韭菜 100g，牛奶 250mL，生姜适量。

制作：前 2 味洗净、切碎、捣烂，以洁净纱布包扎绞汁，取汁放锅内，再加牛奶，煮沸。

用法：趁热顿服。

功效：温中散寒。

按语：韭菜辛温散寒，温中益肾，主治脾肾阳虚所致的腹中冷痛等；生姜辛、温，尤善温中散寒；牛奶甘、平，能养血脉、滋五脏、补虚羸。三味共奏温中散寒之效。

（五）　胃阴亏虚

【证候】胃痛隐隐，口燥咽干，大便干结，舌红少津，脉细数。

【治法】滋补胃阴，和胃止痛。

【方选】

1. 乌鸡豆蔻（《本草纲目》）

组成：雌乌骨鸡 1 只，肉豆蔻 30g，草果 2 枚，食盐适量。

制作：先将雌乌骨鸡宰杀后，去毛及肠杂，洗净。再将肉豆蔻、草果塞进鸡腹内扎定，放入锅内，加水适量，用武火煮开后，改用文火继续煮至肉熟烂，食盐调味即成。

用法：佐餐食用，分次食之。

功效：益气滋阴，健脾养胃

按语：乌骨鸡味甘、性平，入脾胃经，功擅益气滋阴、补精添髓；肉豆蔻、草果性味辛温，皆属芳香之品以调味。本方有滋阴、养胃的作用。

2. 银耳鹌鹑蛋（《康疗食谱》）

组成：干银耳 15g，鹌鹑蛋 2 枚，食盐、黄酒各适量。

制作：银耳放入碗内，加温水浸泡 15 分钟，除杂去根，撕成碎片放入汤碗内，备用；鹌鹑蛋入清水锅中，上火煮熟捞出，剥去外壳，待用。将银耳放入锅中，武火烧沸后，改用文火，加入黄酒、食盐，煮至熟烂，倒入装有鹌鹑蛋的汤碗中，即成。

用法：佐餐食用。

功效：滋阴养胃，缓急止痛。

按语：本方中银耳味甘、淡，性平，有滋阴生津、润肺养胃的作用；鹌鹑蛋味甘、性平，有补虚健胃的作用，二者伍用可增强滋阴养胃的效果；黄酒味甘、性温，有补血养颜、舒筋活络的作用，又能暖胃止痛。全方共奏滋阴养胃、缓急止痛之功。

（六）　脾胃虚寒

【证候】胃痛隐隐，喜温喜按，得食痛减，泛吐清水，纳差；神疲乏力，甚则手足不温，大便溏薄；舌淡、苔白，脉虚弱无力。

【治法】温中健脾，和胃止痛。

【方选】

1. 糖蜜红茶饮（《食疗》）

组成：红糖、蜂蜜适量。

制作：红茶置保温杯中，以沸水冲泡，加盖温浸 10 分钟，再调入蜂蜜与红糖适量。

用法：代茶饮。

功效：温中健脾。

按语：红茶有温运中焦之功；蜂蜜可调补脾胃，滋养五脏，缓急止痛，《本草纲目》云"蜂蜜，其入药之功有五：清热也，补中也，解毒也，润燥也，止痛也"；红糖甘温，补脾暖胃，又可扶土抑木，缓急止痛。本方适用于脾胃虚寒型胃痛。

2. 四和汤（《饮膳正要》）

组成：面粉 500g，芝麻 500g，茴香 50g，食盐适量。

制作：将面粉、芝麻、茴香和盐放入锅内，用文火不断翻炒，炒熟后拌匀，并研为细末，待凉，收贮。

用法：每次 50g，沸水冲调，饮服，每日 2 次。

功效：祛寒止痛，调和脾胃。

按语：面粉味甘、性凉，有补虚、厚肠胃的作用；芝麻味甘、性平，可补益肝肾、养血添精；茴香味甘辛、性温，有理气和胃、散寒止痛的作用。方中面粉可缓茴香之辛温，而茴香得面粉之制，可专于养胃散寒，因此本方适用于脾胃虚寒之胃脘疼痛。

第九节 呕 吐

呕吐是指胃气上逆，迫使胃内容物从口吐出的病证。有物有声谓之呕，有物无声谓之吐，无物有声谓之干呕。

呕吐的病因有外感、内伤两类。外感多因六淫外邪或秽浊之气侵犯胃腑所致，其呕吐有寒呕和热呕之别。内伤呕吐则多由饮食不当、痰饮蕴结、情志失调或禀赋不足所致。

西医学的急性胃炎、心因性呕吐、贲门痉挛、幽门梗阻、肠梗阻、肝炎、胰腺炎、胆囊炎、尿毒症、颅脑疾病及一些急性传染病等，当以呕吐为主要表现时，可参考本节有关内容治疗。

一、食疗原则

1. 呕吐，治以和胃降逆止呕。属外邪犯胃者，可选用生姜、花椒、葱白等食物，以解表和胃；属饮食停滞者，可选用萝卜、茶叶、谷芽、麦芽等食物，以消食导滞；属肝气犯胃者，可选用白梅花、茉莉花等食物，以疏肝和胃。偏于正虚者，治以扶正为主。属脾胃虚寒者，可选用生姜、花椒、羊乳等食物，以温补脾胃；属胃阴不足者，可选用鸭肉、猪肉、鸡蛋等食物，以滋阴和胃。

2. 严重呕吐者应当暂时禁食。呕吐频繁者，可少食多餐，切勿强令进食。

3. 忌食刺激性食物（如酒、大蒜、辣椒等）及滋腻、腥臭食物。

二、辨证施膳

（一）外邪犯胃

【证候】发病急骤，突然呕吐，有发热恶寒，头身疼痛，常伴胸脘满闷，不思饮食；舌苔白，脉濡。

【治法】解表疏邪，和胃降逆。

【方选】

1. 生姜醋浆（《寿世青编》）

组成：生姜 50g，醋浆 250mL。

制作：将生姜洗净，切成片，放入锅内，加入醋浆，用武火煮开后，改用文火继续煎煮 5~10 分钟，煎取 100mL。

用法：徐徐饮服。

功效：温胃散寒，消积止呕。

按语：生姜味辛、性温，有散寒解表、降逆止呕的作用；醋浆味酸、甘，性温，有散瘀消积、安蛔解毒的作用。两者合用，有温胃散寒、消积止呕的作用，适用胃寒呕吐不止、兼有肠道虫积者。

2. 川椒面（《饮膳正要》）

组成：川椒 6g，面粉 250g，豆豉、食盐各适量。

制作：川椒研粉，与面粉拌匀，加食盐、清水，和面作面条，加豆豉按常法烹调，煮熟即成。

用法：作主食，适量食用。

功效：温中补虚，散寒止呕。

按语：川椒味辛、性热，有温中止痛、散寒止呕的作用；面粉补益脾胃，豆豉下气调中以助止呕，兼能调味。三味合用而成温中补虚、散寒止呕之方，适用于外邪犯胃、脘腹冷痛、呕吐清水不能饮食者。

（二） 饮食停滞

【证候】呕吐酸腐，脘腹胀满，嗳气厌食，得食愈甚，吐后反快，大便或溏或结，气味臭秽；苔厚腻，脉滑实。

【治法】消食导滞，和胃降逆。

【方选】

1. 萝卜生姜汁（《食疗本草学》）

组成：萝卜 250g，生姜 30g。

制作：将萝卜、生姜洗净，分别榨取汁液，然后将两种汁液均匀混合即成。

用法：徐徐饮用。

功效：消食导滞，和胃降逆。

按语：本方中萝卜味辛、甘，性凉，有消食、下气、化痰、止血的作用；生姜味辛、性温，有散寒解表、降逆止呕、化痰止咳、解诸毒的作用。二者相须为伍，消食与止呕并举，共奏消食导滞、和胃降逆之功，可用于饮食停滞之呕吐。

2. 山楂导滞糕（《疾病的食疗与验方》）

组成：生山楂 500g，生姜 10g，神曲 20g，琼脂、白糖各适量。

制作：将山楂、生姜和神曲一同放在锅内，加水适量煎煮，待山楂烂后碾碎，再煮15 分钟，去渣取汁，汁液中加入琼脂和适量白糖煎煮，待黏稠后置凉，凝结成山楂糕状切块即成。

用法：作零食，适量食用。

功效：消食导滞，和胃降逆。

按语：本方中山楂味酸、甘，性微温，有消食健胃、行气散瘀的作用，主治饮食积滞、脘腹胀痛等；神曲味苦、性温，有健脾消食、理气化湿的作用，二者配伍，增强消食导滞之力；生姜味辛、性温，有散寒解表、降逆止呕、化痰止咳、解诸毒的作用，增强本方的降逆止呕之力。全方共奏消食导滞、和胃降逆之功，可用于饮食停滞之呕吐。

（三）肝气犯胃

【证候】呕吐吞酸，或干呕泛恶，脘胁胀痛，烦闷不舒，嗳气频频，每遇情志失调而发作或加重；舌边红，苔薄腻或微黄，脉弦。

【治法】疏肝和胃，降逆止呕。

【方选】

1. 白梅花茶（民间验方）

组成：白梅花 10g。

制作：将白梅花放入茶杯中，加入沸水盖盖泡 10 分钟即可。

用法：代茶饮。

功效：疏肝理气，降逆止呕。

按语：白梅花味微酸、性平，芳香行气入肝胃，能疏肝解郁，理气和中。该方适用于肝气犯胃之嗳气、纳呆、呕吐等。

2. 柚皮煮橄榄（《百病食疗》）

组成：柚子皮 15g，橄榄 30g。

制作：将柚皮切碎，加水煮熟，取汁投入橄榄，旺火隔水炖至橄榄熟透。

用法：每日 1 剂。

功效：开胃消食，清热化痰。

按语：柚皮清热化痰，味甘可益胃，酸可开胃消食，尤宜于热证之食积胀满，恶心呕吐，《日华子本草》云"治妊孕人吃食少并口淡，去胃中恶气，消食，去肠胃气"；橄榄又名青果，味甘、酸、涩，性凉，可清热利咽，生津止渴。二味共奏开胃消食、清热化痰之效。

（四）脾胃虚寒

【证候】饮食稍有不慎，即易呕吐，大便溏薄，时作时止；胃纳不佳，食入难化，脘腹痞闷，口淡不渴，面色少华，倦怠乏力；舌质淡，苔薄白，脉濡弱。

【治法】益气健脾，和胃降逆。

【方选】

1. 羊肚羹（《饮膳正要》）

组成：羊肚250g，粳米100g，生姜、葱白、豆豉、花椒，食盐各适量。

制作：先将羊肚清洗，切成细丁，葱白和生姜洗净，葱白切段，生姜切片备用。再同洗净的粳米、豆豉和花椒，与羊肚丁一同放入锅中，加水适量，武火煮开后，改用文火继续煮至熟烂，调入适量食盐，即成。

用法：佐餐食用。

功效：祛风散寒，暖胃止呕。

按语：羊肚味甘、性温，既能补益中气，又有治疗反胃呕吐的作用；本方加入椒、姜以温中止呕，葱、豉以散风寒邪气，粳米滋养胃气。此羹尤适于胃素虚寒，因感受寒凉而诱发之呕吐、胃脘作痛、身冷喜暖等症。

2. 豆蔻姜丸（《中医内科急症证治》）

组成：白豆蔻30g，生姜汁1匙。

制作：将2味制成水丸，待干，收贮。

用法：每次2g，开水送服，每日2次。

功效：温中健脾，和胃降逆。

按语：白豆蔻辛、温，行气宽中，温胃止呕，尤适用于胃寒湿阻气滞之呕吐；生姜温中散寒而止呕。本方适用于脾胃虚寒型呕吐，但温燥之性较强，阴虚血燥者禁用。

（五）　胃阴不足

【证候】呕吐反复发作，时作干呕；呕量不多，或仅唾涎沫，口燥咽干，胃中嘈杂，似饥而不欲食；舌质红，少津，脉细数。

【治法】滋养胃阴，降逆止呕。

【方选】

1. 猪脊肉粥（《经验方》）

组成：猪脊肉100g，粳米100g，花椒、食盐、香油各适量。

制作：先将猪脊瘦肉洗净，切成小块，用香油煸一下，然后加入粳米煮粥，待粥将成时，加入少量食盐、花椒，再煮一二沸即可。

用法：空腹食用，每日2次。

功效：温中补虚，养胃止呕。

按语：脊肉是指猪脊背上的精肉，味甘、咸，性微寒，有补肾滋阴、养血益气的功效；粳米味甘、性平，能益脾和胃；加花椒温中散寒，再加入适当调味品，不但其味鲜美，而且补益人体。

2. 乌梅肉膏（《家庭效验良方大全》）

组成：乌梅肉200g，蜂蜜适量。

制作：把乌梅肉切碎，加水煎煮3次，去渣，浓缩，调入蜂蜜，停火。

用法：每次1匙，开水送服，每日2次。

功效：养阴润燥，降逆止呕。

按语：乌梅味酸、涩，性平，具有生津液、止烦渴、和胃止呕之功；蜂蜜甘、平，滋养五脏，润利三焦。二味作膏，奏养阴润燥、降逆止呕之效。

第十节　腹　痛

腹痛是以胃脘以下、耻骨毛际以上的部位疼痛为主症的病证，多由脏腑气机不利、经脉失养而成。腹痛的病因有外感时邪、内伤饮食、情志失调、阳气亏虚等。

西医学的急慢性胰腺炎、胃肠痉挛、肠道激惹综合征、消化不良等疾病，以腹痛为主要表现，并排除外科、妇科疾病者，可参考本节有关内容治疗。

一、食疗原则

1. 腹痛是"不通则痛"，治以"通"字立法。属寒邪内阻者，可选用生姜、葱白、黄酒等食物，以散寒止痛；属饮食积滞者，可选用山楂、萝卜、谷芽、麦芽等，以消食化积；属瘀血内停者，可选用山楂、荞麦、荸荠等，以活血化瘀，和络止痛；属湿热壅滞者，可选用蕹菜、马齿苋、赤小豆、薏苡仁等食物，以泄热通腑，行气导滞。虚证属中虚脏寒者，温补为要，可选用羊肉、羊乳、草果、草豆蔻、小茴香等温中补虚。

2. 饮食应精工细作，切细煮软。忌用坚硬、煎、炸、烤、烙之食物。

3. 保持大便通畅，可以助腑气畅通而减缓疼痛。

二、辨证施膳

（一）寒邪内阻

【证候】腹痛急迫，得温痛减，遇寒尤甚，或恶寒身蜷，手足不温，口淡不渴，小便清长，大便尚调；苔白腻，脉沉紧。

【治法】温里散寒，理气止痛。

【方选】

1. 椒面粥（《太平圣惠方》）

组成：川椒20粒，面粉100g，醋、淡豆豉各适量。

制作：将川椒去籽放入醋内泡一夜，去椒，将醋与面粉调成稀糊状。锅内放水及豆豉烧开煮5分钟，将醋和面糊倒入锅煮熟即可。

用法：空腹食用，每日2次。

功效：温里散寒，除湿止痛。

按语：本方中以川椒为主，其味辛、性温，入脾、肺、肾经，有温中散寒、除湿止痛的功效，《药性论》云川椒善"疗腹中冷痛"；辅以面粉健脾益气除湿；醋、豆豉皆为调味之品。诸位味合用，共成温里散寒、除湿止痛之方。

2. 生姜粥（《饮食辨录》）

组成：粳米 100g，生姜 10g，葱 10g，米醋、食盐适量。

制作：将洗净的粳米与捣烂的生姜一同放入锅内，加水适量，武火煮开后，改用文火继续熬煮至米熟烂，放入葱段和醋、食盐，拌匀。

用法：温热食用，每日 2 次。

功效：解表散寒，温中止痛。

按语：方中姜、葱、醋皆有发散的作用，生姜又能温胃散寒止呕，葱又能通阳利窍，醋可散瘀解毒，加粳米之甘温以补肺气，适用于因寒邪而引起的头身疼痛、恶寒无汗、呕逆腹痛等症。

（二）　饮食停滞

【证候】脘腹胀满，疼痛拒按，嗳腐吞酸，或见厌食，痛而欲泻，泻后痛减，粪便奇臭，或大便秘结；苔厚腻，脉滑。

【治法】消食导滞，行气止痛。

【方选】

1. 开胃三芽饮（民间验方）

组成：炒麦芽、炒稻芽、炒谷芽各 10g。

制作：沸水煮开 15 分钟停火。

用法：代茶饮。

功效：行气消食，健脾开胃，和中化滞。

按语：炒麦芽味甘、性平，炒稻芽、炒谷芽味甘、性温，三味均归脾、胃经，功能行气消食，健脾开胃，和中化滞。该方适用于饮食停滞之腹痛。食用时可适当加少许陈皮、山楂同用。

2. 白萝卜粥（《本草纲目》）

组成：白萝卜 150g，粳米 100g，食盐适量。

制作：先将白萝卜洗净，切成细丝备用。再将粳米放入锅内，加水适量，武火煮开后，改用文火继续煮至七成熟时，加入萝卜丝，继续煮至粥熟时，加食盐调味。

用法：空腹食用，每日 2 次。

功效：消食下气，和中止痛。

按语：白萝卜味辛甘、性凉，有消食化痰、下气宽中的作用；粳米益胃生津。两者相伍，可消食下气、和中止痛。此方可用于食积之脘腹疼痛轻症。

（三）　瘀血内停

【证候】腹痛较剧，痛如针刺，痛处固定，经久不愈，入夜尤甚；舌质紫暗，脉细涩。

【治法】活血化瘀，和络止痛。

【方选】

山楂荞麦饼（《胆石症中医调治与食疗》）

组成：荞麦面 250g，鲜生山楂 100g，橘皮、乌梅各 6g，砂仁、白糖适量。

制作：将橘皮、砂仁、乌梅一同放入砂锅中，水煎去渣取汁；山楂煮熟去核，研成泥。把先煎的汁液、白糖、荞麦面、山楂泥一同混合，充分揉和制成面团，做成小饼，放入平底锅中煎熟即成。

用法：作零食，适当食用。

功效：理气活血，化瘀通络。

按语：荞麦味甘、酸，性寒，可健脾以助运化，下气宽肠以消积滞；山楂味酸、甘，性微温，可消食积，散瘀滞；乌梅味酸、涩，性平，可生津养胃；橘皮、砂仁可疏肝解郁，理气和胃。以上诸味，共奏理气活血、化瘀通络之效。

（四）湿热壅滞

【证候】腹痛拒按，烦渴引饮，大便秘结，或溏滞不爽，潮热汗出，小便短黄；舌质红，苔黄燥或黄腻，脉滑数。

【治法】泄热通腑，行气导滞。

【方选】

马齿苋绿豆汤（《胆石症中医调治与食疗》）

组成：马齿苋 250g，绿豆、猪瘦肉各 100g，蒜蓉、食盐各适量。

制作：将马齿苋去根及老茎，洗净，切成段，备用。把绿豆淘洗干净，放入煲内，加清水适量，用文火煮约 15 分钟，再放入猪瘦肉丝，以及马齿苋、蒜蓉，继续煮至肉熟烂，加入食盐调味即成。

用法：每日 2 次。

功效：清热利湿。

按语：马齿苋味酸、性寒，可清肠热，凉血止痢；绿豆味甘、性凉，可清热、利水、解毒；猪瘦肉滋阴润燥，益气养血。三味可奏清热利湿之功。

（五）中虚脏寒

【证候】腹痛绵绵，时作时止，喜热恶冷，痛时喜按，或饥饿劳累后加重，得食休息后减轻，神疲乏力，气短懒言，形寒肢冷，胃纳不佳，面色无华，大便溏薄；舌质淡，苔薄白，脉沉细。

【治法】温中补虚，缓急止痛。

【方选】

1. 大麦羊肉汤（《饮膳正要》）

组成：大麦米 50g，羊肉 100g，草果 5 枚，食盐适量。

制作：将大麦米用水淘洗干净，放入锅内，加水适量，先用武火烧沸，再用文火煮熟后盛出待用。将羊肉洗净切块，入沸水中烫过，去除血沫，捞出后与草果一同放入锅内，加水适量熬煮至熟，然后将羊肉、草果捞起，将汤与大麦粥合并。羊肉切成小块，放入大麦汤内，加食盐少许调匀，即可。

用法：佐餐食用。

功效：温中下气，暖脾益胃。

按语：大麦味甘、性凉，可健脾和胃、宽肠利水；羊肉味甘、性热，有温中健脾、补肾壮阳、益气养血的作用；草果味辛、性温，可燥湿温中。本方温凉并用，以温为主，温而不燥，适用于脾胃虚寒之腹胀、腹痛等症。

2. 胡椒核桃汤（民间验方）

组成：胡椒、核桃仁、红枣（去核）各5个，白酒、红糖适量。

制作：将前3味共研细末，加白酒、红糖熬成汤。

用法：空腹食用每日2次。

功效：温中补虚，散寒止痛。

按语：胡椒味辛、性热，能温中散寒止痛，用治胃寒脘腹冷痛；核桃仁味甘、涩，性温，善补肾气而增强固摄之力；红枣甘、温，可健脾益气，调和药性。三味同用，可奏温中补虚、散寒止痛之效。

第十一节　泄　泻

泄泻是以排便次数增多，粪质稀溏或完谷不化，甚如水样为主症的病证，多由脾胃运化功能失职、湿邪内盛所致。泄泻的常见病因有外邪侵袭、饮食所伤、情志不调、禀赋不足及久病后脏腑虚弱等。

西医学的急性肠炎、慢性肠炎、胃肠功能紊乱、肠结核等肠道疾病，以腹泻为主要表现者，可参考本节有关内容治疗。

一、食疗原则

1. 泄泻治疗当辨证处之。久泻者可适当给予酸涩收敛之品，以助止泻（急性泄泻外邪未净者忌用）。水泻频作时，常易耗伤津液，此时需多予茶水、粥汤，以保津液。

2. 腹泻重者禁食。腹泻轻者饮食宜细软、易消化，多采用粥、汤等物及煮、炖、烩等法。多饮水，以补充水分。

3. 忌食生冷、肥厚、黏腻，辛辣之品，其易损伤脾胃，均属不宜。

二、辨证施膳

（一）寒湿内盛

【证候】腹痛肠鸣，脘闷食少，泻下清稀，甚至如水样，或兼有恶寒发热，鼻塞头痛，肢体酸痛；苔薄白或白腻，脉濡缓。

【治法】芳香化湿，疏表散寒。

【方选】

1. 柚姜止泻茶（《食疗养生》）

组成：老柚壳、细茶叶、生姜各适量。

制作：先将前2味同研成细末，再把生姜切丝煎汤，一起加水煎煮15分钟，停火。

用法：每日分2次服。

功效：温中，理气，止泻。

按语：老柚壳为老的柚子皮，以陈久者为良，其味甘、辛，性平，《本草纲目》云"消食快膈，攻愤懑之气，化痰"；茶叶味甘、苦，性凉，能清头目，除烦渴，消食化痰；生姜味辛，性温，能温中散寒。三味共奏温中理气止泻之功。

2. 扁豆花馄饨（《必用食治方》）

组成：鲜扁豆花250g，猪瘦肉100g，面粉250g，葱、胡椒、酱油、食盐各适量。

制作：扁豆花择净，放入沸水中略烫后捞出，切碎备用；猪瘦肉、葱洗净，剁碎备用；胡椒研粉备用。将扁豆花、猪瘦肉、葱、胡椒放入盆中，加酱油、食盐调成馅心，用烫扁豆花的水和面，包馄饨煮食。

用法：作主食，适量食用。

功效：健脾化湿，止泻止痢。

按语：扁豆花健脾化湿，止泻止痢；以葱、胡椒为辅佐，温中燥湿以助止泻止痢；以猪瘦肉调制馅心，无肥肉滋腻助湿之弊。诸料合用，共成健脾化湿、止泻止痢之方。本品除湿不燥，对体虚泻痢者尤为适宜，但湿热痢疾者不宜食用。

（二） 湿热中阻

【证候】腹痛即泻，泻下急迫，势如水注，或泻而不爽，粪色黄褐而臭，烦热口渴，小便短赤，肛门灼热；舌红，苔黄腻，脉濡数或滑数。

【治法】清热利湿，解毒止泻。

【方选】

1. 黄瓜叶饮（《重庆草药》）

组成：黄瓜叶100g，白糖适量。

制作：将黄瓜叶洗净，切碎，榨取汁液；将榨好的汁液放入碗中，加适量温水和白糖，调匀即成。

用法：徐徐饮服。

功效：清利湿热。

按语：本方中黄瓜叶味苦、性寒，有清湿热、消毒肿的作用，对于湿热泻痢、无名肿毒、湿脚气尤为适用；辅以白糖调味。二者合用，共成清利湿热之方。

2. 马齿苋粥（《太平圣惠方》）

组成：马齿苋100g，粳米100g。

制作：马齿苋洗净，切成碎段备用。与洗净的粳米一同放入锅内，加水适量，武火煮开后，改用文火继续煮至米熟烂即成。

用法：空腹食用，每日 2 次。

功效：清热解毒，凉血止痢。

按语：马齿苋酸寒，清热解毒，尤善清肠道热毒，且凉血散血。因其性寒而滑利，恐其有损脾胃，故配以粳米，顾护脾胃，共奏清热解毒、凉血止痢之效。

（三）　食滞胃肠

【证候】腹痛肠鸣，泻后痛减，泻下粪便臭如败卵，夹有不消化之物，或见脘腹痞满，嗳腐酸臭，不思饮食；舌苔垢浊或厚腻，脉滑大。

【治法】消食导滞，健脾止泻。

【方选】

1. 陈茗粥（《食疗本草》）

组成：陈茶叶 10g，粳米 100g。

制作：先将茶叶放入锅内，加水适量，煎取汁液，去渣后放入洗净的粳米，武火煮开后，改用文火继续煮至米熟烂即成。

用法：空腹食用，每日 2 次。

功效：消食化痰，清热止痢。

按语：茗，即人们常说的茶叶，陈茗指不用新茶，因"新者有火气"。茶味苦、甘，性凉，有清头目、除烦渴、消食化痰、利尿解毒的作用；粳米味甘、性平，能益脾和胃。茶叶煮粥，有消食化痰、清热止痢的作用，适于食积引起的泄泻，同时伴有口干烦渴、赤白痢疾等症。本方临睡前不宜吃。

2. 神曲末粥（《养老奉亲书》）

组成：神曲 20g，青粱米 100g。

制作：先将神曲捣细为末，与洗净的青粱米，一同放入锅内，加水适量，武火煮开后，改用文火继续煮至米熟烂即成。

用法：空腹食用，每日 2 次。

功效：健脾和胃，消食止泻。

按语：神曲味甘、辛，性温，有健脾和胃、消食化积的作用；青粱米味甘、微寒，有健脾益气、涩精止泻、利尿通淋的作用。两者合用，有健脾和胃、消食止泻的功效，适用于脾虚气弱及食积之泄泻。

（四）　脾胃虚弱

【证候】大便时溏时泻，反复发作，稍有饮食不慎，大便次数即增多，夹见水谷不化；或见饮食减少，脘腹胀闷不舒，面色少华，肢倦乏力；舌质淡，苔白，脉细弱。

【治法】健脾益胃，补中止泻。

【方选】

1. 豆蔻粥（《圣济总录》）

组成：肉豆蔻 5g，生姜 5g，粳米 50g，食盐适量。

制作：先把肉豆蔻捣碎研为细末备用，再将洗净的粳米放入锅内，加水适量，武火煮开后，改用文火继续煮至米将熟时，加入肉豆蔻末及生姜，继续煮至米熟，食盐调味即成。

用法：空腹食用，每日2次。

功效：温中散寒，健脾和胃。

按语：本方中以肉豆蔻为主，味辛、苦，性温，功用温中补脾、涩肠止泻，对脾胃虚寒所致的泄泻尤为适宜；以生姜和粳米为辅，可增强肉豆蔻温脾止泻的作用。三者合用，共成温补脾胃、涩肠止泻之方，可用于脾胃虚寒之泄泻。本粥性温，实热证及阴虚火旺体质不宜选用。

2. 莲薏山芡散（《消化科专病中医临床诊治》）

组成：糯米50g，山药100g，砂糖、胡椒各适量。

制作：糯米水浸一宿，山药炒热，加砂糖、胡椒煮。至米熟烂。

用法：食用。空腹食用，每日2次

功效：补脾肾，固肠胃，止泄痢。

按语：糯米甘、温，补中益气，健脾止泻，《本草纲目》曰"暖胃脾，止虚寒泄痢，收自汗"；山药味甘、性平，能健脾益气，益肾固精，可增强脾胃运化功能，用于脾虚食少，大便溏泄；砂糖味甘、性平，能和中缓急，生津润燥；胡椒味辛、性温，能温中散寒，下气止痛，止泻开胃。四味共奏补脾肾、固肠胃、止泄痢之功。

（五）肾阳虚衰

【证候】每于黎明之前，脐腹作痛，继则肠鸣而泻，完谷不化，泻后则安，或形寒肢冷，腹部喜暖，腰膝酸软；舌苔淡，苔白，脉沉细。

【治法】温肾健脾，固涩止泻。

【方选】

1. 干姜饼（《圣济总录》）

组成：干姜粉20g，面粉250g，食盐适量。

制作：将面粉放入盘中，加入干姜粉、食盐、清水，和面，烙成饼。

用法：作主食，适量食用。

功效：温中散寒，回阳止泻。

按语：方中干姜味辛、性热，具有温中散寒的功效，据《药性论》记载其可"主霍乱不止，腹痛，消胀满冷痢"；面粉味甘、性平，功善健脾益气。二者合用，温中有补，散寒止泻，故能主治"水痢注泻"。本方补阳之力偏弱，加入少许肉桂效果更佳。

2. 栗子猪腰粥（《中华药膳宝典》）

组成：栗子10枚，猪腰100g，粳米50g。

制作：把栗子盛于袋中悬挂风干，磨粉，与洗净的粳米和猪腰一同放入锅内，加水适量煮粥，煮至米熟烂即成。

用法：空腹食用，每日2次。

功效：温阳补肾止泻。

按语：本方中栗子味甘、微咸，性平，有益肾健脾、补肾强筋的作用，可用于脾虚泄泻的治疗；猪腰即猪肾，味咸、性平，有补肾益精的作用，可增强本方的温补肾阳之力；粳米味甘、性平，有健脾和胃的作用。全方共奏温补肾阳止泻之功。

第十二节　便　秘

便秘是以大便排出困难，排便周期延长，或周期不长，但粪质干结，排出艰难，或粪质不硬，虽频有便意，但排便不畅为主症的疾病。

便秘实证多因热结、气滞、寒凝，虚证多属气、血亏虚。便秘病机为大肠传导失常。

西医学中的功能性便秘、肠易激综合征、药物性便秘以及内分泌及代谢疾病等过程中以便秘为主症者，可参考本节有关内容治疗。

一、食疗原则

1. 便秘的治疗以通下为原则。实秘当以清热润肠通便、顺气导滞为治。属肠胃积热者，可选用荸荠、蕹菜、香蕉等，以泻热通便；属气机郁滞者，可选橘皮、梅花、茉莉花、佛手瓜等，以疏肝解郁。虚秘则以益气养血、温通开结为法，多选用甘薯、牛乳、菠菜、芝麻、松子仁、胡桃仁、蜂蜜等食物。

2. 多食新鲜蔬菜和水果，多吃粗粮，多饮水，以利于通便。

3. 少饮浓茶。忌烈酒、咖啡、葱、姜、蒜、辣椒等刺激性食物。

二、辨证施膳

（一）热秘

【证候】大便干结，腹中胀满，口干口臭；面红身热，心烦不安，多汗，时欲饮冷，小便短赤；舌质干红，苔黄燥，或焦黄起芒刺，脉滑数或弦数。

【治法】泻热导滞，润肠通便。

【方选】

1. 香蕉粥（《粥谱》）

组成：香蕉150g，粳米100g，蜂蜜适量。

制作：将粳米洗净，放入锅中，倒入适量清水，置火上煮至米开花成粥，然后将香蕉剥去皮切成小段下入粥中，煮沸后，加适量蜂蜜调味即可。

用法：空腹食用，每日2次。

功效：清热生津，润肠通便。

按语：此方中香蕉味甘、性寒，具有清热、滑肠、解毒之功；粳米味甘、性平，入脾、胃经，有健脾益气的功效；蜂蜜味甘、性平，具有补中润燥、止痛、解毒的功效。

三者相配，具有清热生津、润肠通便之功。

2. 马蹄雍菜汤（《颜氏验方》）

组成：马蹄 10 个，新鲜雍菜 250g，食盐适量。

制作：将雍菜洗净，马蹄洗净去皮，一同放入锅内，加水适量，武火煮开后，改用文火继续煮 15 分钟，调入食盐拌匀即成。

用法：佐餐食用。

功效：清热通便。

按语：马蹄即荸荠，味甘、性微寒，有清热、化痰、消积的作用。雍菜又名空心菜，味甘、性寒，有清热解毒、止血通便之疗效，如《陆川本草》谓"治肠胃热，大便结"。二者合用，清热解毒，可用于肠胃积热之便秘。

（二）气秘

【证候】大便干结，欲便不出，腹中胀满；或胸胁满闷，嗳气呃逆，食欲不振，肠鸣矢气，便后不畅；舌苔薄白或薄黄，脉弦。

【治法】顺气导滞，降逆通便。

【方选】

1. 梅橘汤（《江苏中草药手册》）

组成：梅花 6g，橘饼 1 枚。

制作：橘饼切薄片放入碗内，与洗净的梅花一同放入锅内，加水适量，武火煮开后，改用文火继续煮 5 分钟即成。

用法：温热饮服，每日 2 次。

功效：疏肝理气，理脾和胃。

按语：梅花味苦、微甘、微酸，性凉，有疏肝解郁、开胃生津化痰的作用；橘饼为成熟的橘，用蜜糖渍制而成，味辛、甘，性温，有理气宽中、下气化痰的作用。本方甘甜而不腻口，清香而不辛辣，适用于气机不畅之便秘或兼有梅核气或痰湿咳嗽。

2. 橘皮杏仁丸（《鸡峰普济方》）

组成：橘皮 120g，杏仁 30g，蜂蜜适量。

制作：将橘皮、杏仁研为细末，炼蜜和丸如绿豆大小即成。

用法：每次 6 丸，每日 2 次。

功效：疏肝理气，润肠通便。

按语：本方中杏仁味苦、性微温，有降气化痰、止咳平喘、润肠通便的作用；橘皮味辛、苦，性温，有理气调中的作用；蜂蜜味甘、性平，其性滋润，功善润肠通便。三者伍用，理气与通便相辅相成，共奏疏肝理气、润肠通便之功。

（三）气虚便秘

【证候】大便干或不干，虽有便意，临厕努挣乏力，难以排出；或便后乏力，汗出气短，面白神疲，肢倦懒言；舌淡胖，有齿痕，苔薄白，脉细弱。

【治法】补气健脾，润肠通便。

【方选】

1. 红薯粥（《粥谱》）

组成：新鲜红薯 100g，粳米 100g，白糖适量。

制作：将红薯洗净，连皮切成小块，与洗净的粳米一同放入锅内，加水适量，武火煮开后，改用文火继续煮至米熟时，调入白糖，拌匀即成。

用法：空腹食用，每日 2 次。

功效：健脾养胃，益气通便。

按语：红薯味甘、性平，有益气健脾、养阴补肾的作用；粳米味甘、性平，能益脾和胃。红薯煮粥，更能增强健脾胃、补中气的作用，故适用于气虚便秘。

2. 杏酥粥（《齐民要术》）

组成：杏仁 10g，鲜牛乳 50mL，粳米 100g，白糖适量。

制作：将杏仁洗净，研成细粉备用；再将粳米洗净，放入锅内，加水适量，武火煮开后，调入杏仁粉，改用文火继续煮至米熟时，调入牛乳、白糖，拌匀即成。

用法：空腹食用，每日 2 次。

功效：补气健脾，润肠通便。

按语：本方中杏仁味苦、性微温，有止咳平喘、润肠通便的作用；牛乳味甘、性平，有补虚损、益肺胃、生津润肠的作用；粳米味甘、性平，有健脾和胃的作用；白糖味甘、性平，有润肺生津、补中益气的作用。全方共奏补气健脾、润肠通便之功，适用于气虚便秘。

（四） 阴血虚便秘

【证候】大便干结，努挣难下，面色苍白，头晕目眩，心悸气短，失眠健忘，或口干心烦，潮热盗汗，耳鸣，腰膝酸软；舌质淡，苔白，或舌质红，少苔，脉细数。

【治法】养血润燥，滋阴通便。

【方选】

1. 芝麻粥（《海上集验方》）

组成：芝麻 10g，粳米 100g，白糖适量。

制作：先将芝麻炒出香味备用；再将洗净的粳米放入锅内，加水适量，武火煮开后，改用文火继续煮至米熟时，调入芝麻和白糖，拌匀即成。

用法：空腹食用，每日 2 次。

功效：补肾填精，润肠通便。

按语：芝麻味甘、性平，有补益肝肾、养血益精、润肠通便的作用；粳米味甘、性平，能益脾和胃。本方有补肾填精、润肠通便的功效，尤适于老年人的便秘。

2. 猪蹄海参汤（《调疾饮食辨》）

组成：猪蹄 500g，水发海参 200g，黄豆芽 25g，葱段、姜片各 10g，胡椒粉、芝麻油适量。

制作：将海参切制，洗净；猪蹄切块，洗净，下入沸水锅中焯透捞出。清汤锅内烧开，下入葱段、姜片、黄酒、猪蹄块烧开，炖至熟烂。下入黄豆芽、食盐烧开略炖。下入海参烧开，炖至海参软糯，加胡椒粉，出锅盛入汤碗内，淋入芝麻油即成。

用法：佐餐食用。

功效：滋阴养血，润燥通便。

按语：方中海参味甘、咸，性平，能补肾益精，养血润燥，可用于阴亏便秘；猪蹄甘、咸，性平，能补气血，润肌肤；黄豆芽可以清热解毒。以此三物为汤，共奏滋阴、润燥、清热之效，适用于阴伤肠燥内热证。

（五）阳虚便秘

【证候】大便干或不干，排出困难，小便清长，面色㿠白，四肢不温，腹中冷痛，腰膝酸冷，舌质淡，苔白，脉沉迟。

【治法】温补肾阳，润肠通便。

【方选】

1. 松子仁粥（《本草纲目》）

组成：松子仁 30g，粳米 100g，白糖适量。

制作：将粳米和松子仁洗净，一同放入锅内，加水适量，武火煮开后，改用文火继续煮至米熟时，调入白糖，拌匀即成。

用法：空腹食用，每日 2 次。

功效：生津养胃，润燥通便。

按语：松子仁味甘、性温，功专润燥，不仅有温润肠胃的作用，而且还可用于肺燥咳嗽；粳米味甘、性平，能益脾和胃。本方有生津养胃、润燥通便的功效。

2. 黄酒核桃泥汤（《本草纲目》）

组成：核桃仁 5 枚，黄酒、白糖适量。

制作：将核桃仁放在瓷碗中，用擀面杖捣碎成泥，再放入锅中，放入白糖和黄酒，加水适量，武火煮开后，改用文火继续煎煮 10 分钟，拌匀即成。

用法：温热食用，每日 2 次。

功效：温肾，补阳，润肠。

按语：本方中核桃仁味甘、性温，为温补肾阳之要药，有补肾固精、温肺定喘的作用，且质润滋补；黄酒味辛、性温，温中活血，可助核桃温阳之力。

第十三节　胁　痛

胁痛是指一侧或两侧胁肋部疼痛为主症的疾病。胁痛的病因主要有情志不遂、瘀血阻络、湿热蕴结等。胁痛病位主要在于肝胆；肝胆郁滞、疏泄失调、枢机不利、脉络痹阻或失养是胁痛病机关键。

西医学的急慢性肝炎、急慢性胆囊炎、胆石症、肋间神经痛等，凡有胁痛的临床表现者，均可参考本节有关内容治疗。

一、食疗原则

1. 胁痛气滞者宜疏肝解郁，宜食用金橘、茉莉花、佛手柑等；瘀血者宜活血通络，宜食用山楂、木耳、玫瑰花等；湿热者宜清热利湿，宜食用田螺、蚌肉等。虚证治以濡润之法荣之，宜食用猪肝、黑芝麻、桑椹、蜂蜜等。

2. 饮食宜多食新鲜的蔬菜和水果，食易消化之品。

3. 忌食油腻、辛辣、腥臭、温燥之品。

二、辨证施膳

（一）肝气郁结

【证候】胁肋胀痛，走窜不定，疼痛常因情志波动而增减，或见胸闷脘痞，饮食减少，嗳气频作，喜太息；舌苔薄白，脉弦。

【治法】疏肝解郁，理气止痛。

【方选】

1. 梅花茶（《本草纲目》）

组成：绿萼梅6g，蜂蜜适量。

制作：将绿萼梅洗净，放入茶杯中，用开水冲泡，盖严温浸15分钟，加入适量蜂蜜，即可饮用。

用法：代茶饮。

功效：疏肝解郁。

按语：绿萼梅是梅花的一种，味酸、性寒，有疏肝解郁、和胃的作用；蜂蜜味甘、性平，既可滋阴清热、缓急止痛，又可调味。二者配伍有疏肝解郁之功，可用于肝气郁结之胁痛。

2. 金橘茶（经验方）

组成：金橘5个。

制作：金橘洗净，放入锅内，用勺将每个金橘压扁，开水煮10分钟，晾凉备用。

用法：代茶饮。

功效：疏肝理气，化痰解郁。

按语：金橘味甘、酸，性平，可理气调中、疏肝解郁化痰，本方适用于肝气郁结胁痛轻症。

（二）瘀血阻络

【证候】胁肋刺痛，痛有定处而拒按，入夜尤甚，面色晦暗，或胁肋下有癥块；舌质紫暗，脉沉涩。

【治法】活血祛瘀，通络止痛。

【方选】

1. 瓜子茴香散（《肝胆病食疗》）

组成：甜瓜子 200g，小茴香 50g。

制作：将甜瓜子、小茴香微炒，研为细末，装瓶，收储。

用法：每次 6g，黄酒送服，每日 2 次。

功效：活血化瘀，通络止痛。

按语：本方中甜瓜子味甘、性寒，《名医别录》云本品主治"腹内结聚，破溃脓血，最为肠胃脾内壅之要药"；小茴香味辛、性温，有暖肝和胃、行气止痛之效。全方共奏活血化瘀、通络止痛之功。以黄酒送服，活血之力更强。

2. 山楂散（《疾病的食疗与验方》）

组成：干山楂 100g，向日葵 50g，红糖适量。

制作：将干山楂和向日葵焙干研末，加入红糖拌匀即成。

用法：每次 6g，以沸水冲调，饮服，每日 2 次。

功效：活血化瘀，通络止痛。

按语：本方中山楂味甘、性微温，有消积化瘀之功；向日葵味甘、性平，有平肝祛风、消滞气的作用；红糖味甘、性温，有补中缓肝、和血化瘀的作用。全方共奏活血化瘀、通络止痛之功。

（三）肝胆湿热

【证候】胁痛口苦，脘腹痞闷，胁痛牵及后背，或恶心，厌食油腻，或黄疸，小便黄赤；舌质红，苔黄腻，脉弦滑。

【治法】清热利湿，通腑止痛。

【方选】

1. 绿豆菊花茶（《肝病用药和食物疗法》）

组成：绿豆 60g，白菊花 10g。

制作：将绿豆拣去杂质，淘洗干净，备用。将白菊花放入纱布袋中，扎口，与淘洗干净的绿豆同入砂锅，加足量水，浸泡片刻后用武火煮沸，改用文火煨煮 1 小时，待绿豆酥烂，取出菊花纱布袋即成。

用法：代茶饮。

功效：清热解毒，清暑降脂。

按语：方中绿豆味甘、性凉，淡渗利水，清热解毒；白菊花甘、苦，微寒，可以清肝养肝平肝。两者泡茶饮，可以清肝热，利湿，适用于肝经湿热患者。

2. 蛏肉刺瓜汤（《泉州本草》）

组成：蛏肉 150g，刺瓜 150g，生姜、食盐各适量。

制作：将鲜蛏肉冲洗干净，切段备用；刺瓜冲洗干净，切片一同放入锅内，加清水、生姜、食盐，武火煮沸后再略煮即成。

用法：佐餐食用。

功效：清热，利湿，退黄。

按语：本方中蛏肉味甘咸、性寒，清热利湿；刺瓜即黄瓜，味甘、性寒，清热止渴、利水解毒，可助蛏肉的清热利湿之力。全方共奏清热利湿之功。

（四） 肝阴不足

【证候】胁肋隐痛，遇劳加重，口干咽燥，心中烦热，头晕目眩；舌质红，少苔，脉弦细数。

【治法】滋阴养血，柔肝止痛。

【方选】

1. 芝麻蜂蜜饮（经验方）

组成：黑芝麻粉 50g，蜂蜜适量。

制作：黑芝麻粉、蜂蜜拌匀倒入杯中，用沸水冲泡，温浸 10~15 分钟，即可饮用。

用法：代茶饮。

功效：养血滋阴，补益肝肾。

按语：此方中黑芝麻味甘、性平，可补肝肾、益精血、润肠燥；蜂蜜味甘、性平，有调补脾胃、缓急止痛之效。二者合用，有养血滋阴止痛之效。

2. 枸杞叶猪肝汤（《中医食疗营养学》）

组成：鲜枸杞叶 100g，猪肝 200g，食盐适量。

制作：将鲜枸杞叶洗净，备用；猪肝切成薄片，放入锅内，加水适量，武火烧开后，撇去血沫，放入枸杞叶、食盐，稍煮几沸，即成。

用法：佐餐食用。

功效：滋阴养肝。

按语：本方中枸杞叶味苦、甘，性平，苦以清热，甘以滋阴，功可补虚益精、清热明目；猪肝补肝养血。二者合用，共成滋阴养肝之方，可用于肝阴不足之胁痛。

第十四节 肥 胖

肥胖是以体重超过一定范围、形体肥胖为主症的疾病，可伴有头晕乏力、神疲懒言、少动气短等症状，是多种其他疾病发生的基础。

肥胖的原因有多方面，有年老体弱、过食肥甘、运动过少、劳逸失调等因素。肥胖基本病机总属阳气虚衰，痰湿偏盛。西医学中的单纯性肥胖、代谢综合征等属本病范畴，可参照本节有关内容治疗。

一、食疗原则

1. 肥胖属痰湿盛者可选用赤小豆、薏苡仁、茯苓、冬瓜皮等健脾除湿、利尿逐水之品；阳气虚衰者宜以补虚扶正、调理脏腑为主，宜多食山药、白扁豆等。

2. 饮食宜清淡，忌肥甘醇酒，膳食均衡，忌多食、暴饮暴食，少食零食。

3. 吃动平衡，保持健康体重。肥胖者除了饮食有节外，还要积极参加体育锻炼，可根据情况选择散步、快走、慢跑、骑车等运动，持之以恒，勿中途中断。

二、辨证施膳

（一）痰湿内盛

【证候】形体肥胖，身体沉重，肢体困倦，脘痞胸满，可伴头晕，口干而不欲饮，大便黏滞不爽，嗜食肥甘醇酒，喜卧懒动；舌质淡胖或大，苔白腻或白滑，脉滑。

【治法】化痰利湿，理气消脂。

【方选】

1. 纤瘦蔬菜汤（《中医食疗手册》）

组成：白萝卜200g，西红柿250g，玉米笋100g，绿豆芽15g。

制作：白萝卜去皮切丝，西红柿切块，玉米笋切片，全部蔬菜放入800mL沸水中煮沸，放入调料即可食用。

用法：一周2~3次代餐食用。

功效：利水除湿，消食化痰。

按语：玉米笋即甜玉米细小幼嫩的果穗，可以促进肠胃蠕动，消除浮肿，具有减脂、降血压、强身、健脑的功效；白萝卜消食化痰、下气宽中；绿豆芽可清热解暑，利尿除湿；西红柿可以降脂降血压。此方具有很好的瘦身作用，故名"纤瘦蔬菜汤"。

2. 三花减肥茶（《肥胖病的诊疗与保健》）

组成：玫瑰花5g，茉莉花5g，代代花5g。

制作：将玫瑰花、茉莉花、代代花放入茶杯中，开水冲泡15分钟即可。

用法：代茶饮。

功效：化痰除湿，减肥降脂。

按语：玫瑰花有理气、和血、行血的作用；茉莉花能理气化湿，疏肝和胃以助湿化；代代花理气化痰。三花并用，减肥轻身。本方适用于痰湿引起的肥胖。

（二）气郁血瘀

【证候】肥胖懒动，喜太息，胸闷胁满，面晦唇暗，肢端色泽不鲜，甚或青紫，可伴便干，失眠，舌质暗或有瘀斑瘀点，舌苔薄，脉弦或涩。

【治法】理气解郁，活血化瘀。

【方选】

1. 山楂麦芽饮（《方脉正宗》）

组成：生山楂50g，炒麦芽10g。

制作：将生山楂和炒麦芽一同放入清水中煮开10~15分钟，停火，去渣留汁。

用法：煎汤代茶饮。

功效：活血化瘀，疏肝解郁。

按语：本方中山楂味酸、甘，性微温，有消食健胃、行气散瘀的作用；炒麦芽味甘、性平，有消食化积、回乳的作用，《医学衷中参西录》云本品"善舒肝气"，可增强山楂行气散瘀之力。全方共奏活血化瘀、行气解郁作用。

2. 佛手瓜炒竹笋（《随息居饮食谱》）

组成：竹笋200g，佛手瓜60g，葱、花椒、食盐、植物油适量。

制作：竹笋去皮，切片，洗净备用，佛手切片备用，砂锅烧热，倒入植物油，下花椒、葱段爆香，放入笋片、佛手片、食盐，武火翻炒片刻，至熟加入盐炒匀即可。

用法：佐餐食用。

功效：行气导滞，通便瘦身。

按语：方中竹笋性微寒、味甘，无毒，能够利水消肿、润肠通便、健脾益气；佛手瓜具有理气和中、疏肝理气的作用。两者同炒，可以行气导滞，通便瘦身。

（三）脾虚不运

【证候】肥胖臃肿，神疲乏力，身体困重，脘腹痞闷，小便不利，大便溏或便秘，舌质淡胖，边有齿印，苔薄白或白腻，脉濡细。

【治法】健脾益气，渗利水湿。

【方选】

1. 丝瓜花鲫鱼汤（《中医饮食疗法》）

组成：鲜丝瓜花25g，鲫鱼75g，樱桃10g，香菜、葱白、姜、食盐、鸡汤、胡椒粉适量。

制作：将鲫鱼刮鳞、去内脏，洗净，切花刀，加盐、黄酒腌制片刻。油锅煎好备用，把煎好的鱼置砂锅内，加鸡汤和调味品，武火煮沸，改文火慢煨，加入丝瓜花、樱桃，起锅后撒胡椒粉、香菜即成。

用法：佐餐食用。

功效：健脾渗湿，利尿消肿。

按语：方中鲫鱼性平、味甘，有温中下气、补虚的作用，能健脾利湿；丝瓜花能开胃醒脾、利尿解毒；樱桃能调中益脾；香菜芳香健脾。此方使脾复健运，能运化水湿，而达湿化肿消。本方对脾胃虚弱水湿内停的肥胖较适宜。

2. 鸡丝冬瓜汤（《圣济总录》）

组成：鸡脯肉200g，冬瓜200g，黄酒、食盐各适量。

制作：先将鸡脯肉洗净，切成丝；冬瓜削去皮，洗净切片；砂锅置火上，放入鸡肉丝，加水500mL，小火炖至八成熟，再余入冬瓜片，加食盐、黄酒，仍用小火慢炖，待冬瓜炖至熟烂即成。

用法：佐餐食用。

功效：健脾补气，轻身减肥。

按语：方中鸡脯肉能补益气血，补脾和胃；冬瓜甘淡而凉，长于利水消痰，清热解毒。两者相伍，既能利湿而助脾，又能祛水而减肥。故可用于气虚肥胖之证。

（四）脾肾阳虚

【证候】形体肥胖，易于疲劳，四肢不温，甚或四肢厥冷，喜食热饮，小便清长，舌淡胖，舌苔薄白，脉沉细。

【治法】补益脾肾，温阳化气。

【方选】

1. 羊肉炒葱头（《食医心镜》）

组成：瘦羊肉 200g，葱头 100g，生姜 10g，食盐、黄酒、醋、植物油各适量。

制作：先将瘦羊肉洗净，切成肉丝；生姜洗净，刮去皮，切成丝；葱头洗净切片。以上配料加工好备用。将炒锅置火上，放入植物油烧热，锅中放入羊肉丝、姜丝、葱头煸炒，加入食盐、黄酒、醋等调味，熟透后收汁，出锅即成。

用法：佐餐食用。

功效：温阳化湿，利水减肥。

按语：方中主料羊肉味甘、性温，功能益气养血，温中补虚；葱头辛温，能温通经脉、通阳宣肺、祛风达表；生姜辛热，能温化寒饮、健胃止呕、发散风寒。诸料均为辛温之品，配合使用，水湿蒸腾而化散于无形，肥胖渐减。

2. 清炖泥鳅汤（《濒湖集简方》）

组成：泥鳅鱼 500g，韭菜籽 10g，姜 3 片，香菜、胡椒粉、食盐适量。

制作：泥鳅刮干净，去内脏，油锅煎香备用，开水中放入姜片、泥鳅、韭菜籽，慢火煮 30 分钟，加入香菜末、胡椒粉、盐调味即可。

用法：佐餐食用。

功效：温肾助阳，健脾利水。

按语：泥鳅甘平，功能益肾助阳，健脾利湿，《随息居饮食谱》言其"暖胃、壮阳、杀虫、收痔"；韭菜籽辛温，能温肾助阳，行气理血。本方适用于肾阳虚，温煦、气化功能不足的肥胖人群。

第十五节 积 聚

积聚是以腹内结块，或胀或痛为主症的疾病。

积聚是多种致病因素协同作用的结果，凡外感邪毒日久不去，或情志抑郁久而不解，或饮食伤脾，酿生痰浊，以及虚劳、黄疸等病缠绵不愈，均可导致气滞血瘀，结聚于腹。本病在临床又分为聚证和积证两类。积聚的基本病机为气机阻滞，瘀血内结。聚证以气滞为主，积证以血瘀为主。

西医学的肝脾肿大、腹腔肿瘤、增生型肠结核、胃肠功能紊乱、不完全性肠梗阻等疾病，可参考本节有关内容治疗。

一、食疗原则

1. 聚证病在气分，重在调气，疏肝理气，宜食橘子、橘皮、佛手瓜等；聚证属食滞痰阻者，治宜化痰导滞，宜食紫菜、萝卜、麦芽等。积证病在血分，活血化瘀，宜食油菜、甜瓜子等；病久正虚瘀血宜予化瘀消积之品，如油菜、木耳等；正虚瘀结者则补泻兼施，宜食用粳米、牛乳、猪肉、荸荠、油菜、木耳等。

2. 饮食应清淡、细软。忌食肥甘厚味、辛辣刺激食物。酒能积湿生热，最易伤及肝胆脾胃，本病患者应当忌酒。

3. 聚证易疗，积证难治，食疗当须持之以恒，即使症状已经消除，尚须坚持时日，以达痊愈。

二、辨证施膳

（一）肝气郁滞

【证候】腹中气聚，攻窜胀痛，时聚时散，脘胁之间时或有不适，常随情绪波动而起伏。

【治法】疏肝解郁，行气散聚。

【方选】

1. 茴香粥（《寿世青编》）

组成：小茴香 10g，粳米 100g。

制作：小茴香煎汤，去滓取汁，与粳米煮粥。

用法：空腹食用，每日 2 次。

功效：健脾理气，和胃止痛。

按语：本方中以小茴香为主，因其味辛、性温，有暖肝和胃、行气止痛之效；佐以甘平的粳米，健脾养胃。二者合用，共奏健脾理气、疏肝解郁之效。

2. 糖橘饼（《本草纲目拾遗》）

组成：橘子 500g，白糖适量。

制作：橘子去皮、核，放在锅中，加白糖腌渍 1 日，待橘肉浸透糖后，再以小火煨熬至汁液干，停火待冷，把每瓣橘肉用勺压扁成饼，再拌入白糖，放盘中风干数日，装瓶备用。

用法：作零食，适量食用。

功效：理气化痰，健胃消食。

按语：本方中以橘子为主，可疏肝解郁、理气止痛，对于肝气郁滞证尤为适宜。白糖为辅，补脾缓肝。二者合用，共成疏肝理气之方，可用于肝气郁滞之积聚的治疗。

（二）食滞痰阻

【证候】腹胀或痛，时有条索状物聚起，按则胀痛加剧，或便秘纳呆，脘闷不舒；舌苔腻，弦滑。

【治法】理气化痰，导滞通腑。

【方选】

1. 白米饮（《养老奉亲书》）

组成：白米（即粳米）100g，米糠 25g。

制作：白米研磨，加清水煮沸后，下米糠，继续煮 20 分钟左右，调匀即可。

用法：空腹食用，每日 2 次。

功效：健脾益胃，补虚和中。

按语：白米即粳米，味甘、性平，能益脾和胃；米糠味甘、辛，性温，汪颖《食物本草》云其"通肠，开胃，下气，磨积块"。两者合用，有健脾益胃、补虚和中之功。

2. 紫菜萝卜汤（《药膳食谱集锦》）

组成：白萝卜 250g，紫菜 15g，橘皮 10g，食盐适量。

制作：将白萝卜洗净切丝，紫菜和橘皮剪碎，一同放入锅内，加水适量，煎煮 20 分钟，食盐调味即可。

用法：佐餐食用。

功效：理气化痰，散结软坚。

按语：本方中紫菜化痰软坚，白萝卜消食化痰、下气宽中，二者合用可消食理气化痰；橘皮理气化痰，可增强本方的化痰之力。全方共奏理气化痰、散结软坚之功。

（三）气滞血阻

【证候】积块软而不坚，固定不移，胁肋疼痛，脘腹痞满；舌暗，苔薄白，脉弦。

【治法】理气活血，通络消积。

【方选】

1. 玫瑰花黑茶（经验方）

组成：玫瑰花 6g，陈皮 6g，山楂 6g，黑茶 10g。

制作：取陈皮、山楂、黑茶，将三物洗净，放入茶杯中，再取玫瑰适量，用开水冲泡。盖上盖，温浸 10~15 分钟，即可饮用。

用法：代茶饮。

功效：行气活血。

按语：黑茶可以消食下气，解毒，降化痰脂；玫瑰花有理气、和血、行血的作用；山楂消食积，散瘀滞。三者合用，适合积聚属于气滞血瘀患者饮。

2. 薤白炒鸡蛋（《随息居饮食谱》）

组成：鲜薤白 100g，胡萝卜 50g，黑木耳 50g，鸡蛋两个，植物油、食盐适量。

制作：将薤白择净，切段，胡萝卜、木耳切丝，放入热油锅中翻炒，加入鸡蛋液、调味品摊平煎熟。

用法：佐餐食用。

功效：行气消积，健脾消食。

按语：薤白又称小根蒜，味辛性温，善行气导滞，通阳散结，祛痰宽胸；胡萝卜甘平可行气化滞，健脾消食，润肠通便，鸡蛋滋阴润燥；木耳补气、活血，《药性赋》中称其可"主治诸血"，能够"润燥利肠兼益气"。诸食物同烹，功能行气消积。

（四）　正虚瘀阻

【证候】积块坚硬，疼痛逐渐加剧；面色萎黄或黧黑，形脱骨立，饮食大减，神疲乏力或呕血、便血等；舌质淡紫，舌光无苔，脉细数或弦细。

【治法】补益气血，活血化瘀。

【方选】

1. 五汁安中饮（《新增汤头歌诀》）

组成：牛乳 100mL，梨汁、藕汁、韭汁、姜汁各 15mL。

制作：将上述各汁放入碗中和匀，隔水加热。

用法：徐徐饮服。

功效：益胃生津，养血解毒。

按语：梨汁味甘微酸、性凉，有清肺化痰、生津止渴的作用；牛乳味甘、性微寒，有补虚损、益肺胃、养血生津、润燥解毒的作用；藕汁味甘、性凉，可清热生津；韭汁味辛、性温，有补肾、温中行气、散瘀解毒的作用；加辛温姜汁少许，可防寒凉太过。全方以汁为用，寒温并施，有良好的益胃生津、养血解毒功效，适用于正虚瘀结之积聚。

2. 荸荠猪肚羹（《本草经疏》）

组成：荸荠 250g，猪肚 1 个，生姜、黄酒、食盐各适量。

制作：荸荠去皮，冲洗干净备用。猪肚洗干净备用。将荸荠放入猪肚内，以针线缝合。猪肚放入砂锅中，加清水、黄酒、生姜，武火烧沸后转用文火煮。煮至半熟时，用针在猪肚上刺若干小孔，再继续用文火煮烂成羹，食盐调味。

用法：佐餐食用。

功效：消痞除积，健脾益胃。

按语：方中以荸荠为主，可消食化痰、破积滞；以猪肚辅佐，补气健脾，两者合用，一消一补，消中有补，使祛邪而不伤正；黄酒活血化瘀。全方共奏散结化瘀、健脾益胃之功，可用于正虚瘀结之积聚。

第十六节　头　痛

头痛是以头部疼痛为主的病证，可单独出现，亦可见于多种疾病的过程中。头痛可以是一般疲劳紧张的表现，或耳、眼疾患的伴随症状，也可以是某些脏腑疾病表现于外的一个症状。

本病可分为外感头痛和内伤头痛两类。外感头痛的常见诱因是感受风邪，并常与寒、热、暑、湿邪相夹杂。内伤头痛则与气火冲逆、痰浊瘀血或精血亏耗有关。

西医学中的颅外疾患、颅内病变、全身疾病性头痛、血管神经性头痛以及脑震荡后遗症、神经官能症等，凡表现以头痛为主症者，均可参考本节内容治疗。

一、食疗原则

1. 外感头痛多属实证，治以祛风散邪为主，如葱白、生姜、苦瓜等。内伤头痛虚、实皆有，属实证之肝阳上亢者宜食芹菜、菊花等；实证之血瘀者宜食木耳、油菜等；属虚证，治以补虚为主，核桃仁、大枣、荔枝、龙眼肉、鸡肉等。

2. 少食肥甘厚腻的食物，如肥肉、油炸食品、甜食、奶油、奶酪等。

3. 忌吸烟、饮浓茶、喝咖啡、吃辣椒等，以免诱发或加重病情。

二、辨证施膳

（一）外感头痛

【证候】起病较急，头痛持续不解，伴有恶寒、发热、鼻塞流涕、骨节疼痛、咳嗽等症，多属实证。

【治法】疏散风邪，通利头窍。

【方选】

1. 菊花粥（《老老恒言》）

组成：菊花（晒干，磨粉）20g，粳米100g。

制作：将菊花洗净，备用；粳米洗净，放入锅内，加水适量，武火煮开后，放入洗净的菊花，改用文火继续煮至米熟烂，即成。

用法：空腹食用，每日2次。

功效：疏风清热，清利明目。

按语：此方中菊花性微寒，味甘、苦，有疏风清热、清肝明目、平降肝阳之功，本品清芳疏泄，《本草纲目》言其"除风热，益肝补阴，治诸风头目"；以粳米为粥，助药力。二者共奏疏风清热、清利明目之功，是治疗外感风热头痛的上品。

2. 苦瓜茶（《福建中草药》）

组成：鲜苦瓜5根，绿茶适量。

制作：将苦瓜洗净，切成两段，去瓤，装满绿茶，再将两段拼起，竹签插牢。把瓜挂在通风处阴干，切碎，混匀，装瓶收贮。

用法：每次10g，代茶饮。

功效：消暑散热，生津止渴。

按语：本方以苦瓜为主，味苦、性寒，可清解暑热、明目解毒。以茶叶为辅，味苦、甘，性凉，能清利头目、除烦解毒，且能助苦瓜清热止痛。两者合用，共成清热、明目止痛之方，可用于外感头痛的治疗。

（二）内伤头痛

【证候】证候多样。偏于肝阳上亢者，头胀痛而眩；偏于血瘀者，痛处固定，经久不愈；偏于痰浊者，头痛昏蒙；偏于虚者，头痛而空，头晕，时作时止。

【治法】调理脏腑，清利头目。

【方选】

1. 芹菜粥（《本草纲目》）

组成：新鲜芹菜100g，粳米100g，食盐适量。

制作：将芹菜洗净切碎，与洗净的粳米同入砂锅内，加水适量，武火煮开后，改用文火继续煮至米熟烂，食盐调味即成。

用法：空腹食用，每日2次。

功效：平肝潜阳，清利头目。

按语：芹菜味甘、性凉，有清热平肝、祛风利湿之功，《本草推陈》言其"治肝阳头昏，面红目赤，头重脚轻，步行飘摇等证"，与粳米煮粥服食，对肝阳上亢之头痛效佳。

2. 陈醋木耳（《常用药用食物》）

组成：干木耳10g，陈醋适量。

制作：干木耳洗净，放入陈醋中泡发，至完全泡发好，即可食用。

用法：佐餐食用。

功效：活血化瘀。

按语：此方中木耳味甘、性平，有补血、凉血、止血之功；陈醋味酸、苦，性温，有活血化瘀的功用。两物相须为用，增强了活血作用，适用于血瘀之头痛者。

3. 核桃仁炒猪腰（《本草权度》）

组成：核桃仁30g，猪腰2个，葱、姜、黄酒、食盐、植物油各适量。

制作：将猪腰洗净，剔去腰筋，切成片，放入黄酒浸，备用；将锅置于火上，加入少许植物油，待油温热后放入猪腰和核桃仁，翻炒至熟，加葱、姜、盐等调味。

用法：佐餐食用。

功效：益精填髓，补肾强腰。

按语：此方中核桃仁味甘、性温，可补肾、固精强腰；猪腰具有补肾气、通膀胱、消积滞、止消渴之功效。二物合用，可用于肾虚髓海空虚而致头痛，伴腰膝酸软者。

第十七节　眩　晕

眩晕指以头昏目花为主要表现的一种病证，见于临床许多疾病。眩，指目眩，俗称"眼花"，表现为视物暗黑，常伴有恶心呕吐、汗出甚则昏晕如倒；晕，指头晕，有外物及自身旋转感。眩与晕往往同时并见，称为"眩晕"。

本病的病因有饮食不节、情志不遂、年高体虚、劳欲过度等多种因素。其病机主要有肝阳上亢、肾精不足、气血亏虚、痰浊内蕴、瘀血阻络等。

西医学中的梅尼埃病、高血压、低血压、脑动脉硬化、椎-基底动脉供血不足、贫血、神经衰弱等病症，临床有眩晕者，均可参考本节内容治疗。

一、食疗原则

1. 实证属肝阳上亢、痰浊中阻者，宜食平肝潜阳、化痰除湿、清利头目之品，予芹菜、海带、萝卜、白菜等；虚证宜补虚扶正、调理脏腑，予大枣、龙眼肉、黑豆、淡菜、蚌肉等。

2. 忌肥甘厚腻的食物，如肥肉、甜点、奶油、奶酪、油炸制品等。

3. 戒烟戒酒，忌辛辣，以免加重病情引发他病。

二、辨证施膳

（一） 实证眩晕

【证候】起病较急，眩晕持续不解，或有头痛、烦躁易怒、呕恶之肝阳上亢或痰湿中阻等证候。

【治法】平肝潜阳，化湿除痰。

【方选】

1. 菊花山楂粥（《常见病中医辨证食疗》）

组成：干菊花 10g，山楂片 10g，粳米 100g，冰糖适量。

制作：将干菊花、山楂片研为末。粳米放入锅中，武火煮至米开而汤未稠时，调入菊花、山楂末，然后改文火煮片刻，粥稠停火，以冰糖调味。

用法：空腹食用，每日 2 次。

功效：清热平肝。

按语：本方中以菊花为主，味甘、辛、苦，性寒，甘以滋水，辛以祛风，苦以清热，功可疏风清热、平肝明目，《本草纲目拾遗》云其"专入阳分，治诸风头眩"；伍以山楂行气散瘀，粳米健脾和胃。全方共奏清热平肝止眩之功，适用于实证之眩晕。

2. 芹菜拌海带（《疾病的食疗与验方》）

组成：芹菜 100g，海带 50g，食盐、香油各适量。

制作：芹菜洗净切段，海带洗净切丝，然后分别在沸水中焯一下捞起，加入少许食盐、香油拌匀即可食用。

用法：佐餐食用。

功效：平肝潜阳，清利头目。

按语：芹菜味甘、苦，性凉，无毒，具有平肝清热、祛风利湿之功；海带味咸、性寒，能软坚化痰、利水泄热。二者配伍，可治疗痰热内聚、肝阳上亢、风阳上扰清窍之眩晕。

（二） 虚证眩晕

【证候】起病较缓，眩晕时作时止，劳累后常易发作，并有脏腑气血不足之证候。

【治法】调理脏腑，补益气血。

【方选】

1. 大枣花生粥（《中国中医药报》）

组成：大枣 5 枚，花生 15g，粟米 100g。

制作：大枣去核，花生洗净，与粟米共煮为粥，至米熟软即可。

用法：空腹食用，每日 2 次。

功效：补中益气，健脾养血。

按语：此方中大枣味甘、性温，可补中益气、养血安神；花生性平、味甘；有润肺、和胃之效；粟米味甘、性凉，有健脾益气的作用。三者合用，可补中益气、健脾养血，适用于气血亏虚所致的眩晕。

2. 黑豆小麦煎（《饮食与治病》）

组成：黑豆 50g，浮小麦 50g。

制作：将黑豆用温水泡 30 分钟，备用；浮小麦洗净，与黑豆放入锅中，加水，先以武火煮沸后，再用文火同煮至豆熟，即可停火。

用法：空腹食用，每日 2 次。

功效：补脾益肾，养心除烦。

按语：此方中黑豆性平、味甘，可补血安神、明目健脾、补肾益阴；浮小麦味甘、性凉，能除虚热、止汗。二物合用，适用于气血虚弱引起的眩晕。

3. 清炖蚌肉（《泉州本草》）

组成：鲜蚌肉 500g，生姜片 15g，食盐适量。

制作：将鲜蚌肉洗净，与生姜片一起放入炖盅内，加开水适量，加盖，隔水炖煮 1~2 小时后，以食盐调味即可。

用法：佐餐食用。

功效：清热滋阴，养肝息风。

按语：此方中蚌肉味甘咸、性寒，《随息居饮食谱》云此物有"清热滋阴，养肝凉血，息风解酒，明目定狂之功"；生姜味辛，性温，可以佐制蚌肉寒凉之性。此方适用于肝肾阴虚，不能濡养肝木，肝阳上亢而导致的眩晕。

第十八节　郁　证

郁证是以心情抑郁、情绪不宁、胸部满闷、胁肋胀痛，或易怒喜哭，或咽中如有异物梗塞等为主要临床表现的一类病证。

郁证的病因是情志内伤、体质虚弱，病理变化与肝关系最密切。心、肝、脾等脏腑气血阴阳失调是郁证的主要病机，其重点在于气郁。

西医学的神经衰弱、癔病及焦虑症、更年期综合征及反应性精神病等均可参考本节内容治疗。

一、食疗原则

1. 郁证属肝气郁结者，治以疏肝理气解郁，予以黄花菜、茉莉花等。属痰气郁结者，治以理气化痰，予以海带、橘皮等。属心脾两虚者，治以补益心脾，予以莲子、大枣、猪心、龙眼肉、荔枝等。属阴虚火旺者，治以滋阴降火，予以银耳、桑椹、黑芝麻等。

2. 饮食以清淡、易于消化为主，多食新鲜的蔬菜和水果。

3. 少食辛辣等刺激性食物，如辣椒、胡椒、花椒、酒等。

4. 忌食油腻肥甘、生冷之品，忌偏食、暴饮暴食。

二、辨证施膳

（一） 肝气郁结

【证候】病程较短，精神抑郁，胸胁胀痛，时欲太息；舌苔薄白，脉弦或滑。

【治法】理气开郁。

【方选】

1. 梅花粥 （《山家清供》）

组成：白梅花 6g，粳米 100g。

制作：将白梅花洗净，备用；将洗净的粳米放入锅内，加水适量，按常法煮粥，待粥将熟时，放入梅花，稍煮片刻，即成。

用法：空腹食用，每日 2 次。

功效：疏肝，理气，解郁。

按语：本方中以白梅花为主，白梅花味苦、微甘、微酸，性凉，《天目山药用植物志》中云其有"平肝理气，涤痰热"之功粳米健脾和胃。全方共奏疏肝理气之功。

2. 橘饼汤 （《经验广集》）

组成：橘饼 1 枚。

制作：橘饼切薄片，加水煮汤；或放入茶杯内，以沸水冲泡，温浸 10~15 分钟即可。

用法：不拘时饮服。

功效：温中理气，化痰和中。

按语：橘饼即成熟的橘用蜜糖渍制而成，味辛、甘，性温，有理气宽中、下气化痰的作用。本方适用于气机不畅之郁证轻症。

（二） 痰气郁结

【证候】咽中不适，如有物梗阻咯之不出、咽之不下，胸中窒闷，或兼胁痛；苔白腻，脉弦滑。

【治法】化痰理气解郁。

【方选】

1. 萝卜丝饼 （《清宫食谱》）

组成：白萝卜 250g，肉末、面粉、食盐、植物油各适量。

制作：将白萝卜洗净，擦成细丝，再用植物油煸至五成熟，加肉末、食盐调匀为馅备用。将适量的面粉如常法，加水和面后擀片，填夹萝卜丝馅，烙成小饼，即成。

用法：作主食，适量食用。

功效：理气，化痰，散结。

按语：本方中白萝卜味辛、甘，性凉，有消积滞、化痰热、下气、宽中的功效，《日用本草》云本品"熟食之"可"化痰消谷"，对于痰气郁结型郁证颇为适宜。

2. 橘皮粥（《饮食辨录》）

组成：橘皮 10g（鲜者 20g），粳米 100g。

制作：先将橘皮放入锅内，加水适量，武火煮开后去渣，取药汁，然后放入粳米，改用文火继续熬煮，煮至米熟烂即成。

用法：空腹食用，每日 2 次。

按语：本方中橘皮味辛、苦，性温，能理气化痰、宽中健胃，与本证尤为相宜；辅以粳米补中益气，可增强本方的健脾化痰之力。二者合用有理气化痰之功，可用于痰气郁结之郁证的治疗。

（三） 心脾两虚

【证候】病已久延，精神不振，心神不宁，心慌，烦寐，悲忧善哭；舌淡红，苔薄白，脉细或细数。

【治法】养心安神，调理脏腑。

【方选】

1. 冰糖桂花莲子（《饮食疗法》）

组成：莲子（去心）150g，银耳 25g，冰糖、桂花糖各适量。

制作：将莲子和银耳分别用温水泡发，洗净，备用。将锅置于火上，加水适量，武火煮开后，放入泡发好的莲子、银耳，稍煮片刻，放入冰糖和桂花糖，拌匀即成。

用法：作甜食，适量食用。

功效：滋阴养血，养心安神。

按语：此方中莲子味甘、涩，性平，能养心安神、补脾止泻、益肾涩精；银耳味甘、性平，有强精补肾、和血滋阴、补脑提神之功效；桂花馨香，可生津安神；加入冰糖调和味道。诸物合用能滋阴养血、养心安神，治疗心脾两虚之郁证。

2. 糯米蜜藕（《医学发明》）

组成：藕 500g，糯米 200g，蜂蜜、冰糖各适量。

制作：在藕段 1/5 处切断，将浸泡透的糯米灌入藕孔中，用筷子压实填满，把切断的另一端合拢，插牙签封口。锅中放入藕，加水没及藕段，加入蜂蜜、冰糖，武火烧开，改用文火焖烧至藕熟烂停火。切片装盘，浇上煮藕的蜜汁即可。

用法：佐餐食用。

功效：健脾养胃，益气生津。

按语：熟藕味甘、性平，具有健脾益气之功；糯米味甘、性温，有健脾益气之效。

二者相配具有健脾养胃、益气生津之功，可用于心脾两虚之郁证。

（四） 阴虚火旺

【证候】眩晕，心悸，少寐，心烦易怒，或遗精腰酸，妇女则月经不调；舌质红，脉弦细而数。

【治法】滋阴清热，镇心安神。

【方选】

桑椹糖水（《闽南民间草药》）

组成：鲜桑椹200g，冰糖适量。

制作：桑椹加清水煮，用冰糖调味即可。

用法：不拘时饮服。

功效：滋补肝肾，养阴清热。

按语：本方中桑椹味甘、性寒，有补肝益肾、滋阴清热的作用；冰糖味甘、性平，有补中益气、和胃润肺的作用。二者共奏滋补肝肾、养阴清热之功。

第十九节　瘿　气

瘿气又称为气瘿，是以汗多心悸、易饥消瘦、手指震颤、急躁易怒、眼球外突及颈前肿大为主要临床表现的一种病证。瘿气多由素体阴虚，肝郁化火，气滞痰结，伤阴耗气所致。

西医学上的甲状腺功能亢进症等有上述临床表现者，可参考本节有关内容治疗。

一、食疗原则

1. 本病治疗以养阴清热、解郁化痰为基本原则。实证以泻实为主，或化痰散结，或清肝泻火，予以白萝卜、竹笋、荸荠、芹菜等。虚证以补虚为主，或补益心肝，或益气滋阴，予以莲子、百合、大枣、山药、猪肉、甲鱼等。

2. 饮食全面，谷、肉、果、菜尽食之。

3. 应限制碘的摄入，少食含碘多的食物，如紫菜、海带、海盐，以免加重病情。

4. 忌食辛辣之品，如辣椒、花椒、胡椒、大蒜、芥菜、酒等，以免助火耗伤阴血。

二、辨证施膳

（一） 痰气郁结

【证候】烦热，手指震颤，颈前肿胀，两目外突，急躁易怒，兼见胸闷胁胀，精神抑郁，女子可见月经不调、双乳胀痛；舌红苔黄或黄腻，脉弦或弦数。

【治法】解郁化痰，清热散结。

【方选】

1. 白萝卜汁（《食医心镜》）

组成：白萝卜 200g，冰糖适量。

制作：将白萝卜洗净，切碎，榨取汁液，加适量冰糖混合均匀，即成。

用法：徐徐饮服。

功效：下气化痰。

按语：本方中白萝卜味辛、甘，性凉，长于下气化痰；配以冰糖，除可调味，还可增强本方的化痰之力。二者合用而成理气化痰之方，可用于痰气郁结之瘿气的治疗。

2. 萝卜橘皮汤（《药膳食谱集锦》）

组成：白萝卜 250g，橘皮 15g，食盐适量。

制作：将白萝卜洗净切丝，橘皮剪碎，一同放入锅内，加水适量，武火煮开后，改用文火继续煎煮 30 分钟即成。

用法：佐餐食用。

功效：理气化痰，散结软坚。

按语：本方中白萝卜味辛、甘，性凉，有消食化痰、下气宽中的作用；橘皮味苦、辛，性温，有理气健脾、燥湿化痰的作用。全方共奏理气化痰之功，可用于痰气郁结之瘿气。

（二） 肝火旺盛

【证候】烦躁易怒，恶热汗多，消谷善饥，面部烘热，手指震颤，眼突颈大，常伴口苦咽干，头晕目眩，大便秘结；舌红苔黄，脉弦数。

【治法】清肝泻火。

【方选】

1. 菊槐绿茶饮（《药膳食谱集锦》）

组成：菊花、槐花、绿茶各 6g。

制作：将菊花、槐花、绿茶洗净，一同放入茶杯内，用开水冲泡，盖严温浸 15 分钟，即可饮用。

用法：代茶饮。

功效：清肝泻火。

按语：本方以菊花和槐花为主，二者皆为苦寒之品，以清肝泻火见长；辅以绿茶凉肝胆涤热。三味合用而成清肝泻火之方，可用于肝火旺盛之瘿气的治疗。

2. 芹菜炒香菇（《民间食谱》）

组成：芹菜 500g，香菇（水发）50g，盐食、植物油各适量。

制作：芹菜择去叶、根，洗净，切成段，备用；香菇切片，备用。将锅烧热，倒入植物油，烧至七分热，即可下入芹菜煸炒 5 分钟，再投入香菇翻炒至熟，以食盐调味，即成。

用法：佐餐食用。

功效：清肝泻火。

按语：本方中芹菜味甘、苦，性凉，味苦可泄热，性凉可清热，故以平肝清热见长；香菇味香而能散热，可增强芹菜的清热之力。合用而成清肝泻火之方。

（三）心肝阴虚

【证候】心悸汗出，多食易饥，消瘦，五心烦热，失眠，手颤，眼突颈胀；舌红苔少，脉细数。

【治法】益阴养血，宁心柔肝。

【方选】

1. 芝麻烧饼（《饮膳正要》）

组成：面粉250g，牛乳250mL，黑芝麻（微炒）50g，食盐、植物油各适量。

制作：将小麦面粉、牛乳、植物油和黑芝麻放入盆内，拌匀，再加适量的水和食盐，和面做成小饼，烙熟即可进食。

用法：作主食，适量食用。

功效：养血滋阴。

按语：黑芝麻，功能补益肝肾；小麦面粉功能养心除热，二者合用，可补益心肝、滋阴清热；以牛乳为辅，牛乳补益清热。诸味合用，共成补益心肝、滋阴清热之方。

2. 龟肉山药汤（《便民食疗》）

组成：乌龟1只（500~1000g），山药150g，葱、生姜、酱、食盐、植物油各适量。

制作：先将山药去皮，洗净，切块，备用。将乌龟放入沸水中烫一下，去壳取肉，洗净，去内脏和龟头，然后放入砂锅内，加葱、生姜、酱、植物油和食盐腌制，最后加入适量清水，武火煮开后，加入山药，改用文火继续煮至肉熟烂即成。

用法：佐餐食用，分次食之。

功效：养血滋阴。

按语：本方以龟肉为主，龟肉味甘、咸，性平，功能大补阴虚，又入心、肝、脾、肾经，故善补心肝之阴，对于心肝阴虚之证尤为适宜。

（四）气阴两虚

【证候】神疲乏力，气短懒言，咽干口燥，烦渴欲饮，小便短少，大便干结；舌体瘦薄，苔少而干，脉虚数。

【治法】滋阴益气。

【方选】

1. 桑椹粥（《粥谱》）

组成：桑椹50g（干品25g），粳米100g，冰糖适量。

制作：新鲜桑椹去掉长柄洗净（干品则先浸泡片刻），同淘洗干净的粳米一同放入锅内，加水适量，武火煮开后，改用文火继续烧煮，临熟时放入冰糖，搅拌均匀即成。

用法：空腹食用，每日2次。

功效：益气，养血，滋阴。

按语：本方中桑椹味甘、酸，性寒，有滋阴养血、生津润肠之功，本品甘寒益血而除热，为凉血补血益阴之要药；粳米味甘、性平，可益气和中；冰糖润燥调味。三者合用，共奏益气滋阴之功，适于气阴两虚的瘿气患者久服。

2. 怀山龙眼炖甲鱼（《饮食疗法》）

组成：怀山药 100g，龙眼肉 50g，甲鱼 1 只，食盐、黄酒各适量。

制作：先将甲鱼用沸水烫一下，去肠杂，洗净，切成块，然后将甲鱼、怀山药、龙眼肉、黄酒一同放入砂锅内，加水适量，隔水炖熟，以食盐调味即可。

用法：佐餐服食，分次食之。

功效：益气滋阴。

按语：本方中怀山药味甘、性平，功能补中益气；甲鱼味咸、性微寒，功能滋阴潜阳，大补阴之不足；龙眼肉味甘、性温，功能健脾开胃，脾胃健则气阴俱生。三者合用而成益气滋阴之方。

第二十节 消 渴

消渴是以多饮、多食、多尿、乏力、消瘦或尿有甜味为主症的疾病。本病主要病机为阴津亏耗，燥热偏胜；阴虚为本，燥热为标，二者互为因果。消渴病变的脏腑主要在肺、胃、肾，尤以肾为关键。三脏之中，虽可有所偏重，但往往又互相影响。

西医学的糖尿病、尿崩症，或其他疾病出现以消渴为主症特点者，可参考本节内容治疗。

一、食疗原则

1. 养阴生津、清热润燥、活血化瘀为本病的食疗大法。可分别给予不同的食物，如清热润燥的丝瓜、苦瓜；生津止渴的黄瓜、冬瓜；活血化瘀的油菜、木耳、山楂。

2. 饮食有节，适量食用粗杂粮、茎叶蔬菜。

3. 忌肥甘厚味（如肥肉、甜食等），或味道浓厚的食物。

二、辨证施膳

（一） 肺热津伤

【证候】口渴多饮，舌燥，尿频量多，烦热多汗，舌边尖红，苔薄黄，脉数。

【治法】清热润肺，生津止渴。

【方选】

1. 止消渴饮（民间验方）

组成：鲜冬瓜皮20g，西瓜皮15g，葛根粉20g。

制作：将冬瓜皮、西瓜皮去外硬皮，切片，和葛根粉一同放入锅中，加水适量，武火煮开后，改用文火继续煮10分钟，即成。

用法：代茶饮。

功效：清热，生津，止渴。

按语：冬瓜皮、西瓜皮均为甘寒之品，能引热下行，为清热生津止渴之佳品；葛根味甘辛、性凉，有生津止渴之功。三物合用，清热邪止消渴。

2. 燕窝粥（《调疾饮食辨》）

组成：燕窝10g，粳米50g。

制作：将燕窝用温水浸泡1小时，捞出拣去羽毛等杂质，然后放入沸水锅中，加盖焖浸约30分钟，入粳米，武火煮沸，文火熬煮成粥，即可。

用法：空腹食用，每日2次。

功效：养阴润燥，益气补中。

按语：燕窝味甘、性平，具有养阴润燥、益气补中的功效；粳米助燕窝益气补中、除烦渴。本方适用于因燥热伤肺，治节失职，肺不布津所致的上消诸证。

3. 菠菜银耳汤（《中华临床药膳食疗学》）

组成：菠菜200g，银耳10g，食盐适量。

制作：将菠菜洗净、银耳泡发，一同放入锅内加水适量，武火煮开后，改用文火继续煮10~15分钟，加入食盐调味即可。

用法：佐餐食用。

功效：滋阴润燥，生津止渴。

按语：本方中菠菜味甘、性凉，有利五脏、通血脉、开胸膈、解酒毒、止渴润燥的作用；银耳味甘、性平，可滋阴润燥。二者合用，共奏润燥滋阴、生津止渴之功。

（二）胃热炽盛

【证候】多食易饥，口渴，尿多，形体消瘦，大便干燥；舌苔黄，脉滑实有力。

【治法】清胃泻火，养阴增液。

【方选】

1. 粟米饭（《食医心镜》）

组成：粟米150g。

制作：粟米洗净，加水适量，上锅蒸为粟米饭，即可。

用法：作主食，适量食用。

功效：和中益肾，除热止渴。

按语：粟米即小米，味咸养肾滋阴，味甘健脾益气，性凉可去脾胃中热，故止消渴。粟米陈者，味苦、性寒，主胃热、消渴，利小便之功更强。《食医心镜》说："粟米煮饭治胃热消渴。"

2. 葛粉饭（《圣济总录》）

组成：葛粉 15g，粟米 150g。

制作：用水浸泡粟米一夜，次日捞出与葛粉拌匀煮成饭，也可煮作粥。

用法：作主食，适量食用。

功效：清胃泄热、养阴生津。

按语：葛粉（即葛根捣取）味甘、性凉，既清热，又能鼓舞脾胃清阳之气上升，具生津止渴之功，是历代治消渴常用品。粟米甘、凉，能和胃除热治消渴。二者合用，共奏清热生津之功，适用于胃火亢盛型消渴的治疗。

（三）气阴不足

【证候】口渴引饮，能食与便溏并见，或饮食减少，精神不振，四肢乏力，体瘦，舌质淡红，苔白而干，脉弱。

【治法】益气健脾，生津止渴。

【方选】

1. 山药鹅肉粥（《粥谱》）

组成：山药 50g，鹅脯肉 50g，粳米 100g，葱、姜、食盐各适量。

制作：将鹅脯肉切成碎米粒大小备用；将山药洗净，切碎备用。将洗净的粳米与鹅脯肉粒、山药、葱姜末一同放入锅内，加适量清水，置武火上煮沸后，改文火继续煮至米开花肉烂时，调入食盐即成。

用法：空腹服食，每日 2 次。

功效：益气养阴，补肾涩精。

按语：本方中山药味甘、性平，有补脾养胃、补肾涩精之效；鹅肉味甘、性平，具有益气补虚、滋阴止渴的作用；再配伍味甘、性平的粳米，全方共奏益气养阴、补肾涩精之效。

2. 苦瓜蚌肉煲（《闽南食谱》）

组成：苦瓜 150g，河蚌肉 100g，食盐、植物油适量。

制作：将活蚌用清水养 2 天，去清泥，随后取出其肉，与苦瓜共煮汤，油、盐调味。

用法：佐餐食用。

功效：滋阴止渴，清热利尿。

按语：苦瓜性寒，能清暑、益气、止渴、解毒、明目。现代研究表明苦瓜可降低血糖；河蚌甘咸而寒，能清热养阴，利尿止渴。两者同用，清热滋阴，治疗消渴。

（四）肾阳亏虚

【证候】尿频量多，浑浊如脂膏，或尿甜，腰膝酸软，乏力，头晕耳鸣，口干唇燥，皮肤干燥，瘙痒，舌红少苔，脉细数。

【治法】滋阴固肾。

【方选】

1. 消渴独胜散（《证类本草》）

组成：带籽白萝卜 1 个，猪肉 50g。

制作：将带籽的萝卜洗净，切成薄片，晒干，碾为末，装瓶备用。将洗净的猪肉煎煮，取猪肉汤备用。

用法：每次取萝卜粉 10g，肉汤送下，每日 2 次。

功效：滋阴清热，润燥止渴。

按语：白萝卜古称莱菔，味辛、甘，性凉，可消积化痰、清热止渴，甘凉生津，辛散行气，气行则津行，则诸燥症状可以缓解；猪肉味甘咸、性平，能益气健胃、养阴润燥，以猪肉汤调服，可协助莱菔共奏润燥止渴之功。

2. 三仁小米粥（《老年病食疗菜汤粥》）

组成：花生仁、核桃仁、杏仁各 20g，小米 50g，食盐适量。

制作：小米泡发洗净，花生仁、核桃仁、杏仁洗净。锅置火上，加入适量清水，放入所有准备好的材料，开大火煮开。转中火煮至粥呈浓稠状，调入盐拌匀即可。

用法：适量食用。

功效：补肾益精，补脾益气。

按语：小米味咸，养肾滋阴除热，味甘健脾益气；花生甘平，健脾养胃，润肺化痰；核桃仁即胡桃仁，味甘、性温，有补肾固精、温肺定喘的作用，且质润滋补；杏仁味苦、性微温，有降气化痰、止咳平喘、润肠通便的作用。此方适宜用于气阴不足的消渴。

（五）阴阳两虚

【证候】小便频数，浑浊如膏，甚至饮一溲一，面容憔悴，耳轮干枯，腰膝酸软，四肢欠温，畏寒肢冷，阳痿或月经不调，舌苔淡白而干，脉沉细无力。

【治法】滋阴温阳，补肾固涩。

【方选】

1. 山栗粥（《遵生八笺》）

组成：栗子 100g，粳米 100g。

制作：将栗子和粳米洗净，一同放入锅内，加水适量，武火煮开后改用文火继续熬煮，煮至米熟烂即成。

用法：空腹食用，每日 2 次。

功效：健脾，养胃，益肾。

按语：本方中栗子性温、味甘，有养胃健脾、补肾强筋的作用；粳米性平、味甘，有益胃和中的作用。二者配伍为用以温补脾肾，可用于阴阳两虚之消渴证。

2. 丁香鸭（《中医食疗方全录》）

组成：鸭子 500g，丁香 5g，肉桂 5g，草豆蔻 5g，食盐适量。

制作：将鸭肉洗净，与丁香、肉桂、草豆蔻、葱、姜同放锅中，武火烧沸后转用文火煮至熟软，加入食盐，翻滚片刻，停火，捞出，装盘。

用法：分次食之。

功效：补益气阴，暖肾助阳。

按语：丁香辛温香烈，具有暖脾胃、下逆气、益命门、起痿弱之功；肉桂辛甘大热，能益火消阴，为补命火壮元阳之要药；草豆蔻辛香走窜，功擅燥湿健脾，温胃和中；鸭肉甘咸凉，擅健脾补虚，滋阴，利水消肿。鸭肉与温阳健胃药相伍，可阴阳并补。

3. 韭菜煮蛤蜊肉（《饮食疗法》）

组成：韭菜 50g，蛤蜊肉 250g，生姜、黄酒、食盐各适量。

制作：韭菜洗净，切成段。蛤蜊肉洗净，切成片。二者一起放入锅内，加生姜、黄酒及适量清水用武火烧沸，改文火炖至肉熟，加食盐搅拌均匀即成。

用法：佐餐食用。

功效：补肾滋阴，健脾温阳。

按语：韭菜味辛、性温，可兴阳道、温脾肾；蛤蜊肉味咸、性平，可补肺益肾、滋阴生津。二味合用，共奏温阳益肾、滋阴健脾、生津润燥之功。

第二十一节　虚　劳

虚劳又称虚损。虚者，即气血阴阳亏损；损者，即五脏六腑损害。本病是以慢性虚弱性证候为主要临床表现的一种病证。虚劳多因先天不足或后天失养，使两脏或多脏劳伤，气血阴阳中两种或多种虚损所致。本病发病缓慢，病程较长，缠绵难愈。

西医学的各个系统功能减退，均可参考本节有关内容治疗。

一、食疗原则

1. 本病为虚证，虚劳治疗以补益为基本原则。气虚宜食用补气之品，如粳米、小米、山药、大枣、鸡肉、牛肉、鲢鱼等；血虚宜食用补血之品，如桑椹、荔枝、胡萝卜、龙眼肉、猪肉、羊肉等；阴虚宜食用滋阴之品，如银耳、梨、葡萄、桑椹、甲鱼等；阳虚宜食用助阳之品，如胡桃仁、韭菜、羊肉、海虾、淡菜等。

2. 虚劳者常脾胃虚弱，饮食应以易消化食物为主。忌黏腻、肥甘厚味之品，以免碍胃，影响脾胃运化。

3. 谷、肉、果、菜均可选择搭配食用。慎食辛辣、刺激、油腻的食物，如辣椒、花椒、肥肉、浓茶等。

二、辨证施膳

（一）气阴耗伤

【证候】面色㿠白，气短难续，体倦乏力，两颧潮红，五心烦热，兼语声低怯，形体虚羸，自汗或盗汗，或见咳嗽咯血，血色淡红；舌质嫩红，有齿痕，舌苔少，脉细弱或细数。

【治法】益气养阴，补虚扶正。

【方选】

1. 琥珀肉（《食宪鸿秘》）

组成：猪肉 500g，黄酒、食盐各适量。

制作：将猪肉洗净，切成方块，放入锅内，加水、黄酒、食盐适量，武火煮开后改用文火继续煮炖，煮至肉熟烂即成。

用法：佐餐食用。

功效：益气养阴。

按语：本方中猪肉味甘、咸，性平，《随息居饮食谱》中云其"补肾液，充胃汁，滋肝阴，润肌肤，利二便，止消渴"；黄酒、食盐为调味之品。全方共奏益气养阴之功。

2. 猪肉蚝豉汤（《饮食疗法》）

组成：蚝豉 50g，猪瘦肉 100g，食盐适量。

制作：将蚝豉用清水浸软洗净，猪瘦肉洗净，切成小块，与泡好的蚝豉一同放入锅内，加水适量，武火煮开后，调入食盐适量，改用文火继续煮至肉熟烂即成。

用法：佐餐食用。

功效：益气，养血，滋阴。

按语：本方中猪肉味甘咸、性平，功能滋阴润燥、益气；蚝豉即用牡蛎肉干制成，味甘咸、性平，功能滋阴养血。二味合用而成益气滋阴之方，适用于气阴两虚的虚劳证。

3. 银耳山药煨枣汤（《大众医学》）

组成：银耳 100g，红枣 5 枚，鲜山药 50g，冰糖适量。

制作：将银耳、大枣放入清水中浸泡 1 小时，鲜山药洗净去皮切丁，一同放入锅内，加水适量，武火煮开后，改用文火继续煮熟成糊状，加入适量冰糖调味即成。

用法：佐餐食用。

功效：益气养阴。

按语：本方中银耳味甘、淡，性平，有滋阴生津、润肺养胃之功；山药味甘、性平，补阴为气阴俱补之佳品；大枣健脾益气。三者伍用，共奏益气养阴之功。

（二）肺肾气虚

【证候】呼吸浅短难续，呼多吸少，动则尤甚，腰膝酸软，小便不利，面白神疲，畏风自汗，易于感冒；舌质淡胖苔白，脉沉弱或浮大无根。

【治法】补肺益肾，培元纳气。

【方选】

1. 双仁冲剂（《杨氏家藏方》）

组成：甜杏仁 100g，核桃仁 100g，白糖适量。

制作：前两味放入锅内，以文火不断翻炒，炒至变色后捞出，共捣碎研细，加白糖适量，使之香甜。

用法：每次 1 勺，沸水冲调，每日 2 次。

功效：补肺益肾。

按语：本方中核桃仁味甘、涩，性温，味甘则三焦可利，汁黑则入肾通命，肉润则肺得滋，功能补肾温肺，肺肾俱补；甜杏仁味甘、性平，《医学启源》云其有"润肺气"之功；白糖味甘，性平，滋补益肺。三者为伍，共成补肺益肾之方。

2. 白果莲肉粥（《饮食疗法》）

组成：白果 10g，莲肉 15g，乌骨鸡肉 50g，糯米 100g，食盐适量。

制作：乌骨鸡宰杀后去毛及内脏，洗净，白果、莲肉研末，纳入鸡膛内，与洗净的糯米一同放入锅内，加水适量，武火煮开后改用文火继续煮炖，直至肉烂米熟，食盐调味即可。

用法：空腹食用，每日 2 次。

功效：温补脾肾。

按语：本方中以白果和莲肉为主，白果味甘、苦、涩，性平，熟食能温肺益气、固肾；莲肉味甘、性平，甚益脾胃，而固涩之性，最宜益肾，二者为伍，肺肾俱补；以糯米和乌骨鸡为辅，糯米健脾而取培土生金，乌骨鸡补肺脾而滋肝肾，可增强本方的补益之力，诸味合用共成补益肺肾之方。

3. 炒鸡片（《随园食单》）

组成：鸡脯肉 250g，鸡蛋 1 枚，葱末、生姜末、食盐、植物油、湿淀粉各适量。

制作：将鸡蛋破壳取蛋清；鸡脯肉切成片，用鸡蛋清、湿淀粉拌匀；锅中油烧热后放入葱、姜、鸡肉片，武火翻炒至熟，食盐调味即成。

用法：佐餐食用。

功效：健脾益气，滋阴润肺。

按语：方中鸡肉味甘、性温，具有温中益气、补精填髓的功效；鸡蛋味甘、性平，功善滋阴润肺。诸味合用而成补益肺肾之方。

（三） 心脾两虚

【证候】心悸怔忡，彻夜难寐，食少腹胀，大便溏薄，头晕健忘，倦怠乏力，面色萎黄，女子可见经少色淡或淋漓不断；舌质淡嫩，脉细弱。

【治法】健脾养心，益气补血。

【方选】

1. 荔枝粥（《泉州本草》）

组成：荔枝干 30g，粳米 100g。

制作：将荔枝干和粳米洗净，一同放入锅内，加水适量，武火煮开后改用文火继续熬煮，煮至米熟烂即成。

用法：空腹食用，每日 2 次。

功效：健脾益气，养血安神。

按语：本方中荔枝味甘、酸，性温，甘温滋润，最益脾肝精血，功能养血健脾宁心；粳米味甘、性平，功能补中益气，可增强本方的健脾之力。二者伍用共成补益心脾之方。

2. 煨藕汤（《随息居饮食谱》）

组成：莲藕 500g，食盐适量。

制作：将莲藕洗净切块，加水适量，放入锅内，武火煮开后改用文火煨炖至烂熟，食盐调味即可。

用法：佐餐食用。

功效：健脾养心，益气补血。

按语：本方中莲藕味甘、性寒，熟用有健脾开胃、止泻固精的作用，脾胃乃气血生化之源，脾胃健则气血生化充足。此汤有健脾养心、益气补血之功，可用于心脾气血亏损之虚劳。

3. 代参膏（《随息居饮食谱》）

组成：龙眼肉 500g，白糖适量。

制作：将剥好的龙眼肉和白糖放入碗内，上蒸锅中蒸 1 小时。

用法：每次 1 汤匙，以沸水冲化，饮服，每日 2 次。

功效：补中益气，养血安神。

按语：本方中以龙眼肉为主，龙眼肉味甘、性温，功能补心脾、益气血，为滋补心脾之要物；以白糖为辅，功能补中益气，可增强龙眼的补脾之力。二者合用而成补益心脾之方。

（四）肝肾阴虚

【证候】爪甲失荣，筋惕肉瞤，胁痛隐隐，眼花目涩，腰膝酸软，头晕目眩，颧红烦热，咽干口燥，耳鸣健忘，盗汗失眠，男子遗精，女子经少；舌红少苔，脉细数。

【治法】滋补肝肾，养阴清热。

【方选】

1. 胡萝卜炖甲鱼（《中医验方》）

组成：甲鱼 1 只，胡萝卜 150g，食盐适量。

制作：胡萝卜洗净，切块、备用；将甲鱼用开水烫一下，洗净，去肠杂，放入锅内，加水适量，武火煮开后，放入胡萝卜，改用文火继续煮至肉熟烂，以食盐调味。

用法：佐餐服食，分次食之。

功效：滋补肝肾。

按语：本方中以甲鱼为主，味甘、性平，功能滋肝肾之阴、清虚劳之热，为滋补肝肾之佳品；胡萝卜味甘、性平，具有益气健脾之功。二者合用而成滋补肝肾之方。

2. 江珧柱猪瘦肉汤（《饮食疗法》）

组成：江珧柱 50g，猪瘦肉 200g，食盐适量。

制作：将江珧柱和洗净切好的猪瘦肉一同放入锅内，加水适量，武火煮开后，改用文火继续炖煮，临熟时调入食盐，即成。

用法：佐餐食用。

按语：本方中江珧柱为干贝，味甘、咸，性平，功能滋阴补肾，为补肾之要物；猪瘦肉味甘、咸，性平，功能补肾液、滋肝阴。二者合用，共成滋补肝肾之方。

（五） 脾肾阳虚

【证候】畏寒肢厥，腰膝酸冷，或脘腹冷痛，五更泄泻，下利清谷，面浮肢肿，面色㿠白；舌质淡胖有齿痕，苔白滑，脉细弱无力。

【治法】温补脾肾，化饮利水。

【方选】

1. 韭菜海参粥（《粥谱》）

组成：韭菜 50g，海参 50g，粳米 100g，食盐、香油各适量。

制作：韭菜洗净切碎，海参洗净切成小丁备用；粳米洗净与上二味一同放入锅内，加水适量煮粥，粥成调入食盐、香油少许即成。

用法：空腹食用，每日 2 次。

功效：温补脾肾。

按语：方中韭菜和海参为主，皆因其性温，有补肾壮阳的功效；粳米味甘、性平，功可补中益气。三者合用脾肾俱补，共成温补脾肾之方。

2. 鹿头蹄汤（《饮膳正要》）

组成：鹿头 1 只，鹿蹄 2 只，生姜、荜茇、八角茴香、小茴香、胡椒粉、食盐各适量。

制作：鹿头、鹿蹄除毛、洗净焯水；荜茇、生姜洗净拍破待用；将鹿头、鹿蹄放入锅内，加清水适量，再放入生姜、荜茇、八角茴香、小茴香等，用武火烧沸后，捞去浮末，转用文火熬至鹿头、蹄熟烂，去荜茇等，取出头、蹄拆骨，再将鹿肉切成粗条，放入汤中，烧沸后，加食盐、胡椒粉等作料调味即成。

用法：佐餐服食，分次食之。

功效：滋补脾肾，温中壮阳。

按语：方中用血肉有情之品鹿的头和蹄，取鹿肉之甘温补益之性，具有温补脾肾阳气之功；以温性的荜茇、生姜、八角茴香、小茴香、胡椒粉等为辅料，加强了温补肾阳的作用。全方共奏温中壮阳、补益脾肾之功。适用于脾肾阳虚之有畏寒肢冷、腰酸膝软、四肢无力、胃脘冷痛而喜温喜按表现的虚劳证。

（六） 肾阴阳两虚

【证候】腰膝酸软或冷痛，耳鸣，发枯，颧红盗汗，或形寒肢冷，头晕目眩，午后潮热，小便频数，混浊如膏，男子梦遗或滑精、阳痿，女子经少、经闭；舌淡苔白，脉细弱无力。

【治法】滋阴补阳，培元固本。

【方选】

1. 海参煨羊肉（《随息居饮食谱》）

组成：水发海参250g，羊肉250g，冬笋100g，葱、生姜、胡椒、食盐、黄酒各适量。

制作：将水发海参洗净，切片；冬笋剥去外皮，切片；羊肉洗净血水，切小块，用黄酒，腌5分钟后用水洗净。锅内加水放羊肉，武火煮沸，撇去汤面上的浮沫，姜切片，葱切段与海参、冬笋同放入汤内烧开，改用文火煨1小时，放盐继续煨烂，再放胡椒起锅即成。

用法：佐餐食用。

功效：滋阴补阳。

按语：本方中以海参、羊肉和冬笋为主，海参和羊肉皆性温，均善补肾阳；冬笋味甘性寒，功用补肾益气、滋阴润燥，尤其善补肾阴。三者合用而成补益肾之阴阳之方。

2. 核桃仁鸡丁（《中医食疗方全录》）

组成：鸡脯肉250g，核桃仁100g，水发香菇15g，玉兰片15g，火腿10g，鸡蛋1枚，黄酒、湿淀粉、食盐、植物油各适量。

制作：鸡脯肉切丁，用蛋清和湿淀粉浆好；香菇、玉兰片、火腿切成菱形小块；将鸡丁用热油滑至七成熟去油，再放入香菇、玉兰片、火腿及调料，用湿淀粉勾芡，淋上植物油，再放入核桃仁稍翻炒即成。

用法：佐餐食用。

功效：补肾壮阳，滋阴益气。

按语：本方中以核桃和鸡肉为主，核桃温补肺肾，鸡肉温中益气，补精填髓。香菇和火腿为辅，香菇补益胃气，火腿健脾开胃，滋肾益精，补益气血。全方共奏温补脾肺、滋肾益精、补益气血之功。

第二十二节　痹　证

痹证是以肌肉、筋骨、关节发生疼痛、酸楚、麻木、重着、灼热、屈伸不利，甚或关节肿大变形为主要临床表现的一种病证。痹证多因外感风、寒、湿、热之邪，内因正气不足、腠理不密，致使筋骨、关节、气血运行不畅，不通则痛。因感受外邪的不同，在证候表现上有行痹、寒痹、湿痹、热痹之别。

西医学上的风湿热、类风湿性关节炎、强直性脊柱炎、骨性关节炎等表现以痹证临床特征为主者，均可参考本节有关内容治疗。

一、食疗原则

1. 行痹治以祛风通络、散寒除湿，宜食紫苏、生姜、鲩鱼、鳗鲡鱼、鳝鱼等；寒痹治以温经散寒、祛风除湿，宜食樱桃、蛇肉、胡椒、羊肉等；湿痹治以除湿通络、散寒除痹，宜食薏苡仁、莼菜、鲤鱼、老丝瓜、扁豆、赤小豆、木瓜等；热痹治以清热通络、祛风除湿，宜食苦瓜、番茄、藕、芹菜等。

2. 忌食生冷，以免助寒，痹阻经脉，加重病情。

3. 慎食辛辣刺激、油腻的食物，如辣椒、酒、肥肉等。

二、辨证施膳

（一）　行痹

【证候】肢体关节酸痛，游走不定，发病初期可见红肿、屈伸不利，或恶风，或恶寒；舌质红，苔薄白，脉浮紧或浮缓。

【治法】祛风通络，散寒除湿。

【方选】

鳗鲡鱼粥（《食疗本草》）

组成：鳗鲡鱼 50g，粳米 100g，食盐适量。

制作：将鳗鲡鱼去鱼鳞及内脏，冲洗干净，与洗净的粳米一同放入锅内，武火煮开后，改用文火继续煮至米熟烂，食盐调味即成。

用法：空腹服食，每日 2 次。

功效：祛风除湿。

按语：本方中鳗鲡鱼味甘、性平，功用健脾补肺、益肾固冲、祛风除湿，《食疗本草》云本品善"疗湿脚气，腰肾间湿风痹"；辅以粳米健脾和胃。合用而成祛风除湿之方。

（二）　寒痹

【证候】肢体关节紧痛不移，遇寒痛增，得热痛减，兼关节屈伸不利，局部皮色不红，触之不热；舌质淡红，苔白而薄腻，脉紧，或沉迟而弦。

【治法】温经散寒，祛风除湿。

【方选】

1. 胡椒根炖蛇肉（《饮食疗法》）

组成：胡椒树根 50g，蛇肉 250g，食盐适量。

制作：将胡椒树根洗净，同蛇肉一同放入锅内，加水适量，武火煮开后，改用文火继续煮至肉熟烂，食盐调味即成。

用法：佐餐食用。

功效：散寒除湿，通络止痛。

按语：本方中蛇肉功用祛风湿、通经络，主治风湿顽痹、筋脉拘挛；胡椒树根功同胡椒，味辛、性热，为纯阳之物，善祛寒湿。二者伍用共成散寒除湿、通络止痛之方，可用于寒痹的治疗。

3. 樱桃酒（《滇南本草》）

组成：鲜樱桃 250g，白酒 1000mL。

制作：将鲜樱桃洗净，放入细口瓶内，加入白酒，瓶口密封，浸泡 14 天，每日振摇 1 次。

　　用法：每次 10~20mL，每日 2 次。

　　功效：温经散寒，祛风除湿。

　　按语：本方中樱桃味甘、性温，有祛风湿、补肝肾的作用；白酒味辛、性温，可助药力而行血脉、通经络，增强樱桃祛风湿的效果。全方共奏温经散寒、祛风除湿之功。

（三）湿痹

　　【证候】肢体关节重着、酸痛，兼关节肿胀，痛有定处，手足沉重，活动不便，肌肤麻木不仁；舌质红，苔白厚而腻，脉濡缓。

　　【治法】除湿通络，祛风散寒。

　　【方选】

1. 黄卷散（《普济方》）

　　组成：大豆黄卷 200g，酥油 20g。

　　制作：将大豆黄卷放入锅内，用文火不断翻炒，炒熟后捣为细末，与酥油研匀即成。

　　用法：每次 1 汤匙，以沸水冲调，饮服，每日 2 次。

　　功效：化湿除痹。

　　按语：本方中大豆黄卷味甘、性平，功用清热除湿解表，本品善泄水湿、通膜理而逐湿痹，为除湿通痹之要物；酥味甘、性微寒，有养阴清热、益气和血的作用，又可调味。全方共奏化湿除痹之功，可用于湿痹的治疗。

2. 薏苡仁酒（《本草纲目》）

　　组成：薏苡仁 200g，白酒 500mL。

　　制作：将薏苡仁放在细口瓶内，加入白酒，密封瓶口，每日振摇 1 次，半月后即可饮用。

　　用法：每次 10~20mL，每日 2 次。

　　功效：除湿通络，祛风散寒。

　　按语：本方中薏苡仁味甘淡、性微寒，功用除湿舒筋、益脾渗湿，对湿滞经脉之湿痹拘挛有良好效果；并可借酒的辛温行散、活血行气之性，以增强效力和便于效力迅速到达全身经脉。

（四）热痹

　　【证候】肢体关节红肿灼热剧痛，兼关节痛不可触，得冷稍舒，多伴有发热、恶风、口渴、尿黄、烦闷不安等全身症状；舌质红，苔黄腻，脉滑数。

　　【治法】清热通络，祛风除湿。

　　【方选】

1. 薏米赤豆粥（经验方）

　　组成：薏苡仁 30g，赤小豆 20g，粳米 50g，白糖适量。

制作：先将薏苡仁、赤小豆浸泡发胀，用水淘洗干净，同粳米一同放入锅内加水适量，武火煮开后，改用文火继续熬煮，煮至豆熟米烂，白糖调味即成。

用法：空腹食用，每日 2 次。

功效：清热通络，祛风除湿。

按语：本方中薏苡仁味甘、淡，性微寒，功用清热除湿舒筋，对湿热壅滞之痹证有良好效果；辅以清热利水的赤小豆。全方共奏清热通络、祛风除湿之功，可用于热痹的治疗。

2. 莼菜鲤鱼羹（《太平圣惠方》）

组成：莼菜 50g，鲤鱼 1 条（约 500g），豆豉、食盐各适量。

制作：将鲤鱼去鳞及内脏，洗净备用，与洗净的莼菜和豆豉一同放入锅内，加水适量，武火煮开后，改用文火，煮至肉熟烂即成。

用法：佐餐食用。

功效：清热通络，祛风除湿。

按语：本方中莼菜味甘、性寒，有清热解毒、消肿利水的作用，《本草汇言》称莼菜为"散热痹之药"；鲤鱼味甘、性平，有利水消肿的作用，长于利小便而清湿热，可辅助莼菜；豆豉味咸、性平，有和胃除烦、去寒热的作用。全方共奏清热祛湿之功。

第二十三节 腰 痛

腰痛是以腰部一侧或两侧或正中出现疼痛为主要临床表现的一种病证。腰痛因感受外邪、劳累外伤或肾亏体虚等致病因素，导致腰部经络气血运行不畅，或腰部失于精血濡养所致。

西医学上的骨质疏松症、类风湿性脊柱炎、腰椎间盘突出症、腰椎结核、腰肌劳损、脊髓压迫症、脊髓炎、肾盂肾炎、肾小球肾炎、胰腺炎、胆囊炎、胆石症、慢性附件炎等以腰痛为主要表现时，均可参考本节有关内容治疗。

一、食疗原则

1. 寒湿腰痛治以温经散寒除湿，宜食肉桂、辣椒、小茴香、韭菜、生姜等；湿热腰痛治以清热利湿，宜食赤小豆、绿豆、黑豆、白扁豆、苦瓜等；气滞腰痛治以疏肝理气，宜食茉莉花、梅花、玫瑰花、橙、柑皮等；血瘀腰痛治以活血化瘀，宜食油菜、山楂、醋等。

2. 肾阴虚腰痛治以滋补肾阴，宜食小米、海蜇、海参、淡菜、猪肾等；肾阳虚腰痛治以温补肾阳，宜食韭菜、虾、羊肉、猪肾、淡菜等食物。

3. 慎食辛辣、油腻、刺激、酸涩的食物。

4. 饮食清淡，避免过咸，少食盐、酱、咸菜、咸鱼、咸肉、酱豆腐等。

二、辨证施膳

（一） 寒湿腰痛

【证候】腰部冷痛重着，转侧不利，逐渐加重，静卧痛不减，阴雨天则加重，兼体倦乏力，或肢末欠温，食少腹胀；舌质淡，苔白腻，脉沉而迟缓。

【治法】祛寒除湿，温通经络。

【方选】

1. 茴香散（《仁斋直指方》）

组成：八角茴香 200g，黄酒适量。

制作：将八角茴香放在锅中，以文火微炒，不断翻搅，炒熟后研成细末即成；另将黄酒加温备用。

用法：每次 6g，黄酒冲服，每日 2 次。

功效：温经，散寒，止痛。

按语：本方中八角茴香味辛甘、性温，功用散寒理气止痛，为祛寒止痛之要物，善治寒湿腰痛；辅以黄酒，可增强八角茴香温中散寒的效力，合用而成散寒除湿止痛之方。

2. 肉桂茶（经验方）

组成：肉桂 5g，红茶 15g。

制作：将肉桂、红茶洗净，一同放入茶杯内，用开水冲泡，盖严温浸 15 分钟，即可饮用。

用法：代茶饮。

功效：散寒除湿，通络止痛。

按语：本方以肉桂为主，本品气味纯阳，辛甘大热，可大补命门相火，有通经脉、暖腰膝之功，对关节腰肢疼痛尤为适宜；红茶性温，有温通活血之功，可增强肉桂的散寒止痛之效。全方共奏散寒除湿、通络止痛之功，可用于寒湿腰痛的治疗。

（二） 湿热腰痛

【证候】腰痛重着而热，阴天或雨天疼痛加重，活动后或遇冷可减轻，口渴不欲饮，口苦烦热，小便短赤；舌质红，苔黄腻，脉濡数，或弦数。

【治法】祛湿清热，舒筋止痛。

【方选】

五豆饮（《本草纲目》）

组成：绿豆 20g，赤小豆 20g，黑豆 20g，黄豆 20g，白扁豆 20g。

制作：将以上各物洗净，放入锅内，加水适量，武火煮开后，改用文火继续煮至豆熟烂即成。

用法：每日 1~2 次。

功效：清热祛湿，通络止痛。

按语：本方中绿豆、赤小豆和黑豆均能清热解毒、利水除湿，对湿热之证尤为适宜；黄豆和白扁豆皆能健脾益气，可增强本方的化湿之力。五者配伍为用以清热利湿。

（三）气滞腰痛

【证候】腰痛连胁，腹胀善太息，常因情志不遂腰痛加重，痛引少腹；舌暗苔薄白，脉弦。

【治法】疏肝理气，补肾通络。

【方选】

1. 暗香汤（《古今医统大全》）

组成：梅花 30g，炒盐 30g，蜂蜜适量。

制作：当梅花将开时，摘取半开花头，连花蒂一块放入瓷瓶内，撒上盐，注意不可用手触摸。用厚纸密封瓶口，放置阴凉干燥处。到第二年春天或夏天方可启开瓷瓶。在碗内放少许蜜，然后取二三朵梅花放入碗中。用开水一冲，花头自开即可饮用。

用法：代茶饮。

功效：疏肝，解郁，止痛。

按语：本方中梅花为疏肝理气之品，善治肝气郁结之证；食盐味咸入肾，有补肾之功；蜂蜜味甘可缓急止痛。全方共奏疏肝解郁止痛之功。

2. 佛手柑露（《本草纲目拾遗》）

组成：佛手柑 300g。

制作：将佛手柑置于蒸馏瓶中，加水适量，依法蒸馏，至取得蒸馏液 1000mL为止。

用法：每次 30~50mL，每日 2 次。

功效：理气止痛。

按语：本方中佛手柑性温，味辛、微苦，有疏肝解郁、理气化痰的作用。本品善治肝气郁结之证，对气滞腰痛尤为适宜。

（四）瘀血腰痛

【证候】腰痛如刺，痛有定处，日轻夜重，轻者俯仰不便、重则不能转侧，痛处拒按；舌质暗紫，或有瘀斑，脉涩。部分患者有外伤史。

【治法】活血化瘀，理气止痛。

【方选】

1. 山楂糯米粥（《济众新编》）

组成：山楂 30g，桂皮末 3g，糯米 100g。

制作：将山楂去核，研为细末，同桂皮末和洗净的粳米一同放入锅内，加水适量，武火煮开后，改用文火继续煮至米熟烂即可。

用法：空腹食用，每日 2 次。

功效：活血，化瘀，止痛。

按语：本方中山楂味酸甘、性微温，有活血散瘀的作用。辅以肉桂和粳米，肉桂温通经脉，可增强山楂的活血之力；糯米补中益气，可佐山楂化瘀血而不伤新血。三者合用而成活血化瘀止痛之方，适用于血瘀腰痛的治疗。

2. 山楂膏（《食宪鸿秘》）

组成：山楂 500g，白糖适量。

制作：将山楂洗净，放在锅内蒸烂，去皮、核，加白糖一起捣烂拌匀，冷冻后切成块，然后用油纸包裹好。

用法：每次 1 汤匙，以沸水冲化，饮服，每日 2 次。

功效：活血化瘀。

按语：本方中山楂味酸甘、性微温，有活血散瘀的作用；白糖味甘、性平，有润肺生津、补中益气的作用。全方共奏活血化瘀之功，可用于血瘀腰痛的治疗。

（五）肾虚腰痛

【证候】腰痛以酸软为主，喜按喜揉，腰膝无力，遇劳更甚，卧则减轻，常反复发作。偏阳虚者，则少腹拘急，面色㿠白，手足不温，少气乏力，舌淡，脉沉细；偏阴虚者，则心烦失眠，口燥咽干，面色潮红，手足心热，舌红少苔，脉细数。

【治法】偏阳虚者，温肾助阳；偏阴虚者，滋阴补肾。

【方选】

1. 茴香猪腰（《证治要诀》）

组成：小茴香 15g，猪腰 2 个，黄酒、食盐各适量。

制作：将小茴香炒研成细末备用，猪腰洗净，从中间切开，剥去中间白色的筋膜，切成薄片，以不切断为宜，然后用黄酒、茴香粉、食盐拌匀，用湿纸裹好，放在火上煨熟即可。

用法：佐餐食用。

功效：温肾阳，止痹痛。

按语：本方中以茴香和猪腰为主，茴香功用温肾行气止痛，猪腰补肾益阳，以肾补肾，二者配伍，温肾益阳止痛之力增强。并借黄酒行气活血之力，增强本方的效力。

2. 烧淡菜（《食疗本草》）

组成：淡菜 200g，葱、姜、蒜、食盐、植物油各适量。

制作：将淡菜用热水浸泡，去杂洗净，放碗中，滤净浸泡水备用；锅烧热后，加入植物油，先将淡菜入锅，加水适量，然后放入葱、姜、蒜、食盐等，武火煮开后，文火炖熟即可。

用法：佐餐食用。

功效：温补肾阳。

按语：本方中淡菜性温、味咸，温则补益肾阳，咸则入肾经而补肾，有温补肾阳的作用，为补肾养虚之要物，故可用于治疗肾阳虚腰痛。

第二十四节　水　肿

水肿是以头面、眼睑、四肢、腹背，甚至全身浮肿等为临床特征的一种疾病。水肿多因外感、内伤等因素造成肺、脾、肾三脏对水液宣化输布功能失调，体内水液潴留，泛滥于肌肤所致，严重者还可伴有胸水、腹水等。

西医学上的急慢性肾小球肾炎、肾病综合征、充血性心力衰竭、维生素 B$_1$ 缺乏症、严重贫血等引起的营养不良性水肿、甲状腺机能减退、原发性醛固酮增多症等引起的内分泌性水肿等，均可参考本节有关内容治疗。

一、食疗原则

1. 实证以泻实为主，宜食疏风利水、通阳化湿的食物，如生姜、葱、赤小豆、黑豆、绿豆、冬瓜、苦瓜、马齿苋、鲤鱼、西瓜皮、蚕豆等。虚证以补虚为主，宜食温阳补肾、健脾利水的食物，如黑豆、淡菜、干姜、生姜、小米、小茴香等。

2. 水肿应减少食盐摄入，包括一切咸食，如甜面酱、黄酱、咸菜、咸鱼、咸肉、酱豆腐、腌雪里蕻等。

3. 饮食宜清淡、易消化，以利脾胃运化。

二、辨证施膳

（一）风水泛滥

【证候】眼睑浮肿，继则四肢及全身皆肿，来势迅速；兼有恶寒发热，肢节酸楚，小便不利。偏于风热者，伴咽喉红肿疼痛，舌质红，脉浮滑数；偏于风寒者，兼恶寒、咳喘，舌苔薄白，脉浮滑或紧。如水肿较甚，亦可见脉沉。

【治法】疏风利水。

【方选】

1. 葱白粥（《圣济总录》）

组成：葱白 20g，粳米 100g。

制作：将葱白洗净切段；粳米洗净放入锅内，加水适量，武火煮开后改用文火继续熬煮，待粥熟后放入葱段，烧煮片刻即成。

用法：空腹饮服，每日 2 次

功效：疏风、散寒、利水。

按语：本方中葱白性温、味辛，辛能解肌，能通上下之阳气，功可发表通阳；辅以粳米补中益气。二者合用而成疏风利水之方。

2. 紫苏生姜汤（《食疗常用方》）

组成：紫苏叶 20g，生姜 10g。

制作：将紫苏叶和生姜洗净，放入锅内，加水适量，武火煮开后，改用文火继续煎煮 5~10 分钟，即成。

用法：湿热食用，每日 2 次。

功效：疏风，散寒，利水。

按语：本方中紫苏叶味辛、性温，辛温能散，气薄能通，味薄发泄，专解肌发表、祛风散寒；辅以生姜发表散寒。二者伍用而成疏风利水之方。

（二）　湿毒浸淫

【证候】眼睑浮肿，延及全身，小便不利，身发疮痍，甚至溃烂，恶风发热；舌质红，苔薄黄，脉浮数或滑数。

【治法】清解利水。

【方选】

1. 西瓜赤小豆汤（《常见病中医辨证食疗》）

组成：西瓜皮 100g，赤小豆 100g。

制作：将西瓜皮、赤小豆洗净，加适量水，武火煮开后，改用文火继续煎煮 5~10 分钟，即成。

用法：不拘时饮用。

功效：清热，利水。

按语：本方中赤小豆味甘酸、性平，功用利水除湿、消肿解毒，对于湿毒之证颇为适宜；西瓜皮清热利水，可增强赤小豆祛湿解毒之力。二者合用而成利水除湿、消肿解毒之方。

2. 冬瓜苡米汤（《家庭食疗手册》）

组成：冬瓜 150g，薏苡仁 50g。

制作：将冬瓜洗净去皮，切块；同洗净的薏苡仁一同放入锅内，加水适量，武火煮开后，改用文火继续熬煮，煮至米熟烂即成。

用法：空腹食用，每日 2 次。

功效：清热解毒，利水除湿。

按语：本方中冬瓜味甘、淡，性寒凉，功能渗利水湿而消肿，且有清热之功；薏苡仁味甘、性凉，有利湿健脾、清热排脓的作用。二者相须配伍为用，有清热解毒、利水除湿之功，可用于湿毒浸淫之水肿。

（三）　水湿浸渍

【证候】起病缓慢，病程较长，全身水肿，按之没指，以下肢为甚，小便短少，身体困重，胸闷，纳呆，泛恶；苔白腻，脉濡缓。

【治法】通阳化湿利水。

【方选】

1. 蚕豆粥（《积善堂方》）

组成：蚕豆 50g，粳米 100g。

制作：将蚕豆和粳米洗净，一同放入锅内，加水适量，武火煮开后，改用文火继续熬煮，煮至米熟烂即成。

用法：空腹食用，每日 2 次。

功效：健脾，化湿，利水。

按语：本方中蚕豆味甘、性平，功用健脾利湿；辅以粳米健脾益胃，可增强蚕豆化湿之力。二者合用而成化湿利水之方，需注意的是对蚕豆过敏者禁用本方。

2. 鲤鱼冬瓜羹（《太平圣惠方》）

组成：鲤鱼 500g，冬瓜 200g，葱白、食盐适量。

制作：将鲤鱼洗净，冬瓜切片，葱白切段，一同放入锅内，加水适量，煮炖熟烂，以食盐调味即成。

用法：佐餐食用。

功效：通利水湿。

按语：本方中鲤鱼性寒、味甘，有补脾、利水的作用；冬瓜性凉、味甘淡，有利水消痰、清热解毒的作用；葱白性温、味辛，有发表通阳的作用。三者合用，更增强利水消肿之效，用治水肿，疗效显著。

3. 鳢鱼冬瓜羹（《食医心镜》）

组成：鳢鱼 500g，冬瓜 250g，葱白、湿淀粉、食盐各适量。

制作：将鳢鱼去鱼鳞及内脏，冲洗干净，切成细丝；冬瓜洗净切成细丁；葱白切成碎末。将三物一同放入锅内，加水适量，武火煮开后，改用文火继续熬煮，煮至鱼熟烂时以食盐调味、湿淀粉勾芡即成。

用法：佐餐食用。

功效：通阳、化湿、利水。

按语：本方中鳢鱼味甘、性寒，有健脾利水的作用；冬瓜味甘淡、性凉，有利水消痰、清热解毒的作用；葱白味辛、性温，有发表通阳的作用。全方共奏通阳化湿利水之功，可用于水湿浸渍之水肿。

（四） 湿热壅盛

【证候】遍身浮肿，皮肤绷紧发亮，胸脘痞闷，烦热口渴，小便短赤，或大便干结；舌红，苔黄腻，脉沉数或濡数。

【治法】分利湿热。

【方选】

1. 三豆饮（《疾病的食疗与验方》）

组成：赤小豆 30g，绿豆 30g，黑豆 30g。

制作：将以上三味洗净后一同放入锅内，加水适量，武火煮开后，改用文火继续熬煮，煮至豆熟烂即成。

用法：空腹食用，每日 2 次。

功效：清热化湿，利水消肿。

按语：本方中以赤小豆和绿豆为主，二者皆有清热解毒、利水消肿之功，配伍为用，清热化湿消肿之力增强；辅以健脾益肾、活血利水的黑豆，可增利水消肿之力。诸物合用而成清热利湿消肿之方，可用于湿热壅盛之水肿。

2. 玉米扁豆粥（《宫廷颐养与食疗粥谱》）

组成：玉米 50g，白扁豆 25g，大枣 10 枚，粳米 100g。

制作：将以上四味一同放入锅内，加水适量，武火煮开后，改用文火继续熬煮，煮至米熟烂即成。

用法：空腹食用，每日 2 次。

功效：化湿，利水，消肿。

按语：本方中玉米味甘、性平，有调中和胃、利尿排石的作用；白扁豆味甘、性微温，有健脾化湿的作用；配以大枣和粳米，健脾以增强利湿之力。诸物合用而成利湿消肿之方，可用于水湿浸渍之水肿。

（五） 脾阳虚衰

【证候】身肿，腰以下为甚，按之凹陷不易恢复，脘腹胀闷，纳减便溏，面色萎黄，神倦肢冷，小便短少；舌质淡，苔白滑或白腻，脉沉缓或沉弱。

【治法】温阳健脾利水。

【方选】

1. 泥鳅黄豆粥（《宫廷颐养与食疗粥谱》）

组成：泥鳅 2 条，黄豆 50g，粳米 50g，食盐适量。

制作：泥鳅去除内脏，洗净，切寸段备用；黄豆提前用凉水浸泡，同洗净的粳米一同放入锅内，加水适量，武火煮开后，改用文火继续熬煮，临熟时放入食盐调味即成。

用法：空腹食用，每日 2 次。

功效：温补肾阳，利水消肿。

按语：本方中泥鳅性平、味甘，有补益脾肾、利水、解毒之功，《随息居饮食谱》云本品可"暖胃壮阳"；黄豆和粳米皆味甘入脾，有健脾利水之效，可增强泥鳅利水之功。三者相须配伍为用以温阳利水。

2. 淡菜西葫芦汤（经验方）

组成：水发淡菜 50g，西葫芦 50g，葱白、生姜、食盐各适量。

制作：水发淡菜去泥囊，切丁；西葫芦洗净，切丁；葱白、生姜洗净切丝，一同放入锅内，加水适量，武火煮开后改用文火继续煮炖，临熟放入食盐调味即成。

用法：佐餐服用。

功效：温补肾阳，利水消肿。

按语：本方中以淡菜和西葫芦为主，淡菜性温、味咸，可温补肾阳，为补虚养肾之要药；西葫芦性平，味甘、淡，可利水渗湿、消肿通淋。二者相须配伍为用以温阳利水。

（六）肾阳衰微

【证候】面浮身肿，腰以下尤甚，按之凹陷不起，心悸，气促，腰部冷痛酸重，尿量减少，四肢厥冷，怯寒神疲，面色灰滞；舌质淡胖，苔白，脉沉迟无力。

【治法】温肾利水。

【方选】

1. 淡菜粥（《粥谱》）

组成：水发淡菜 50g，粳米 100g，葱末、生姜末、食盐各适量。

制作：水发淡菜去泥囊，切丁，放入碗中，加葱末、生姜末、食盐适量，上笼屉蒸至烂熟；粳米淘净，加水适量煮粥，粥成后加入蒸熟的淡菜及汤汁，稍沸即成。

用法：空腹食用，每日 2 次。

功效：温补肾阳。

按语：本方中淡菜性温、味咸，味咸入肾经，性温可温补肾阳，为补虚养肾之要药；粳米性平、味甘，有益胃和中的作用。二者相须配伍为用以温阳利水。

2. 山药奶肉羹（《清宫御膳谱》）

组成：生山药片 100g，牛乳 250mL，羊肉 300g，生姜适量。

制作：羊肉整块洗净，与生姜一起以文火清炖半日。取羊肉汤一碗，加去皮洗净的生山药片，放入锅内煮烂后，再加牛乳，待沸后即成。

用法：佐餐食用。

功效：温阳，健脾，利水。

按语：本方中山药性平、味甘，有健脾补肾、固肾益精的作用；牛乳性平、味甘，有补虚损、益肺胃的作用；羊肉性温、味甘，有益气补虚、温中暖下的作用；生姜性温、味辛，有发表散寒、温胃止呕的作用。四者配伍为用以温阳健脾利水。

第二十五节 淋 证

淋证是以小便频急短涩，滴沥刺痛，小腹拘急，或痛引腰腹为主要临床表现的一种病证。淋证多因膀胱湿热、脾肾亏虚、肝郁气滞等导致膀胱气化不利。淋证的病位在肾与膀胱，且与肝脾有关。

西医学的泌尿系感染、泌尿系结石、泌尿系肿瘤以及乳糜尿等，临床表现为淋证者，可参考本节有关内容治疗。

一、食疗原则

1. 热淋多为膀胱湿热，治以清热利湿，宜食大麦、马兰头、冬瓜、马齿苋等。气淋属实者，治以疏肝解郁通淋，宜食茴香、橘皮、柚皮、茉莉花等；属虚者治以补中益气，宜食小米、粳米、青粱米、土豆、山药等。石淋治以通淋排石，宜食阳桃、胡桃仁。血淋治以清热凉血止血，宜选茄子、茄子叶、赤小豆、黑豆、黑大豆叶、黑木耳等。膏淋宜清热分清泌浊，宜选葵菜、冬瓜皮等。劳淋以补益为主，宜选莲肉、栗子、芡实、粟米等。

2. 饮食以清淡为主，谷、肉、果、菜均可食用。

3. 慎食辛辣、油腻之品，如辣椒、葱、姜、蒜、肉桂、花椒、肥肉、油炸食品等；此外，还要注意不要饮酒。

二、辨证施膳

（一）热淋

【证候】小便频数短涩，灼热刺痛，痛引腹中，伴腰痛拒按，或有寒热、口苦、呕恶、便秘；苔黄或黄腻，脉滑数。

【治法】清热利湿通淋。

【方选】

1. 大麦米粥（《调疾饮食辨》）

组成：大麦米 50g，粳米 50g，蜂蜜适量。

制作：将大麦米、粳米分别浸泡发胀，淘洗干净，一同放入锅内，加水适量，先用武火烧沸，再改用文火慢慢熬煮，至大麦米烂熟粥稠时，加入蜂蜜，调匀即成。

用法：空腹食用，每日 2 次。

功效：清热，利尿，通淋。

按语：本方中大麦味甘咸、性凉，有利尿通淋、和脾胃的作用；粳米味甘、性平，有健脾和胃的作用；蜂蜜味甘、性平，有清热解毒、缓急止痛的作用，又可调味。全方共奏清热利湿通淋之功，可用于热淋的治疗。

2. 马兰汤（《简单便方》）

组成：马兰头 100g，黑豆 20g，小麦 20g。

制作：将马兰头、黑豆和小麦洗净，一同放入锅内，加水适量，武火煮开后，改用文火继续煎煮 5~10 分钟，即成。

用法：不拘时饮服。

功效：清热，利湿，通淋。

按语：本方以马兰头为主，马兰头味辛、性凉，功用清热凉血、利尿通淋；配以小麦和黑豆，小麦清热通淋，黑豆利水下气，可增强马兰头通淋之力。三者合用而成清热通淋之方。

（二）气淋

【证候】实证者小便艰涩疼痛，少腹胀满，淋沥不已，苔薄白，脉沉弦。虚证者小腹坠胀，尿有余沥，面色㿠白，舌质淡，脉虚细无力。

【治法】实证宜疏肝理气，利尿通淋。虚证宜补中益气。

【方选】

1. 青小豆方（《太平圣惠方》）

组成：青小豆 50g，橘皮 10g。

制作：将洗净的橘皮用纱布包起来，与青小豆一起放入锅内，武火煮开后，改用文火继续煎煮至豆熟烂时，取出纱布包。

用法：空腹食用，每日 2 次。

功效：疏肝，理气，通淋。

按语：本方中青小豆即绿豆，味甘、性寒，有清热解毒利水的作用；橘皮味辛、苦，性温，有理气调中的作用。两味合用则具疏肝理气与利尿通淋之功。

2. 青粱米粥（《太平圣惠方》）

组成：青粱米 100g，葱白、豉汁各适量。

制作：将洗净的青粱米、葱白与豉汁一同放入锅内，加水适量，武火煮开后，改用文火继续煮至米熟烂即成。

用法：空腹食用，每日 2 次。

功效：健脾，理气，通淋。

按语：本方中青粱米即禾本科植物粟的一种青粱的种仁，味甘、性微寒，有补中益气的作用，《名医别录》中云其能"止泻痢，利小便"，常用于烦热、消渴、泻痢等证的治疗；葱白和豉汁皆为调味之品，故本方可用于气淋之虚证。

（三） 石淋

【证候】小便排出砂石或小便艰涩窘迫疼痛，或排尿突然中断，或尿中带血，腰腹绞痛；舌暗苔薄黄或淡，脉细弱。

【治法】清热利湿，通淋排石。

【方选】

1. 核桃粥（《验方新编》）

组成：核桃仁 20g，粳米 100g。

制作：将核桃仁和粳米洗净，一同放入锅内，加水适量，武火煮开后改用文火继续熬煮，直至米熟烂即可。

用法：空腹食用，每日 2 次。

功效：排石通淋。

按语：本方中核桃仁性温、味甘，有补肾固精、温肺定喘、润肠排石的作用，《医学衷中参西录》中云其"能消坚开瘀，治心腹疼痛，砂淋、石淋堵塞作痛"；粳米性温、味甘，有补益中气的作用。二者配伍为用以排石通淋。

2. 阳桃汤（《泉州本草》）

组成：阳桃 3~5 枚，蜂蜜适量。

制作：将阳桃洗净，切块，放入锅内，加水适量煮汤，临熟时调入蜂蜜，拌匀即成。

用法：不拘时饮服。

功效：清热利湿，通淋排石。

按语：本方中阳桃性寒、味甘酸，《岭南采药录》记载"除热，利小便"，有清热、利水、通淋的作用，可用于小便不利、石淋等症；蜂蜜性平、味甘，有补中润燥、缓急通便止痛的作用。二者配伍为用以排石通淋。

（四） 血淋

【证候】小便热涩刺痛，尿色深红或夹血块，或涩痛不明显，或见腰痛；舌尖红，苔黄，脉滑数。

【治法】清热通淋，凉血止血。

【方选】

1. 茄叶散（《经验良方》）

组成：茄叶 500g。

制作：将茄叶洗净，晒干，研成细粉，装瓶存贮。

用法：每次 6g，温水送服，每日 2 次。

功效：清热，活血，通淋。

按语：《本草述钩元》云本方善治"血淋疼痛"。方中茄叶味甘、性凉，功善止血，《本草纲目》称其能治"血淋，下血，血痢"等证，以隔年者尤佳；辅以黄酒，可增强茄叶的效力，并使其效力迅速到达全身经脉。故可用于血淋之治疗。

2. 蕹菜汤（《岭南采药录》）

组成：蕹菜 500g，食盐适量。

制作：将蕹菜洗净，切段，放入锅内，加水适量煮汤，烧开后调入食盐拌匀即成。

用法：佐餐食用。

功效：清热凉血。

按语：本方中蕹菜味微甘、性寒，有清热凉血、解毒的作用，可用于小便不利、尿血等症的治疗；食盐味咸、性寒，可调味。二者配伍为用有清热凉血之功，可用于血淋之实证。

（五） 膏淋

【证候】小便混浊如米泔水，置之沉淀如絮状，上有浮油如脂，或夹凝块，尿时不畅，灼热而痛；舌红，苔黄腻，脉濡数。

【治法】清热利湿，分清泌浊。

【方选】

葵菜粥（《太平圣惠方》）

组成：葵菜 100g，粳米 100g，葱、生姜、食盐各适量。

制作：将葱洗净切段，生姜洗净切片，备用；葵菜洗净切碎，与洗净的粳米一同放入锅内，加水适量，武火煮开后，改用文火继续煮炖，煮至米熟烂，放入切好的葱段、生姜片、食盐，稍煮几沸即成。

用法：空腹食用，每日2次。

功效：清热利湿。

按语：本方中葵菜性寒、味甘，有清热、行水、滑肠的作用；辅以葱发表通阳，可增强葵菜的利水之力，合用能清热利湿；粳米性平、味甘，有补中益气的作用；生姜性温、味辛，有发汗解表、温胃止呕的作用。四者配伍为用以清利湿热。

（六） 劳淋

【证候】小便不甚赤涩，但淋沥不已，时作时止，遇劳即发，腰酸膝软，神疲乏力；舌质淡，脉虚弱。

【治法】补肾固涩。

【方选】

1. 芡实山药糯米糊（《本草新编》）

组成：芡实500g，山药500g，糯米粉500g，白糖适量。

制作：先把芡实、山药研成细粉，与糯米粉一同入锅翻炒至熟，待凉，装瓶，收贮。

用法：每次50g，开水冲调，每日2次。

功效：健脾益气，补肾固涩。

按语：本方中芡实性平、味涩，有固肾涩精、补脾止泻的作用；山药味甘、性平，入脾、肾经，有补脾养肺、固肾益精之功；佐以健脾益气的糯米，全方共奏健脾益气、补肾固涩之效，可用于劳淋的治疗。

2. 莲子芡实猪瘦肉汤（《饮食疗法》）

组成：莲子肉50g，芡实50g，猪瘦肉100g，食盐适量。

制作：将莲子肉和芡实洗净，猪瘦肉洗净，切成细末，一同放入锅内，加水适量，武火煮开后，调入适量食盐，改用文火继续煮至米熟肉烂，即成。

用法：佐餐食用。

功效：补肾固涩。

按语：本方中莲子、芡实和猪瘦肉皆为补脾益肾之品，莲子功用补脾益肾，芡实功用固肾涩精、补脾止泻，猪瘦肉功能补肾液，诸味合用共成补脾固肾之方。

第二十六节　阳　痿

阳痿是以阴茎痿软不举，或临房举而不坚为主要临床表现的一种病证。阳痿多因虚损、惊恐或湿热等原因致使肝脾肾功能失调，宗脉弛纵所致。

西医学上的因各种疾病引起的性功能障碍或性神经衰弱，以阳痿不举为主要症状的病证，均可参考本节有关内容治疗。

一、食疗原则

1. 实证以泻实为主。证属湿热下注者，宜清热利湿，予赤小豆、薏苡仁、冬瓜、西瓜等食物；证属肝郁不舒者，宜疏肝理气，予玫瑰花、佛手瓜、茴香菜等食物。虚证以补虚为主。证属命门虚衰者，宜温肾壮阳，予韭菜、胡桃仁、虾仁、羊肾、淡菜等食物；证属心脾虚损者，宜补益心脾，予大枣、莲子、龙眼肉、鸡肉等食物。

2. 慎食肥腻、过甜的食物，如烤肉、香肠、腊肉、油饼、油条、炸糕、奶油蛋糕、巧克力、奶类雪糕。

3. 注意不要酗酒，少吃辛辣之品。

二、辨证施膳

（一） 命门火衰

【证候】阳痿精薄，精冷精少，畏寒肢冷，腰膝酸软，眩晕耳鸣，神疲乏力，面色㿠白；舌体淡胖，尺脉沉弱。

【治法】温肾壮阳。

【方选】

1. 淡菜炒虾球 （《食宪鸿秘》）

组成：淡菜50g，虾球200g，冬笋丝20g，韭菜20g，食盐、植物油各适量。

制作：将淡菜冷水浸1日，切丁，与切好的笋丝和虾球、韭菜放入锅内同炒，临熟调入食盐即成。

用法：佐餐食用。

功效：滋阴补阳。

按语：本方中淡菜味咸、性温，有补肝肾、益精血的作用，为补虚养肾之药；虾味甘、性温，有补肾壮阳的作用；韭菜味辛、性温，有温阳下气、宣痹止痛的作用；冬笋味甘、性寒，功用补肾益气、滋阴润燥，尤其善补肾阳。诸味合用而成补益肾阴肾阳之方。

2. 煮泥鳅 （《濒湖集简方》）

组成：泥鳅250g，葱、食盐、植物油各适量。

制作：将泥鳅洗净，放入锅内加水及诸调料，煮熟即可。

用法：佐餐食用。

功效：补肾壮阳。

按语：本品名为后补，用于肾虚阳痿的治疗。方中泥鳅味甘、性平可补益脾肾、利水、解毒，常用于命门火衰所致的阳痿。

（二） 心脾虚损

【证候】阳痿，心悸健忘，失眠多梦，食少倦怠，腹胀便溏，面色萎黄；舌淡苔白，脉细弱。

【治法】健脾养心。

【方选】

1. 二仙膏（《经验丹方汇编》）

组成：牛乳、龙眼肉各 500g。

制作：将龙眼肉洗净，加水适量泡发，再加热煎煮，每 20 分钟取煎液 1 次，加水再煎，共取 3 次，合并煎液，再以文火加热煎熬浓缩，至黏稠时，加入牛乳，再继续煎熬成膏状，至沸后停火，待冷装瓶备用。

用法：每次 1 汤匙，以沸水冲化，饮服，每日 2 次。

功效：健脾养心。

按语：本方中牛乳味甘、性平，有补虚损、益肺胃的功效；龙眼肉味甘、性温，有益心脾、补气血、安神、健脾止泻的功效。二者合用则成健脾养心之方，可用于心脾虚损之阳痿的治疗。

2. 霞天膏（《丹溪心法》）

组成：牛肉 500g，黄酒适量。

制作：将牛肉洗净，切成小块，放入大铝锅内，加水适量，煎煮，每小时取肉汁 1 次，加水再煎，共取汁 3 次，合并汁液，以文火继续煎熬，至将黏稠时，加黄酒，至稠黏时停火，待冷装瓶备用。

用法：每次 1 匙，以沸水冲化，饮服，每日 2 次。

功效：健脾养血。

按语：本方中牛肉性温、味甘，有补脾胃、益气血的作用；黄酒性温、味辛，有补血活血、通经活络的作用，此外还可作为药引来使用，可增强牛肉的治疗作用。二者配伍为用以补益气血。

（三）肝郁不舒

【证候】阳痿，烦躁易怒，胸脘满闷，胁肋胀痛，食少便溏；舌淡红，脉弦细。

【治法】疏肝解郁。

【方选】

1. 玫瑰橘皮茶（经验方）

组成：干玫瑰花 6g，橘皮 10g，冰糖适量。

制作：将玫瑰花和橘皮放入茶杯中，用开水冲泡，盖严温浸 15 分钟，加入适量冰糖，即可饮用。

用法：代茶饮。

功效：疏肝理气。

按语：本方中玫瑰味甘、性温，有理气解郁、和血散瘀的作用，《本草再新》言玫瑰花可"舒肝胆之郁气，健脾降火"；橘皮味辛、苦，性温，有理气健脾、燥湿化痰的作用，可增强玫瑰花理气解郁之功。

2. 橙饼（《本草纲目拾遗》）

组成：橙子400g，白糖适量。

制作：将橙子用小刀划成棱，入清水中浸去酸涩味，挤去核，放锅中煮过，取出后用白糖浸渍使干，略压扁即成。

用法：作零食，适量食用。

功效：疏肝，理气，解郁。

按语：本橙饼功用降气和中、开胃宽膈，对于气滞之证颇为适宜，故可用于肝郁不舒之阳痿的治疗。

（四） 湿热下注

【证候】阳痿，阴囊潮湿，肢体困倦，或有阴囊坠胀、肿痛，小便赤涩灼痛；舌红，苔黄腻，脉滑数。

【治法】清利湿热。

【方选】

1. 莲薏粥（《寿世传真》）

组成：白莲肉30g，薏苡仁30g，粳米100g。

制作：将上三味洗净，一同放入锅内，加水适量，武火煮开后，改用文火继续熬煮，煮至米熟烂即可。

用法：空腹食用，每日2次。

功效：清热利湿。

按语：本方中薏苡仁有利水渗湿、健脾止泻的功效，《本草纲目》云薏苡仁可"健脾益胃，补肺清热，祛风胜湿"，具有很好的清利湿热的作用；莲子性平、味甘涩，有补脾养心、益肾涩肠的作用；粳米性平、味甘，有益气和胃的作用。三者配伍以清利湿热、补肾疗痿。

2. 南瓜根炖黄牛肉（《重庆草药》）

组成：鲜南瓜根60g（干品120g），黄牛肉250g，食盐适量。

制作：将南瓜根与洗净切好的牛肉一同放入锅内，加水适量，武火煮开后，改用文火继续煮炖，临熟时调入适量食盐，即成。

用法：佐餐食用。

功效：清利湿热。

按语：本方中南瓜根味甘淡、性平，功用清热利湿，对湿热之证颇为适宜；配黄牛肉健脾以利湿。二者合用而成清热利湿之方。

第十一章　妇科病证食疗 ▷▷▷▷

第一节　痛　经

痛经是以妇女在经期或经行前后出现周期性小腹疼痛，或痛引腰骶，甚至剧痛晕厥，影响正常工作及生活为特征的一种病证，亦称"经行腹痛"。

本病临床可分为虚证与实证两类，虚证多为肝肾亏损、气血虚弱；实证多为气滞血瘀、寒凝血瘀、湿热蕴结。

西医学的原发性痛经、子宫内膜异位症、子宫腺肌病、盆腔炎性疾病或宫颈狭窄等引起的继发性痛经可参考本节有关内容治疗。

一、食疗原则

1. 气滞血瘀者，治以理气活血，宜食山楂、红糖、酒等；寒凝血瘀者，治以散寒活血，宜食生姜、红糖、酒、肉桂等；湿热瘀结者治以清热利湿，宜选马齿苋、薏苡仁、赤小豆、丝瓜等；气血虚弱者，治以补益气血，宜食龙眼肉、桑椹、大枣、猪肉。

2. 血得温则行，得寒则凝，故经期饮食宜温热、平和，有助于血液运行通畅。

3. 痛经期间饮食宜清淡、易消化。

二、辨证施膳

（一）气滞血瘀

【证候】经前或经期，小腹胀痛拒按，胸胁、乳房胀痛，经行不畅，经色紫暗有块，块下痛减；舌紫暗，或有瘀点，脉弦或弦涩有力。

【治法】活血化瘀，通经止痛。

【方选】

1. 玫瑰调经茶（《中华药膳防治妇科疾病》）

组成：干玫瑰花 10g，红茶 3g，山楂 2 枚，陈皮 3g。

制作：将玫瑰花、红茶、山楂、陈皮放入茶杯中，以沸水冲泡，加盖温浸 10～15 分钟即成。

用法：代茶饮。

功效：理气活血，通经止痛。

按语：玫瑰花味甘、性微温，有理气解郁、活血化瘀的功效；红茶味甘、性温，有温经散寒之功；陈皮味辛、性温，有理气健脾的功效；山楂味酸甘、性微温，功善消食积、化瘀血。四物合用，共奏理气活血、通经止痛之功。

2. 山楂薏米粥（《粥谱》）

组成：山楂 20g（或用鲜山楂 40g），薏苡仁 50g，红糖适量。

制作：先将山楂加水煎煮，去渣取汁，备用；将薏苡仁洗净后放入锅内，加清水煮粥，待粥将成时，加入山楂汁及红糖拌匀，稍煮片刻即成。

用法：空腹食用，每日 2 次。

功效：健脾消积，散瘀止痛。

按语：山楂味酸甘、性微温而无毒，能够消食积、散瘀血；薏苡仁味甘、淡，性微寒，有健脾渗湿、清热排脓之效。共煮为粥，佐以红糖，加强活血祛瘀之力，且能补中缓肝，味道酸甜可口，适用于气滞血瘀之痛经，兼有食积或痰湿者更宜。

（二）寒凝血瘀

【证候】经前或行经期少腹冷痛拒按，痛剧，得热痛减，或周期延后，经行量少，色暗夹有血块，恶寒肢冷，大便溏泻；舌紫暗，或有瘀点，苔白，脉沉紧。

【治法】温经散寒，活血止痛。

【方选】

1. 生姜煮鸡蛋（《饮食疗法》）

组成：生姜 15g，鸡蛋 2 枚，红糖适量。

制作：将生姜、鸡蛋、红糖放入锅中，加水煮至蛋熟，去壳取蛋。

用法：饮汁吃蛋。

功效：温经散寒，益气养血。

按语：方中生姜味辛、性温，有散寒解表、温中祛湿之功，《日用本草》言其能"去腹中寒气"；鸡蛋味甘、性平，能补阴益血、补脾和胃；加红糖以补血活血又能调味。三味合用，共奏温里散寒、化瘀止痛、益气养血之效，适用于寒凝血瘀型痛经。

2. 月季核桃汤（《泉州本草》）

组成：月季花 10g，核桃仁 30g，红糖、甜酒各适量。

制作：先将月季花用纱布包好，与核桃仁、红糖一同放入锅中，加水适量，煎煮15 分钟，加入甜酒，停火后，去月季花。

用法：不拘时饮服。

功效：健脾理气，活血化瘀。

按语：月季花味甘、微苦，性温，气香行散，具有活血调经、疏肝解郁、消肿解毒的功效，善治痛经等；核桃味甘、性温，有温补肾阳的作用；红糖、甜酒活血化瘀，对于寒凝血瘀痛经有一定作用。

（三）湿热蕴结

【证候】经行腹痛，拒按，经色深红，质稠有块，腰骶胀痛，或有低热，小便短黄，大便不爽；舌红，苔黄腻，脉滑数。

【治法】清热利湿，化瘀止痛。

【方选】

1. 马齿苋蛋白羹（《食疗本草学》）

组成：马齿苋 250g，鸡蛋 2 个，食盐适量。

制作：马齿苋洗净，捣烂绞汁，与鸡蛋清、食盐搅匀，冲入沸水。

用法：佐餐食用。

功效：清热利湿，凉血解毒。

按语：方中马齿苋味酸、性寒，有清热利湿、凉血解毒之功；鸡蛋清又名鸡子白，味甘、性凉，有润肺利咽、清热解毒之功。二者合用，共奏清热解毒、活血散瘀之功，适用于湿热蕴结之痛经。

2. 赤小豆紫苏汤（民间验方）

组成：赤小豆 30g，紫苏 10g，生姜适量。

制作：将生姜洗净，切片，与洗净的赤小豆和紫苏一同放入锅中，加水适量，武火煮开后，改用小火继续煮至豆烂汤成，去渣取汁即可。

用法：不拘时饮服。

功效：清热除湿，理气止痛。

按语：赤小豆性平、味甘，有通利水道、利水消肿、清热解毒之功；生姜性凉、味辛，有和中利水之功；紫苏性温、味辛，可发汗解表、理气宽中。合用具有清热利水、理气止痛之功效。

（四）气血两虚

【证候】经期或经后小腹隐痛，有空坠感，月经量稀少，色淡，面色不华，神疲乏力，纳少便溏；舌质淡，脉细弱。

【治法】益气补血，活血止痛。

【方选】

1. 炖白木耳肉（《食物与治病》）

组成：白木耳 15~30g，瘦猪肉 100g，大枣 10 枚，食盐适量。

制作：先将白木耳泡发，用此汤加水与瘦肉、枣同炖至烂熟。

用法：佐餐食用。

功效：补气养血，益肾滋阴。

按语：方中白木耳味甘淡、性平，具有滋阴养血的作用；瘦肉味甘咸、性微寒，具有补肾滋阴、养血益气的功效，《备急千金要方·食治》云其"益肾，补肾气虚竭"；佐以大枣补脾益气，养血安神。三者同用，可补气养血，调经止痛，适用于气血亏虚而引起的痛经。

2. 乌鸡汤（《备急千金要方》）

组成：雄乌骨鸡 500g，陈皮、葱、生姜、胡椒、草果、食盐各适量。

制作：将鸡宰杀后去毛、内脏，洗净，切成块状备用；将鸡块与上述调味品拌匀，放入瓷罐内封口，隔水煮熟即可。

用法：佐餐食用。

功效：滋阴补血，养肝益肾。

按语：乌骨鸡性平、味甘，可补肝益肾、补髓填精。《本草经疏》云："乌骨鸡补血益阴……能除崩中带下一切虚损诸疾也。"佐以橘皮、生姜、胡椒、草果等辛温之品理气醒脾、温中暖胃、散寒燥湿，使补而不滞。此方功可温补肝肾、养血益精。

第二节　月经过多

月经量较正常明显增多，称为"月经过多"，亦称"经水过多"或"月水过多"。本病多由气虚、血热、血瘀等原因所致，病机是冲任不固，经血失于制约。

西医学排卵障碍性异常子宫出血所引起的月经过多，可参考本节有关内容治疗。

一、食疗原则

1. 食疗当辨证施食。血瘀出血者宜选用木耳、山楂、藕节等活血化瘀之品；血热者宜选用鲜藕、芹菜、黄花菜等清热止血之品；气血虚者宜选用黄豆、山药、大枣、莲子、乌骨鸡、海蛎、瘦肉、鸭血、龙眼肉等补气养血之品。

2. 需注意不宜过补，缓缓滋补为佳，以免补之过急，造成"虚不受补"。

3. 忌食辛辣刺激、温热性食物，如辣椒、胡椒、花椒、羊肉等，以免助热，迫血妄行，加重病情。

二、辨证施膳

（一）气血虚型

【证候】行经量多，色淡红，质清稀，神疲体倦，气短懒言，小腹空坠，面色㿠白；舌淡，苔薄，脉细弱。

【治法】补气升阳，养血固冲。

【方选】

1. 芡实海蛎粥（《民间食谱》）

组成：海蛎250g，芡实100g，食盐适量。

制作：将海蛎肉与芡实一同放入锅内，加水适量，武火煮开后，改用文火继续煮至米熟肉烂，食盐调味即成。

用法：空腹食用，每日2次。

功效：健脾益气，固肾止血。

按语：海蛎即牡蛎，性平偏凉、味甘咸，具有滋阴养血、清热解毒、调中美肤的功效；芡实有补脾止泻、固肾涩精之功，为健脾止泻、益肾固精之良药。本膳具有健脾益气、固肾止血之功。

2. 黄豆炖排骨（《民间食谱》）

组成：黄豆100g，排骨500g，生姜片、葱段、胡椒粉、黄酒、食盐各适量。

制作：将黄豆浸泡2小时。排骨洗净，放入锅中，加水煮沸后，去浮沫，加黄豆、生姜、葱段、黄酒及白胡椒，炖煮至熟，以食盐调味。

用法：佐餐食用。

功效：补气养血。

按语：黄豆味甘、性平，入脾、大肠经，具有健脾宽中的功效；排骨具有滋阴润燥、益精补血之力。二者合用，滋补力强。此方适用于气虚型月经过多者。

（二） 血热型

【证候】经量增多或经期延长，经色深，质稠，或面红口干，心烦，大便干结，小便短赤；舌红苔黄，脉数。

【治法】清热凉血，固冲止血。

【方选】

1. 桑耳粥（《养老奉亲书》）

组成：桑耳（水发）60g，粳米100g。

制作：先将桑耳放入锅中，加清水适量，煎煮至熟烂，捞去桑耳，放入洗净的粳米，武火煮开后，改用文火继续煮至米熟烂即成。

用法：空腹食用，每日2次。

功效：清热凉血，止血调经。

按语：桑耳为寄生于桑树上的木耳，味甘、性平，功能凉血止血、活血散结，与粳米相配，能去脏中风热，止血凉血。

2. 绿豆藕（《常见药用食物》）

组成：鲜藕1节，绿豆、白糖各适量。

制作：将鲜藕洗净刮去外皮，绿豆用水泡一天，将泡好的绿豆装入藕孔内塞紧，上屉蒸30分钟，取出后切片撒糖食用。

用法：佐餐适量食用。

功效：清热止血。

按语：本方中藕味甘、性寒，有清热润肺、凉血行瘀的作用，《本草纲目》中云藕节善"止血"；绿豆味甘、性凉，有清热解毒、消暑利水的功效，可增强藕节的清热之力。二者合用，共成清热止血之方，适用于血热型月经过多的治疗。

（三） 血瘀型

【证候】经行量多，色紫暗，质稠有血块，经行腹痛，或平时小腹胀痛；舌紫暗或有瘀点，脉涩有力。

【治法】活血化瘀，固冲止血。

【方选】

1. 四汁粥（经验方）

组成：鲜山楂汁 20mL，鲜藕汁 50mL，粳米 100g，生姜汁 10mL，蜂蜜 20mL。

制作：先将粳米洗净，放入锅内，加水适量，武火煮开后，改用文火继续煮至米熟烂时，调入诸汁及蜂蜜，拌匀即成。

用法：空腹食用，每日 2 次。

功效：清热凉血，养阴生津，化瘀通经。

按语：山楂活血调经；藕汁清热生津，凉血，散瘀，止血；生姜汁温中；蜂蜜益气补脾胃；粳米健脾安神。诸物同用则养阴生津，化瘀通经。

2. 藕蛋羹（《常见病食疗》）

组成：鲜藕 200g，鸡蛋 1 枚，食盐适量。

制作：取鲜藕洗净，切碎，捣烂，榨取汁液，备用；将鸡蛋液放入碗，加藕汁、食盐搅匀，上锅蒸熟即可。

用法：佐餐食用。

功效：凉血清热，活血通经。

按语：本方中莲藕味甘、性寒，具有清热凉血、固涩止血之功；鸡蛋味甘、性平，可养心安神，补血，滋阴润燥。二者合用具有凉血清热、活血止血之功，适用于月经过多血瘀证兼有血热者。

第三节　月经过少

月经周期正常，经量明显少于既往，称"月经过少"，多因血虚、血寒、肾虚所致。本病的特点是虚证多而实证少，月经过少可发展为闭经。其主要机理是精亏血少，冲任气血不足，或寒凝瘀阻，冲任气血不畅。

西医学中子宫发育不良、卵巢功能早衰等出现的月经过少，可参照本节相关内容治疗。

一、食疗原则

1. 本病以虚证为多，治法重在濡养精血。血虚者宜食樱桃、龙眼、荔枝、黄豆、猪肝、羊肝、羊血等补血之品；肾虚者宜食用核桃仁、乌骨鸡、栗子、猪肾、淡菜等补肾之品；血瘀者宜食山楂、木耳、黄酒等活血之品；痰湿者宜食橘皮、薏苡仁、茯苓、芡实、黄豆等祛湿之品。

2. 忌食寒凉生冷的食物，如冰棍、冰激凌、凉茶、冰镇饮料等，以免寒则血凝，加重病情。

二、辨证施膳

（一） 血虚型

【证候】经来量少，不日即净，或点滴即止，经色淡红、质稀，或伴小腹隐痛，头晕眼花，心悸怔忡，面色萎黄；舌淡红，苔薄，脉细无力。

【治法】养血，益气，调经。

【方选】

1. 黄豆猪肝粥 （《粥谱》）

组成：黄豆 50g，猪肝 50g，粳米 100g，食盐、湿淀粉各适量。

制作：将黄豆用清水浸泡过夜待用；将猪肝洗净，切片用湿淀粉拌匀，备用。将粳米洗净，与黄豆一起入锅内，以武火上煮沸后，改用文火继续煮至米豆熟烂时，放入猪肝，继续煮熟，放入食盐调味即成。

用法：空腹食用，每日 2 次。

功效：益气补血，调经固冲。

按语：黄豆味甘、性平，能健脾利湿、益血补虚、解毒；猪肝味甘、性平，具有补肝益血的作用，与黄豆合用有益气补血之功。

2. 樱桃龙眼汤 （《妇科病食疗》）

组成：龙眼肉 20g（或鲜品 50g），樱桃 30g，白糖适量。

制作：将龙眼肉洗净，放入锅内，加水适量，武火煮开后，改用文火继续煮至充分膨胀后，放入鲜樱桃，煮沸片刻，调入白糖拌匀即成。

用法：温热食用，每日 2 次。

功效：补血养血，养心安神。

按语：樱桃味甘、性温，《名医别录》云其"主调中，益脾气"；龙眼肉味甘、性平，安心神，《得配本草》云其"益脾胃，葆心血，润五脏"。二者合用，共奏补血养血调经之功，可用于血虚所致的月经过少。

（二） 肾虚型

【证候】经来量少，不日即净，或点滴即止，血色淡暗，质稀，腰酸腿软，头晕耳鸣，小便频数；舌淡，苔薄，脉沉细。

【治法】补肾益精，养血调经。

【方选】

1. 斗门散 （《烟霞圣效方》）

组成：大胡桃 1000g，黄酒适量。

制作：将胡桃烧制，烟尽为度，研末，待凉装瓶、收贮。

用法：每次 3g，黄酒送服，每日 2 次。

功效：补肾益精，养血调经。

按语：胡桃即核桃，味甘、涩，性温，有补肾固精、温肺定喘、润肠通便之功效，《本草纲目》云其"通命门，利三焦"；佐以黄酒活血祛寒、通经活络，可助胡桃温补之性。全方共奏补肾益精、养血调经之功。

2. 蒸乌鸡（《本草纲目》）

组成：乌鸡 1 只，黄酒、食盐各适量。

制作：乌鸡放血去毛及内脏，洗净，将乌鸡收入盘中，加黄酒，隔水蒸烂熟，加盐少许即成。

用法：佐餐食用。

功效：补益肝肾，健脾益胃。

按语：乌鸡性平、味甘，功效为补肝肾、益脾胃、清虚热。《本草经疏》说："乌骨鸡补血益阴，则虚劳羸弱可除，阴回热去则津液自生……益阴，则冲、任、带三脉俱旺，故能除崩中带下一切虚损诸疾也。"本膳滋补性强，虚者食之效佳。

（三）血寒型

【证候】经行量少、色暗红，小腹冷痛、得热痛减，畏寒肢冷，面色青白；舌暗，苔白，脉沉紧。

【治法】温经散寒，调经止痛。

【方选】

1. 生姜羊肉豆腐汤（《女性常见疾病药膳疗法》）

组成：生姜 25g，羊肉 50g，豆腐 250g，食盐、植物油各适量。

制作：将生姜、羊肉洗净切片，豆腐切块，备用；将锅烧热，倒入少许油，待油温六成热时，放入生姜煎至有香味时，放入羊肉片翻炒几下，再加入适量清水煮沸，再放入豆腐煮沸，加入食盐调味即可。

用法：佐餐食用。

功效：补脾益气，温中调经。

按语：生姜性热，温中散寒；豆腐补脾益气；羊肉为血肉有情之品，能温中补虚。三者合用，共成补脾益气、温中调经之方。

2. 生姜大枣汤（《妇女病饮食疗法》）

组成：生姜 20g，大枣 10 枚，花椒、红糖各适量。

制作：将生姜、大枣、花椒洗净，放入锅内，加水适量，武火煮开后，改用文火继续煮 5~10 分钟，去渣取汁，调入红糖拌匀即成。

用法：温热食用，每日 2 次。

功效：温经散寒，理气止痛。

按语：生姜味辛、性温，有温中散寒之功；大枣味甘、性温，可健脾和胃、益气养血；花椒温中散寒止痛；红糖暖胃散寒并有矫味作用。四者合用共奏温经散寒、调经止痛之效，可用于血寒型月经过少。

第四节 闭 经

闭经即月经停闭。通常将闭经分为原发性和继发性两类，女子年逾 18 周岁，月经尚未来潮，或月经来潮后又中断 6 个月以上者，称为"闭经"。前者称为原发性闭经，后者称为继发性闭经。古称女子不月、月事不来、经水不通等。妊娠期、哺乳期以及绝经期后月经不来潮均属生理现象，不属闭经。

本病发病机理有虚实两个方面。虚者多因精血不足、冲任不充、血海空虚、无血可下；实者多为邪气阻隔、冲任受阻、脉道不通、经血不得下行。

西医学的病理性闭经，可参照本节相关内容治疗。

一、食疗原则

1. 食疗当以虚者补之、实者泻之为其基本原则。虚者可服用补益脾肾、益气养血之品，如莲子、核桃、猪肾、淡菜、猪肉、羊肉、牛肉、鸡肉、牛乳、鸡蛋、龙眼肉、大枣等。实者可适当服用理气活血、祛湿化痰之品，如玫瑰花、山楂、月季花、藕、山药、白扁豆、薏苡仁等食物。

2. 忌食寒凉生冷食物，以免寒凝血脉，血流不畅，加重病情。

3. 痰湿阻滞者，应忌肥甘厚味之品，如肥肉、甜点、油炸制品、奶油、奶酪等，以免助湿生痰。

二、辨证施膳

（一）肾虚型

【证候】月经初潮来迟，或月经后期量少，渐至闭经，头晕耳鸣，腰膝酸软。肾气虚者兼见小便频数，性欲淡漠；舌淡红，苔薄白，脉沉细。

【治法】补肾滋肾，养血调经。

【方选】

1. 枸杞羊肾粥（《饮膳正要》）

组成：枸杞叶 100g，羊肉 50g，羊肾 1 个，粳米 100g，葱白、食盐适量。

制作：先将粳米淘洗干净；羊肾剖洗干净，去内膜，细切；羊肉洗净切碎；将羊肾、羊肉、粳米和枸杞叶（切碎）一同煮粥，粥熟时加少许食盐，稍煮即可。

用法：空腹食用，每日 2 次。

功效：益肾阴，补肾气，壮元阳。

按语：方中羊肉味甘、性温，为补肾壮阳、温中健脾、益气养血之佳品；羊肾味甘、性温，功善补肾气，益精髓；枸杞味甘、性平，滋补肾阴，益精明目。三味同用，共奏滋补肾阴、温补肾阳之功。外感发热、阴虚内热及痰火壅盛者忌食。

2. 脱沙肉（《随园食单》）

组成：猪肉 300g，鸡蛋 3 枚，豆皮、韭菜、香菇、笋、葱末、食盐、酱、甜酒、植物油各适量。

制作：韭菜切段，香菇、笋切丁，入开水焯后捞出，备用；将肉洗净，去皮，剁茸，倒入盆中，放入鸡蛋、清油、葱末、食盐，拌匀成馅，用豆皮裹好，入锅内煸至全黄，取出；取炒锅烧油，下肉卷，并兑入少许甜酒焖烧至透，起锅滤汁，切片，置于盘中，撒上韭菜、香菇和笋丁等即成。

用法：佐餐食用。

功效：滋阴益肾，养血通经。

按语：方中猪肉味甘、咸，性微寒，可补肾滋阴、润燥、益气养血；鸡蛋味甘、性平，具有滋阴润燥养血之功效；再加入冬笋、香菇、韭菜等蔬菜，蔬者疏也，使补而不滞。全方共奏滋阴益肾、养血通经之功，适用于闭经属肾阴虚者。高脂血症患者慎食。

（二） 脾虚型

【证候】月经停闭数月，倦怠乏力，食欲不振，脘腹胀闷，大便溏薄，面色淡黄；舌淡胖有齿痕，苔白腻，脉缓弱。

【治法】健脾益气，养血通经。

【方选】

1. 山楂山药糯米粥（《粥谱》）

组成：生山药 50g，山楂 5g，糯米 100g。

制作：将山楂、山药、糯米分别洗净，一同放入锅内，加水适量，武火煮开后，改用文火继续煮至米熟烂即成。

用法：空腹食用，每日 2 次。

功效：健脾益气，活血调经。

按语：方中山药味甘、性平，具有精健脾益气、补肺益肾的作用；山楂味甘、酸，性微温，具有活血化瘀、开胃消食之功效，《日用本草》谓其能"化食积，行结气，健胃宽膈，消血痞气块"；糯米能补中益气、和胃止泻。三者齐奏健脾益气、活血调经之功，适用于闭经属脾虚者，兼血瘀者尤宜。

2. 扁豆山药粥（《本草纲目》）

组成：扁豆 60g，山药 60g，粳米 100g。

制作：将白扁豆、山药、粳米三味淘洗干净，同煮成粥即可。

用法：空腹食用，每日 2 次。

功效：补益脾胃，调中化湿。

按语：方中扁豆味甘、性微温，具有健脾化湿、益气和中之功；山药健脾补肺，益胃补肾；大米健脾养胃。诸味合用，共奏健脾益胃止泻之功，适用于闭经属脾虚湿盛者。

（三） 血虚型

【证候】月经停闭数月，头晕目花，心悸怔忡，少寐多梦，皮肤不润，面色萎黄；舌淡，苔少，脉细。

【治法】益气，养血，调经。

【方选】

1. 母鸡木耳大枣汤（《妇科病饮食疗法》）

组成：老母鸡1只，木耳30g，大枣10枚，食盐适量。

制作：将老母鸡切成块，与木耳、大枣一起放入锅内，煮烂后，食盐调味即可。

用法：佐餐食用，分次食之。

功效：养血调经。

按语：鸡肉性温、味甘；《随息居饮食谱》认为"鸡肉补虚，暖胃，强筋骨，续绝伤，活血，调经"，母鸡性较温和，偏于补益阴血，称"济世良药"。木耳性平、味甘，《食疗本草》认为其"利五脏，宣肠胃气壅毒气"，本方用之取其养阴之功。大枣补脾益气，养血安神。三者共用达到养血调经之功。食用本汤时忌食生冷之品。

2. 鸭血粉丝芫荽汤（民间验方）

组成：鸭血块100g，芫荽15g，粉丝100g，豆腐20g，鸭汤、胡椒、食盐、香油各适量。

制作：将鸭血、豆腐切块，芫荽切段，备用。把鸭汤烧开，放入鸭血块、豆腐块、粉丝、胡椒、食盐等，烧沸后撒上芫荽段即成。

用法：佐餐食用。

功效：养血补虚，醒脾开胃。

按语：鸭血味咸、性平，可补血滋阴；豆腐、粉丝健脾益气；芫荽、胡椒等可振奋食欲，辛香行散，可助滋阴补血之力的发挥。

（四） 气滞血瘀型

【证候】月经停闭数月，小腹胀痛拒按，精神抑郁，烦躁易怒，胸胁胀满，嗳气喜叹息；舌紫暗或有瘀点，脉沉弦或涩而有力。

【治法】理气活血，祛瘀通经。

【方选】

1. 二花调经茶（《女性常见病饮食调治》）

组成：月季花、玫瑰花各9g（鲜花加倍），红茶3g。

制作：将上述3味研成粗末，用沸水冲泡10分钟。

用法：每日1剂，代茶饮，月经未行前几天服用。

功效：理气活血，化瘀调经。

按语：此方中月季花味甘、微苦，性温，具有活血调经的功效；玫瑰花味甘、微苦，性微温，芳香行散，具有舒肝解郁、和血调经的功效；佐以红茶味苦降泄。三者合用，具有理气活血、化瘀痛经之功，适用于闭经属气滞血瘀者。

2. 山楂红茶饮（《食疗食养与常见病》）

组成：红茶 10g，山楂 25g。

制作：山楂切片，与红茶一起放入杯中，温浸 10~15 分钟，即可。

用法：代茶饮。

功效：行气解郁，活血化瘀。

按语：山楂味甘、酸，性微温，有消积健胃、行气散瘀之效；佐以甘温的红茶，有化痰、消食、利尿、解毒之功。全方共奏行气散滞、活血化瘀之功，可以用于闭经属气滞血瘀者，兼食积者尤宜。

（五）痰湿阻滞型

【证候】月经停闭数月，带下量多，色白质稠，形体肥胖，或面浮肢肿，神疲肢倦，头晕目眩，心悸气短，胸脘满闷；舌淡胖，苔白腻，脉滑。

【治法】祛痰除湿，活血通经。

【方选】

1. 山楂扁豆粥（《本草纲目》）

组成：山楂 15g，薏苡仁 30g，炒扁豆 15g，红糖适量。

制作：将洗净的薏苡仁、扁豆、山楂一起放入锅内，加水适量，武火煮开后，改用文火继续煮至米熟烂时，调入红糖拌匀即成。

用法：空腹食用，每日 2 次。

功效：健脾利湿，活血通经。

按语：方中薏苡仁性味甘淡、微寒，具有健脾、清热、渗湿之功；扁豆健脾和中、消暑化湿；山楂消食积、散瘀血；红糖活血调经。此方具有健脾利湿、活血通经之功，适用于痰湿阻滞型之闭经。

2. 茯苓赤豆粥（临床验方）

组成：茯苓 30g，赤小豆 100g，小米 100g。

制作：将茯苓研为细末，赤小豆用水浸泡 10 小时以上，再将以上三味加水适量，共煮成粥。

用法：空腹食用，每日 2 次。

功效：祛湿化痰，和血通经。

按语：茯苓味甘、淡，性平，具有健脾渗湿之功，且利水而不伤正；赤小豆味甘、酸，性平，功善利水渗湿、和血排脓；小米味甘、咸，性凉，和中，益肾，除热，解毒。三味合用，共奏健脾利湿、和血通经之功。

第五节　绝经前后诸证

绝经前后诸证是指妇女在绝经期前后出现烘热面赤、汗出、潮热面红、精神倦怠、烦躁易怒、头晕目眩、耳鸣心悸、失眠健忘、腰背酸痛、手足心热，或伴有月经紊乱等与绝经有关的症状，称"经断前后诸证"，又称"绝经前后诸证"。本病的主要病机以肾虚为主。

西医学的围绝经期综合征、双侧卵巢切除或放射治疗后卵巢功能衰竭出现围绝经期综合征表现者，可参考本节有关内容治疗。

一、食疗原则

1. 本病治疗以补肾益精为原则，注重固护肾气。肾阴虚者滋补肾阴，宜食淡菜、墨鱼、猪肉、猪肾、黑芝麻、桑椹等；肾阳虚者温补肾阳，宜食核桃仁、羊肉、鹿肉、羊肾、羊骨等；心肾不交者养阴清火，宜食百合、银耳、桑椹、鸡蛋等。

2. 饮食清淡平和，清热不宜过于苦寒，祛寒不宜过于温燥；不宜过咸、油腻；少食辛辣刺激性食物，如辣椒、咖啡、烟、酒、浓茶等。

二、辨证施膳

（一）肾阴虚

【证候】经断前后，头晕耳鸣，腰酸腿软，烘热汗出，五心烦热，失眠多梦，口燥咽干，或皮肤瘙痒，月经周期紊乱，量或少或多，经色鲜红；舌红，苔少，脉细数。

【治法】滋补肝肾。

【方选】

1. 海参芡实粥（《老老恒言》）

组成：水发海参 50g，芡实 30g，糯米 100g。

制作：先将海参洗净、切丝，与芡实、粳米一同煮成稀粥。

用法：空腹食用，每日 2 次。

功效：补肾，益精，养血。

按语：海参味咸、性温，《随息居饮食谱》言其可"滋阴，补血，健阳，润燥，调经，养胎，利产"。与芡实、糯米同煮成粥，共奏补肾阴、益精血之功。

2. 淡菜墨鱼汤（《疾病饮食疗法》）

组成：淡菜 60g，干墨鱼 100g，猪肉 100g，食盐适量。

制作：将墨鱼浸软，洗净，连其内壳切成 4~5 段，淡菜浸软后，先去泥沙及杂物；猪肉洗净切成块。诸料一起放入砂锅内，加水适量，武火煮沸后，文火煮至肉熟烂时，加食盐调味即可。

用法：佐餐食用。

功效：滋阴清热，调经止血。

按语：方中淡菜味咸、性平，能滋阴清热，《食疗本草》云其"治崩中带下"；墨鱼肉味咸、性平，功可养血滋阴；猪肉味甘、咸，性微寒，能补肾滋阴，养血润燥，益气，消肿。本汤具有滋阴清热、调经止血之功，适用于绝经前后诸证。

（二）肾阳虚

【证候】经断前后，头晕耳鸣，腰痛如折，腹冷阴坠，形寒肢冷，小便频数或失禁，带下量多，月经不调，量多或少，色淡质稀，精神萎靡，面色晦暗；舌淡，苔白滑，脉沉细而迟。

【治法】温肾，补阳，填精。

【方选】

1. 核桃莲肉猪骨粥（《疾病饮食疗法》）

组成：猪骨 200g，核桃肉 50g，莲肉 50g，粳米 100g，食盐适量。

制作：将核桃肉、莲肉、粳米洗净；猪骨洗净，切成小块。将核桃肉、莲肉、猪骨一齐放入锅内，加入清水适量，武火煮沸后，再放入粳米，改用文火继续煮至米熟肉烂，以食盐调味即成。

用法：空腹食用，每日 2 次。

功效：补肾健脾，温肺敛气。

按语：方中核桃肉味甘，有补肾固精之功效，孟诜云其"通经脉，润血脉，黑须发，常服骨肉细腻光润"；莲肉味甘、涩，性平，能补肾涩精，又能健脾止泻，养心安神；猪骨能补腰膝；粳米健脾养胃。诸味合用，脾肾双补，强腰壮骨。

2. 羊脊骨汤（《太平圣惠方》）

组成：羊脊骨（连尾）1 条，大葱、生姜、食盐各适量。

制作：将羊脊骨剁成块；锅中倒水适量，放入羊脊骨、葱姜炖至熟透，调入食盐即可。

用法：佐餐食用。

功效：补肾益精。

按语：本汤中羊脊骨味甘、性温，《本草纲目》曰"脊骨，补肾虚，通督脉，治腰痛下痢"。配伍辛温的生姜、大葱，加强了补肾阳的功效，故可以用于肾阳虚之经断前后诸证的治疗。

（三）心肾不交型

【证候】经断前后，心烦失眠，心悸易惊，甚至情志失常，月经周期紊乱，量少或多，经色鲜红，头晕健忘，腰酸乏力；舌红，苔少，脉细数。

【治法】滋阴补血，清心安神。

【方选】

1. 百合鸡蛋汤（《本草再新》）

组成：百合 100g，鸡蛋 1 个，冰糖适量。

制作：将百合洗净，加水 3 碗煎煮至 2 碗，鸡蛋去蛋白，倒入百合中搅匀，加冰糖稍煮片刻，停火。

用法：每日 1 次。

功效：滋阴养血，清心安神。

按语：方中百合味甘、性寒，有养阴清热、清心安神之效；鸡蛋味甘、性平，具有滋阴、润燥、养血之功；冰糖和中清热。三者同用，共奏滋阴养血、清心安神之功。

2. 桑椹百合蜜膏（《中医食疗学》）

组成：桑椹 500g，百合 100g，蜂蜜 300g。

制作：将桑椹、百合两味加水适量煎煮 30 分钟取液，药渣加水再煮 30 分钟取液，两次药液合并，以小火煎熬浓缩至黏稠时，加蜜至沸停火，待凉装瓶备用。

用法：每次 1 汤匙，沸水冲化饮用，每日 2 次。

功效：补血养阴，清热润燥。

按语：方中桑椹味甘、酸，性寒，具有补血滋阴、生津润燥之效；百合味甘、性寒，有养阴清热、清心安神之效；蜂蜜味甘、性平，具有补中润燥之功。三者共用，具有养阴、补血、清热之效，适用于绝经前后诸证属心肾不交者，糖尿病患者慎用。

第六节 胎漏、胎动不安

妊娠期阴道少量流血，时出时止，或淋沥不断，而无腰酸、腹痛、小腹坠胀者，称为胎漏，亦称"胞漏"或"漏胎"。妊娠期间出现腰酸、腹痛、小腹下坠，或伴有阴道少量流血者，称为"胎动不安"。胎漏、胎动不安病名虽不同，但临床难以截然分开。更由于两者病因、治则、转归、预后等基本相同，故一并论述。

该病的发病机理是冲任气血失调，胎元不固。本病经积极治疗后，大多可继续正常妊娠，分娩健康胎儿。若安胎失败，均应尽快祛胎益母，随后积极查找原因。

西医学妊娠早期的先兆流产和妊娠中晚期的前置胎盘出血可参照本节相关内容治疗。

一、食疗原则

1. 本病食疗当以补肾固冲、保胎安胎为基本原则，肾虚证予以固肾安胎，佐以益气，可食用海参、乌鸡、莲子、山药、芡实等；气血虚弱证予以益气养血、固冲安胎，可食用母鸡、牛肉、鲤鱼、大枣等；血热证予以清热凉血、养血安胎，可食用鸡蛋、莲藕、百合等；血瘀证予以活血化瘀、补肾安胎，可食用墨鱼、木耳、山楂等；湿热证予以清热利湿、补肾安胎，可食用鲤鱼、鲫鱼、丝瓜、白扁豆、冬瓜、绿豆、赤小豆等。

2. 饮食以清淡、平和、营养均衡为原则。

3. 忌食生冷、辛辣、油腻、黏滞的食物。

二、辨证施膳

（一）肾虚证

【证候】妊娠期腰膝酸软，腹痛下坠，或伴有阴道少量流血，色淡暗，或曾屡孕屡堕；或伴头晕耳鸣，小便频数，夜尿多；舌淡，苔白，脉沉滑尺弱。

【治法】固肾安胎，佐以益气。

【方选】

1. 莲子糯米粥（经验方）

组成：莲子 50g，糯米 100g。

制作：将莲子、糯米洗净，一同入锅，加适量水，用文火煮熟即可。

用法：空腹食用，每日 2 次。

功效：补肾安胎。

按语：此方中莲子味甘、涩，性平，具有补脾益肾之功；糯米味甘、性温，有补脾益气之效。二者共用，共奏补脾益肾安胎之效，适用于胎漏、胎动不安属脾肾两虚、胎元不固者。

2. 海参瘦肉汤（《随息居饮食谱》）

组成：海参 150g，猪瘦肉 150g，食盐适量。

制作：猪肉切片或切块，同泡发好的海参加水煨炖，加食盐少许调味。

用法：佐餐食用。

功效：补益精血，固肾安胎。

按语：此方中海参味咸、性温，具有滋养肾阴之功，王孟英在《随息居饮食谱》中云海参可"调经养胎，利产"；猪肉味甘咸、性平，可补脾肾之气。二者同用，可以补肝肾、益精血、安胎元。

（二）气血虚弱证

【证候】妊娠期，阴道少量下血，色淡红，质稀，腰酸，小腹空坠而痛，或神疲肢倦，面色白，心悸气短；舌质淡，苔薄白，脉滑无力。

【治法】益气养血，固冲安胎。

【方选】

1. 小黄米母鸡粥（《续名医类案》）

组成：老母鸡 200g，小米 100g，食盐适量。

制作：将老母鸡宰杀，去毛及内脏，洗净切成小块。放入锅内炖，先用武火烧开，除去汤面上的浮物，改用文火慢炖至鸡软。将小黄米洗净，下入鸡汤内煮粥，煮至小米汁稠即成。

用法：佐餐食用。

功效：益气，养血，安胎。

按语：此方中老母鸡味甘、性温，有补气养血之功；小米味甘咸、性凉，能健脾益气。二者共用，共奏益气养血之功，气血充足则胎自安和。本方适用于胎漏、胎动不安属气血亏虚者。

2. 鲤鱼煲粥（《先兆流产的饮食疗法》）

组成：鲤鱼 250g，粳米 100g，食盐适量。

制作：鲤鱼去肠脏，和粳米适量，加水煲粥。

用法：佐餐食用。

功效：补脾，益气，安胎。

按语：此方中鲤鱼味甘、性平，具有补气安胎、利水消肿之功；粳米味甘、性平，有补脾益气之效。二者同用，共奏补气养血、固冲安胎之功。适用于胎漏、胎动不安气血亏虚证脾气虚较重者。

（三）血热证

实热证

【证候】妊娠期腰酸，小腹灼痛，或伴有阴道少量流血，色鲜红或深红，质稠；渴喜冷饮，小便短黄，大便秘结；舌红，苔黄而干，脉滑数或弦数。

【治法】清热凉血，固冲止血。

【方选】

1. 藕实羹（《圣济总录》）

组成：莲藕1节，甜瓜1个，葱白1段，豉汁适量。

制法：莲藕洗净，去皮，切丁；甜瓜洗净，去瓤，切丁，冬天可用冬瓜；葱白切碎。先以豉汁煮莲藕，然后加入甜瓜和葱白，煮熟后调味。

用法：佐餐食用。

功效：清热，凉血，安胎。

按语：此方中莲藕味甘、性平，具有清热凉血的功效；甜瓜味甘、性寒，可清热除烦；豉汁味甘苦、性寒，有清热除烦的功效；反佐辛温之葱白，防止寒凉太过损伤胎元。四味合用，具有清热凉血安胎之功，适用于胎漏、胎动不安血热证兼心烦者。

2. 荸荠蕹菜汤（《饮食疗法》）

组成：荸荠（去皮）50g，蕹菜100g，食盐适量。

制作：荸荠切片，与蕹菜（切碎）加适量水煎煮20分钟，食盐调味即可。

用法：空腹饮用，每日2次。

功效：清热凉血，止血安胎。

按语：此方中蕹菜味甘、性寒，有凉血止血、清热利湿之功效；荸荠味甘、性寒，功善清热、化痰、消积。二者合用，共奏清热凉血、止血安胎之效。

虚热证

【证候】妊娠期腰酸，小腹灼痛，或伴有阴道少量流血，色鲜红，质稀；或伴心烦不安，五心烦热，咽干少津，便结溺黄；舌红少苔，脉细数。

【治法】滋阴清热，养血安胎。

【方选】

1. 鸡蛋藕汁粥（经验方）

组成：鸡蛋2个，粳米10g，莲藕1节，食盐适量。

制作：莲藕连节打成汁备用，将粳米淘洗干净，放入锅内，加水适量熬煮，待米熟烂时入鸡蛋、藕汁、食盐，翻滚片刻，即可。

用法：空腹食用，每日 2 次。

功效：滋阴清热，养血安胎。

按语：此方中鸡蛋味甘、性平，具有滋阴养血、清热安胎之功；粳米味甘、性平，可健脾益气；莲藕味甘、性寒，能清热凉血。三者共用，共奏滋阴清热、养血安胎之功，适用于胎漏、胎动不安属阴虚内热者。

2. 鸭肉海参汤 （《疾病的食疗与验方》）

组成：鸭肉 150g，海参 50g，食盐适量。

制作：鸭肉切块，海参水发后切薄片，共煮汤，加少量调味品，鸭片熟后即成。

用法：佐餐食用。

功效：滋补肝肾，清热安胎。

按语：此方中鸭肉味甘咸、性微寒，具有滋阴清热利水之功；海参味咸、性温，具有滋补肝肾之效，《随息居饮食谱》中云海参可"调经养胎，利产"。二者共用，可清虚热、补肝肾、安胎元。

（四） 血瘀证

【证候】宿有癥积，孕后常有腰酸，下腹刺痛，阴道不时流血，色暗红，或妊娠期不慎跌仆闪挫，或劳力过度，继之腰酸腹痛，胎动下坠或阴道少量流血，大小便正常；舌暗红，或有瘀斑，苔薄，脉弦滑或沉弦。

【治法】活血化瘀，补肾安胎。

【方选】

1. 鲤鱼山楂鸡蛋汤 （民间验方）

组成：鲤鱼 1 条，山楂片 25g，黄酒、葱段、姜片、食盐、白糖适量。

制作：将鲤鱼去鳞、鳃及内脏，洗净切块，加入黄酒、食盐渍 15 分钟。下入炝过姜片的温油锅中煸。山楂片加入少量水，上火溶化，加入调料及生面粉糊少量，制成芡汁水，倒入煸好的鱼块煮 15 分钟，撒上葱段即成。

用法：佐膳食用。

功效：补脾健胃，活血安胎。

按语：方中鲤鱼味甘、性平，具有补脾安胎、利水消肿之功；山楂味酸甘、性微温，具有行气散瘀之功；鸡蛋味甘、性平，具有养血安胎的功效。三者共用，可补脾健胃、活血安胎，适用于胎漏、胎动不安瘀血证兼有食欲不振者。

2. 鲤鱼木耳汤 （《食疗方手册》）

组成：鲤鱼 1 条，黑木耳 10g，黄酒、食盐适量。

制作：将鲤鱼去鳞、鳃及内脏，洗净切块，加入黄酒、食盐腌渍 15 分钟。木耳提前泡发洗净，与鲤鱼一同入锅，小火煲汤。

用法：佐餐食用。

功效：活血化瘀，补肾安胎。

按语：方中鲤鱼味甘、性平，具有补肾安胎、利水消肿之功；黑木耳味甘、性平，有活血消积之效。二者同用，具有活血化瘀、补肾安胎的功效。适用于胎漏、胎动不安属瘀血阻滞者。

第七节　胎萎不长

妊娠腹形小于相应妊娠月份，胎儿存活而生长迟缓者，称为"胎萎不长"，亦称"胎不长""妊娠胎萎"。

胎萎不长多因父母禀赋虚弱，或孕后将养失宜，或因素体阴虚内热，或孕后过服辛辣食物及辛热暖宫药物，或感受热邪，或胞宫原有癥瘕，瘀滞于内，冲任损伤。胎萎不长若调治及时得当，胎儿可继续正常发育生长；否则将会影响胎儿生长发育，甚至胎死腹中，或新生儿出生后预后不良。

西医学的胎儿生长受限可参照本节相关内容治疗。

一、食疗原则

1. 胎萎不长食疗，气血虚弱者予以补益气血，可食用鳝鱼、乌雌鸡、猪肉、糯米大枣等；脾肾不足者予以补益脾肾，可食用莲子、山药、白扁豆、黑豆等；血热者予以滋阴清热、养血，可食用荠菜、马齿苋、木耳、莲藕等；血瘀者予以祛瘀消癥、固冲育胎，可食用山楂、清酒等。

2. 饮食应选用平和而富有滋养的食物，如鸡、鱼、蛋、豆类等。

3. 饮食禁忌，忌食辛辣、煎炙、生冷、滑利的食物。

二、辨证施膳

（一）气血虚弱

【证候】妊娠腹形小于妊娠月份，胎儿存活，身体羸弱，头晕心悸，少气懒言，面色萎黄或苍白；舌质淡，苔少，脉细滑弱。

【治法】益气，养血，养胎。

【方选】

1. 乌鸡大枣粥（民间验方）

组成：乌鸡1只，大枣10枚，糯米100g，食盐适量。

制作：将鸡去毛及内脏，洗净，焯水，取锅放入清水、乌骨鸡，先用旺火煮沸，再改用小火煨煮至汤浓鸡烂，再入糯米、大枣、食盐、煮至米烂粥稠即可。

用法：空腹食用，每日2次。

功效：益气，养血，育胎。

按语：此方中乌鸡味甘、性平，具有补益气血之功，《本草纲目》云其"补虚劳羸弱，治消渴，中恶，益产妇，治女人崩中带下虚损诸病"；糯米味甘、性温，具有健脾益气之功效；大枣味甘、性温，可补中益气。三味共用可补脾益气、养血安胎，适用于胎萎不长气血虚弱者。

2. 清蒸砂仁鲈鱼（《食疗本草学》）

组成：鲈鱼 250g，砂仁（捣碎）10g，生姜（切成细粒）10g，食盐适量。

制作：将砂仁捣碎、生姜切细丁装入鱼腹，放入碗中加水和食盐少许，置锅内蒸熟。

用法：佐餐食用。

功效：补气和胃，养血育胎。

按语：此方以鲈鱼为主，其味甘、性平，具有补肝肾、益气血的功效；砂仁味辛、性温，具有和胃理气安胎的功效。此方可补气养血，和胃育胎，适用于胎萎不长气血虚弱证兼有脾胃气滞者。

（二）脾肾不足

【证候】妊娠腹形小于妊娠月份，胎儿存活，头晕耳鸣，腰膝酸软，纳少便溏，或形寒畏冷，手足不温，倦怠无力；舌质淡，苔白，脉沉迟。

【治法】补脾，益肾，养胎。

【方选】

1. 莲子桂圆山药粥（《常见病的饮食疗法》）

组成：莲子（去芯）50g，龙眼肉 50g，山药粉 100g。

制作：先将莲子、龙眼肉以文火煮汤，后加山药粉同煮成粥。

用法：每日服 1~2 次。

功效：补益脾肾，固本育胎。

按语：此方中莲子味甘、性平，具有补脾益肾之功；龙眼肉味甘、性温，具有补心脾、益气血之效；山药味甘、性平，功善补脾益肾填精。三味合用，可补脾益肾、扶正固本、以养胎元，适用于胎萎不长、脾肾亏虚、体质偏寒者。

2. 山药扁豆羹（《孕产妇康复食谱集锦》）

组成：山药 100g，白扁豆 100g，大枣 60g，橘皮 15g，冰糖适量。

制作：先将山药洗净后切成段，蒸酥搅成泥，红枣洗净后煮熟并去核，捣成泥，白扁豆洗净后煮酥，擀成泥。用少量的清水将洗好的橘皮煮开后文火再煮 15 分钟，去橘皮渣，留水，将山药泥、大枣泥、扁豆泥全部放入，加冰糖和湿淀粉适量，边搅边煮，待冰糖化开，羹煮开后，即可食用。

用法：温热食用。

功效：健脾补肾，除湿养胎。

按语：此方中山药味甘、性平，具有补脾益肾涩精之效；白扁豆味甘、性平，具有健脾除湿、益气和中之功；大枣味甘、性温，可补中益气；橘皮味辛、性温，具有理气健脾的功效。四物合用，具有填补肾精、健脾益气、除湿养胎的功效，适用于胎萎不长、脾肾不足兼有湿者。

（三）　血热证

【证候】妊娠腹形小于妊娠月份，胎儿存活，口干喜饮，心烦不安，或颧赤唇红，手足心热，便结溺黄；舌质红，苔黄，脉滑数或细数。

【治法】滋阴清热，养血育胎。

【方选】

1. 木耳芝麻茶（《医学指南》）

组成：黑木耳60g，黑芝麻15g。

制作：将黑木耳之半量（30g）入锅中，炒至略带焦味时起锅待用；再炒黑芝麻，炒出香味即可。然后加水1500mL，同时入生、熟黑木耳及黑芝麻，用中火煮沸约30分钟，起锅过滤，装在器皿内待饮。

用法：每日2次，每次加白糖少许调味，饮用100~200mL。

功效：滋阴清热，凉血育胎。

按语：此方中黑木耳味甘、性平，有补气润肺、凉血止血之效，生用凉血之性更强，炒黑止血作用更佳；黑芝麻味甘、性平，具有补肝肾、益精血、润五脏之功。二味合用具有清热凉血育胎、滋补肝肾之功，适用于胎萎不长阴虚血热者。

2. 荠菜马齿苋汤（《食疗本草学》）

组成：荠菜50g，马齿苋50g。

制作：将二者洗净煎汤，去渣饮服。

用法：每日1剂，温服。

功效：清热，凉血，养胎。

按语：此方中荠菜味甘、性平，具有清热利尿、凉血止血之功；马齿苋味酸、性微寒，具有清热利湿、凉血解毒之效。二者合用，共奏清热凉血养胎之效。

（四）　血瘀证

【证候】妊娠腹形小于妊娠月份，胎儿存活，时有下腹隐痛或坠痛，肌肤无华；舌质暗红或有瘀斑，脉弦滑或沉弦。

【治法】祛瘀消癥，固冲育胎。

【方选】

1. 米酒煮黑豆（经验方）

组成：黑豆10g，米酒60mL，白糖适量。

制作：将黑豆用水洗净，加水烧开，兑入米酒，改用微火煮至豆烂，撒白糖。

用法：随意食用。

功效：补肾活血，育胎止痛。

按语：此方中黑豆味甘、性平，可活血利水，补肾滋阴；米酒有活血之功。二者同用，适用于胎萎不长血瘀证兼有肾阴不足者。

2. 木耳黄花汤（《食物疗法》）

组成：木耳 15g，黄花菜 60g，食盐适量。

制作：将木耳、黄花菜洗净，放入锅内，加水煎半小时至汤较浓，加食盐即可。

用法：佐餐食用。

功效：活血祛瘀，养血育胎。

按语：此方中木耳性平、味甘，具有补气、养血、活血之功；黄花菜味甘辛、性温，可养血补虚、活血散瘀。二者合用，具有活血祛瘀、补虚养胎之功，适用于胎萎不长血瘀证兼有血虚者。

第八节　不孕证

女子未避孕、性生活正常、与配偶同居 1 年而未孕者，称为不孕症。从未妊娠者为原发性不孕；曾经有过妊娠者继而未避孕 1 年以上未孕者为继发性不孕。

本病主要病机为肾气不足，冲任气血失调。发病多因先天不足，或房劳多产，或久病大病等，或素体阳虚，或肾阴虚，或因体形肥胖，痰湿内盛，胞脉受阻。

西医学不孕症女方因素多由排卵障碍、输卵管因素、子宫、阴道、外阴等所致，其他如免疫因素、男方因素、不明原因等，可参照本节相关内容治疗。

一、食疗原则

1. 本病食疗当以温养肾气、调理气血为主。属肾虚者，宜食黑芝麻、核桃仁、黑大豆、羊肉、鹌鹑肉、虾、海参、甲鱼等补肾益精之品；属肝郁者，宜食柚皮、橘皮、茉莉花、代代花、玫瑰花等疏肝理气之品；属痰湿者，宜食薏苡仁、白扁豆、冬瓜、荸荠、萝卜等化痰祛湿之品。属于血瘀者，宜食山楂、玫瑰花、月季花、黄酒等活血化瘀之品。

2. 饮食宜全面，常食新鲜蔬菜和水果、鱼类、肉类、蛋类、乳类、豆制品等。

3. 忌食辛辣、油腻、生冷之品，如辣椒、花椒、肥肉、甜点、奶酪、烟、酒、冷饮等。

二、辨证施膳

（一）肾气虚证

【证候】婚久不孕，月经不调或停闭，经量多或少，色淡暗质稀；头晕耳鸣，腰酸腿软，精神疲倦，小便清长；舌淡，苔薄白，脉沉细，两尺尤甚。

【治法】补肾益气，填精益髓。

【方选】

1. 乌鸡肝粥（《太平圣惠方》）

组成：雄鸡肝50g，粟米100g，黄酒、酱油、食盐各适量。

制作：将雄鸡肝清洗干净，切成极薄片，放入碗内，加黄酒、酱油拌匀，腌制入味，待用。将粟米用温水浸软后，再用冷水淘洗干净，倒入煮锅，加水适量，置于武火上煮沸，加入鸡肝片共煮粥，米将煮熟时，再放入食盐调味，煮一二沸，即可食用。

用法：空腹食用，每日2次。

功效：补益肝肾，壮阳助孕。

按语：鸡肝性味甘苦、微温，可补肝益肾、安胎、止血补血，《本草汇言》谓其"补肾安胎，消疳明目之药也"；粟米味甘、咸，性凉，能益脾胃、养肾气；佐以黄酒，《长沙药解》"行经络而通痹塞，温血脉而散凝瘀"。共奏补益肝肾、健脾助孕之效。

2. 海参粥（《百病食疗方》）

组成：海参15g，粳米100g，葱、姜、食盐各适量。

制作：将海参用温水泡发，洗净切成小块，将粳米洗净，放入锅内，加入洗好的海参、葱、姜、盐及适量水，煮熬成粥。

用法：空腹食用，每日2次。

功效：补益肾气，调补冲任。

按语：海参味甘、咸，性平，《随息居饮食谱》言其可"滋阴，补血，健阳，润燥，养胎，利产"；粳米健脾益气、补中和胃。海参与粳米共同煮粥，具有补肾益气、调补冲任之功。

（二）肾阳虚证

【证候】婚久不孕，初潮延迟，月经后期，量少，色淡质稀，甚至停闭，带下量多，清稀如水，腰膝酸冷，性欲淡漠，大便溏薄，小便清长；舌淡，苔白，脉沉迟。

【治法】温肾助阳，调补冲任。

【方选】

1. 核桃仁鸡卷（经验方）

组成：公鸡1只，核桃仁60g，葱、姜丝，黄酒、香油、食盐各适量。

制作：将鸡肉剔骨，取肉，用盐、黄酒、葱、姜、盐抹匀腌渍3小时，放在案板上；核桃仁去皮，剁碎，放在鸡皮上卷成筒形，备用。烧开卤汤，放入鸡卷，煮约1.5小时，捞出晾凉，再放入卤汤内煮30分钟，捞出，刷上香油，切成圆形薄片即成。

用法：佐餐食用。

功效：补肾温肺，益气暖宫。

按语：鸡肉味甘、性温，《随息居饮食谱》认为"鸡肉补虚，暖胃，强筋骨，续绝伤，活血，调经"；核桃仁味甘、性温，《医学衷中参西录》云其"治虚劳喘嗽，气不归元，下焦虚寒，小便频数，女子崩带诸证"。二者合用，共奏补肾温阳、暖宫助孕之功。

2. 糟虾米（《仁寿录》）

组成：鲜虾仁 30g，白酒 100g，酱油、食盐各适量。

制作：将鲜虾仁洗净备用；将白酒、酱油、食盐装碗和匀，下鲜虾仁浸泡 20 分钟后，放入锅中煸熟即可食用。

用法：佐餐食用。

功效：补肾壮阳，通经活血。

按语：鲜虾仁味甘、咸，性温，具有补肾壮阳之功效；用酒浸泡以增加通经活血之力。适用于不孕症属肾阳亏虚者。

（三）肾阴虚证

【证候】婚久不孕，月经先期，量少，色红质稠，甚或闭经，头晕耳鸣，腰酸膝软，形体消瘦，五心烦热，失眠多梦；舌淡或舌红，少苔，脉细或细数。

【治法】滋肾养血，调补冲任。

【方选】

1. 鸡蛋黑豆煎（《中国分科食疗大全》）

组成：黑豆 100g，鸡蛋 1 枚，黄酒、食盐适量。

制作：将黑豆洗净，与鸡蛋、黄酒、食盐一同放入锅内，加水适量共煎，10 分钟后，鸡蛋去壳放回锅中再煎，以黑豆熟为度。

用法：温热食用，每日 2 次。

功效：补肾滋阴，调补冲任。

按语：黑豆味甘、性平，《本草纲目拾遗》言其"服之能益精补髓，壮力润肌，发白后黑，久则转老为少，终其身无病"；鸡蛋味甘、性平，能滋阴润燥、养血安胎，《本草纲目》云其能治"胎产诸疾"；用黄酒为引，增加养血、活血、通经之力。全方共奏补肾滋阴、调补冲任之功。

2. 蒸甲鱼（《百病食疗方》）

组成：甲鱼 1 只，香菇丝 10g，冬笋片 10g，火腿片 10g，姜片、葱段、黄酒、食盐各适量。

制作：将甲鱼宰杀，洗净，用沸水烫片刻，去甲鱼表面皮膜。甲鱼、香菇、冬笋、火腿片和调料一同放入大碗内，放在蒸锅中用武火蒸 1~2 小时即成。

用法：佐餐食用。

功效：滋阴明目，补肾填精。

按语：方中甲鱼味甘、性平，有滋阴补肾、清退虚热之效，《名医别录》云"劳复、女劳复为必须之药"；佐以甘平的香菇、冬笋，加强扶正补虚、健脾开胃、化痰理气之功；调入葱、姜、黄酒，可使本方滋而不腻、补而不滞。

（四）肝气郁结证

【证候】多年不孕，月经愆期，量多少不定，经前乳房胀痛，胸胁不舒，小腹胀痛，精神抑郁，烦躁易怒；舌红苔薄，脉弦。

【治法】疏肝解郁，理血调经。

【方选】

三花茶（《中医食疗学》）

组成：茉莉花 5g，代代花 5g，玫瑰花 5g。

制作：将三花放入茶杯中，沸水冲泡，温浸 15 分钟，即可饮服。

用法：代茶饮。

功效：疏肝解郁，活血调经。

按语：茉莉花味辛、甘，性温，理气，开郁，辟秽，和中；代代花味苦、酸，性微寒，行气宽中，消食，化痰；玫瑰花味甘、微苦，性温，《随息居饮食谱》云其"调中活血，舒郁结，辟秽，和肝"。三者合用，共奏疏肝理气、活血调经的功效。

（五）痰湿内阻证

【证候】婚久不孕，形体肥胖，经行延后，甚或闭经，带下量多，色白质黏，头晕心悸，胸闷泛恶，面色㿠白；苔白腻，脉滑。

【治法】祛湿化痰，理气调经。

【方选】

1. 鲜姜萝卜汁（《普济方》）

组成：白萝卜 200g，生姜 20g。

制作：将白萝卜和生姜洗干净，切碎，榨取汁液。

用法：徐徐饮服。

功效：消积化痰，下气宽中。

按语：白萝卜味辛、甘，性凉，消积滞，化痰热，《随息居饮食谱》言其"熟者下气和中，补脾运食，生津液，御风寒，已带浊，泽胎养血"；生姜味辛，性温，解表散寒，温中止呕，化痰止咳。两味食材合用，共奏消积化痰、下气宽中之功。

2. 苡仁扁豆粥（《百病食疗》）

组成：薏苡仁 30g，白扁豆 30g，粳米 100g。

制作：先将薏苡仁、白扁豆分别洗净后同放入砂锅，加水浸泡 30 分钟，用中火煮至薏苡仁、白扁豆熟烂，缓缓加入淘洗干净的粳米，煮沸后改用文火煮至粳米熟烂，即成。

用法：空腹食用，每日 2 次。

功效：健脾渗湿，理气调经。

按语：方中薏苡仁味甘、性淡，能健脾益胃、渗湿利水，为淡渗清补之品；白扁豆味甘、性淡，功可健脾化湿；粳米健脾益胃。三者合用煮粥，共奏健脾渗湿、理气调经之功。

3. 冬瓜蚌肉橘皮汤（《本草纲目》）

组成：冬瓜 500g，河蚌肉 250g，葱末、姜末、橘皮、黄酒、食盐各适量。

制作：将冬瓜刮去皮瓤、洗净切块，同蚌肉、陈皮共入锅中，加水煮沸，烹入黄酒、食盐、葱末、姜末，炖至熟烂，以汤汁黏稠为度，即可出锅。

用法：佐餐食用。

功效：清热祛湿止带。

按语：冬瓜味甘而性寒，有利尿消肿、清热解毒、清胃降火及消炎之功效；蚌肉味甘、咸，性寒，可止渴、除热、解毒；陈皮理气健脾、调中、燥湿、化痰。三味食材合用共奏清热祛湿止带之功。本方适用于湿热较重者。

第九节　带下过多

带下量过多，色、质、气味发生异常，或伴全身、局部症状者，称为"带下过多"。临床上常见的有白带、黄带、赤带、赤白带几种。

带下过多系湿邪为患，感受湿热、湿毒之邪是重要的外在病因，而脾肾功能失常是发生的内在条件，任脉不固、带脉失约是带下过多的主要病机。

西医妇科疾病如阴道炎、宫颈炎、盆腔炎性疾病等引起的阴道分泌物异常与带下过多临床表现类似者，可参照本节相关内容治疗。

一、食疗原则

1. 本病以补益脾肾、清热除湿止带为主，宜食用白扁豆、莲子、芡实、山药、核桃仁、薏苡仁、乌骨鸡、白果、栗子、冬葵、马齿苋、冬瓜等食物。

2. 饮食宜清淡，多吃新鲜的蔬菜和水果。

3. 忌食辛辣、油腻之品，如辣椒、胡椒、葱、羊肉、肥肉、奶酪、油炸之品、酒等，以免助生湿热，加重病情。

二、辨证施膳

（一）脾虚证

【证候】带下量多，色白，质地稀薄，如涕如唾，无臭味；伴面色萎黄或白，神疲乏力，少气懒言，倦怠嗜睡，纳少便溏；舌体胖质淡，边有齿痕，苔薄白或白腻，脉细缓。

【治法】健脾益气，升阳除湿。

【方选】

1. 扁豆莲子粥（《实用食疗方精选》）

组成：炒扁豆50g，莲子（去心）50g，粳米100g。

制作：将白扁豆、莲子、粳米分别洗净，一同放入锅内，加水适量，武火煮开后，改用文火继续煮至米熟即成。

用法：空腹食用，每日2次。

功效：健脾化湿止带。

按语：白扁豆味甘、性微温，具有健脾化湿、和中消暑之功；莲子味甘、涩，性平，功善健脾益气，止泻固精，益肾止带，《日用本草》云其"止烦渴，治泻痢，止白浊"。与粳米煮粥，具有健脾益气、化湿止带之效。适用于脾虚之带下过多。

2. 扁豆荞麦粥（《粥谱》）

组成：炒白扁豆 50g，荞麦 50g，粳米 100g。

制作：将白扁豆、荞麦、粳米分别洗净，一同放入锅内，加水适量，武火煮开后，改用文火继续煮至米熟烂即成。

用法：空腹食用，每日 2 次。

功效：健脾益气，除湿止带。

按语：白扁豆味甘、性微温，能健脾化湿、和中消暑；荞麦味甘、微酸，性寒，能健脾消积、下气宽肠、解毒敛疮；粳米味甘、性平，可健脾、运湿。本食疗方适用于脾虚湿盛的带下病。

（二）　肾虚证

【证候】带下量多，色淡，质清稀如水，绵绵不断，面色晦暗，畏寒肢冷，腰背冷痛，小腹冷感，夜尿频，小便清长，大便溏薄；舌质淡，苔白润，脉沉迟。

【治法】温肾助阳，涩精止带。

【方选】

1. 六神粥（《惠直堂经验方》）

组成：芡实 30g，薏苡仁 30g，山药 30g，莲肉 30g，茯苓 30g，糯米 50g，粟米 50g。

制作：先将茯苓、山药焙干，分别研末，混合待用；其余诸味共入锅中，加适量的水，煮至粥熟后，下茯苓、山药粉搅拌均匀，稍煮即成。

用法：空腹服用，每日 2 次。

功效：补肾健脾，除湿止带。

按语：方中芡实味甘、涩，性平，具有固肾益精、涩精止带的功效，《本草纲目》云其"止渴益肾，治小便不禁，遗精，白浊，带下"；薏苡仁味甘、淡，性微寒，健脾胃、利湿浊；山药补脾益肾；莲子益肾固精、健脾止带；茯苓健脾渗湿；糯米温补脾气；粟米补脾养肾。诸味合用，共奏补肾健脾、除湿止带之功。适用于脾肾亏虚之带下过多。

2. 白果莲子炖乌鸡（《本草纲目》）

组成：乌骨鸡 1 只，白果 10g，莲子 50g，糯米 50g，胡椒、葱白、生姜、食盐、黄酒各适量。

制作：乌骨鸡去毛及内脏，放入开水锅中略烫后捞出备用。白果去壳，莲子去心，糯米淘洗干净，共装入鸡腹内。乌鸡放入锅中，加清水、葱、姜、胡椒、黄酒，武火烧沸，改用文火炖至熟烂，再加食盐，略炖即成。

用法：佐餐食用。

功效：补肾健脾，固精止带。

按语：方中乌骨鸡具有补肝肾、益气血之功，《本草纲目》曰"补虚劳赢弱，治消渴，中恶，益产妇，治女人崩中带下虚损诸病"；白果味甘、苦、涩，性平，具有收涩止带之功；莲子益肾固精；糯米温补脾气；胡椒、葱白、生姜辛温通阳。诸物合用，共奏补肾健脾、固精止带之效。适用于脾肾亏虚之带下过多。方中白果有小毒，用量不宜过大，以免引起中毒。

（三） 湿热下注

【证候】带下量多，色黄绿如脓，或混浊如豆腐渣，质黏腻，气秽，胸闷纳呆，或小腹痛，小便黄少；苔黄腻，脉濡微数。

【治法】清热利湿。

【方选】

1. 凉拌马齿苋（《食鉴本草》）

组成：马齿苋250g，豆豉15g，生姜、食盐、米醋各适量。

制作：将马齿苋洗净，切碎，生姜切细丝。先用水将马齿苋煮熟，冷调入食盐、豆豉、姜丝、米醋翻煮片刻即可。

用法：佐餐食用。

功效：清热解毒，去湿止带。

按语：马齿苋性寒、味甘酸，具有清热解毒、利水去湿、散血消肿、除尘杀菌、消炎止痛、止血凉血的功效；豆豉味甘苦、性寒，有疏风、清热、除湿、祛烦、解毒的功效。二者相配，用于湿热下注型带下。

2. 蒜茸炒苋菜（《疾病饮食疗法》）

组成：苋菜250g，大蒜10g，食盐适量。

制作：将大蒜剥去外皮，洗净，切碎。苋菜去根，洗净，切成小段。起油锅，下蒜茸，加适量盐，炒至微黄有蒜香味，再下苋菜，翻炒至熟即可。

用法：佐餐食用。

功效：清热，利湿，止带。

按语：苋菜味甘、性凉，能清热利湿而止带，又能利尿通淋；大蒜味辛、性温，一能佐制苋菜的寒凉之性，二能解毒杀虫。本品煮汤亦可，效果更佳。适用于带下过多属湿热下注者。

（四） 阴虚夹湿热

【证候】带下量较多，质稍稠，色黄或赤白相兼，有臭味，阴部灼热或瘙痒，伴五心烦热，失眠多梦，咽干口燥，头晕耳鸣，腰酸腿软；舌质红，苔薄黄或黄腻，脉细数。

【治法】滋阴益肾，清热祛湿。

【方选】

青头鸭羹（《太平圣惠方》）

组成：青头鸭1只，萝卜250g，冬瓜250g，葱、食盐各适量。

制作：鸭洗净，去肠杂，萝卜、冬瓜切片，葱切细。先在砂锅内盛水适量煮鸭，煮至半熟再放入萝卜、冬瓜，鸭熟后加葱丝、盐少许调味。

用法：佐餐食用。

功效：滋阴清热，利湿止带。

按语：本方中青头鸭味甘、咸，性微寒，有滋五脏之阴、清虚劳之热、行水、养胃生津的作用；萝卜味辛、甘，性凉，消积滞，化痰热，下气，宽中，解毒；冬瓜味甘、淡，性微寒，具有利尿、清热、化痰、生津、解毒之功。全方合用，共奏滋阴清热、利湿止带之效。

（五）　湿毒蕴结证

【证候】带下量多，色黄绿如脓，或五色杂下，质黏稠，臭秽难闻，伴小腹或腰骶胀痛，烦热头昏，口苦咽干，小便短赤或色黄，大便干结；舌质红，苔黄腻，脉滑数。

【治法】清热解毒，利湿止带。

【方选】

1. 鱼腥草饮（《本草经疏》）

组成：鲜鱼腥草500g。

制作：鲜鱼腥草捣汁饮服。或干品冷水浸泡2小时后，煎煮一沸，去渣取汁。

用法：徐徐饮服。

功效：清热解毒，利湿止带。

按语：鱼腥草味辛、微苦，性寒凉，既清热解毒，又消痈排脓，利水通淋，《分类草药性》云其"治五淋，消水肿，去食积，补虚弱，消膨胀"，《岭南采药录》曰"煎服能去湿热"。

2. 凉拌马齿苋（《食鉴本草》）

组成：马齿苋250g，豆豉15g，生姜、食盐、米醋各适量。

制作：将马齿苋洗净、切碎，生姜切细丝。先用水将马齿苋煮熟，待凉调入食盐、豆豉、姜丝、米醋翻煮片刻即可。

用法：佐餐食用。

功效：清热解毒，利湿止带。

按语：马齿苋味酸、性寒，具有清热解毒、除湿通淋、凉血止痢的功效；豆豉味甘苦、性寒，有疏风、清热、除湿、祛烦、解毒的功效。二者相配，共奏清热解毒、利湿止带之功。

第十节　乳　痈

乳痈是发生在乳房部的最常见的急性化脓性疾病，以乳房结块、红肿热痛、溃后脓出稠厚，伴恶寒发热等全身症状为临床表现。本病好发于产后 1 个月以内的哺乳妇女，尤以初产妇为多见。发生于哺乳期的称"外吹乳痈"，占全部乳痈病例的 90% 以上；发生于妊娠期的称"内吹乳痈"。

西医学的急性乳腺炎可参考本节有关内容治疗。

一、食疗原则

1. 乳痈食疗当注重疏络通乳。肝胃郁热者予以疏肝清胃、通乳消肿，可食用海藻、海带、绿豆、赤小豆、薏苡仁等；热毒炽盛者予以清热解毒、托里透脓，可食用蒲公英、马齿苋、南瓜蒂等；正虚邪滞者予以益气和营、托毒生肌，可食用猪肉、羊肉、鸡蛋等；气血凝滞者予以疏肝活血、温阳散结，可食用山楂、桃仁、玫瑰花、西红花、米酒等。

2. 饮食宜选择清淡平和易消化的食物。

3. 饮食忌食辛辣炙煿、膏粱厚味、腥膻之品。

二、辨证施膳

（一）肝胃郁热证

【证候】乳房肿胀疼痛，多结块，皮色不变或微红，排乳不畅；伴恶寒发热，头痛骨楚，胸闷呕恶，纳谷不馨，大便干结；舌质红，苔薄黄，脉浮数或弦数。

【治法】疏肝清胃，通乳消肿。

【方选】

1. 马齿苋藕汁饮（《中医食疗学》）

组成：鲜马齿苋、鲜藕各 500g，白糖适量。

制作：将马齿苋、鲜藕洗净、捣烂、绞汁，调入白糖，搅匀即可。

用法：每日 2 次，每次 200mL。

功效：疏肝清胃，散瘀解毒。

按语：此方中马齿苋味酸、性寒，具有清热解毒、散血消肿之功；生藕味甘、性寒，能清热、凉血、散瘀；佐以白糖调味和中。三者共用，具有清散肝胃郁热之功。

2. 昆布海藻汤（《中国食疗学》）

组成：海藻、海带各 30g，黄豆 150g，食盐适量。

制作：将海藻、海带、黄豆洗净煮汤，加少量食盐调味。

用法：佐餐食用。

功效：泄热利水，软坚化痰。

按语：此方中海藻味苦咸、性寒，具有软坚、消痰、利水、泄热之效；海带味咸、性寒，可软坚泄热，利水化痰；黄豆味甘、性平，具有健脾宽中理气之功。三物合用，泄热利水，软坚化痰。

（二） 热毒炽盛证

【证候】乳房肿痛加重，结块增大，皮肤焮红灼热，继之结块中软应指，或脓出不畅，红肿热痛不消，伴壮热不退，口渴喜饮，便秘溲赤；舌质红，苔黄腻，脉洪数。

【治法】清热解毒，托里透脓。

【方选】

1. 蒲公英粥（《粥谱》）

组成：蒲公英 40~60g，粳米 100g。

制作：先煎蒲公英，去渣取汁，再入粳米煮作粥。

用法：空腹食用，每日 2 次。

功效：清热解毒，散结消肿。

按语：蒲公英味苦甘、性寒，具有清热解毒、消肿散结之功，《唐本草》言其"主妇人乳痈肿"；粳米味甘、性平，可固护脾胃，防止寒凉药物损伤脾胃。两味合用，共奏清热解毒、消痈散结之功。适用于乳痈热毒炽盛型初期。

2. 茯苓赤豆薏米粥（《巧吃治百病》）

组成：白茯苓粉 20g，赤小豆 50g，薏苡仁 50g。

制作：将赤小豆、薏苡仁洗净，再加入白茯苓粉熬煮成粥。

用法：空腹食用，每日 2 次，7 日为一个疗程。

功效：清热解毒，祛湿排脓。

按语：此方中白茯苓味甘淡、性平，具有利水渗湿、益脾和胃之功；赤小豆味甘酸、性平，具有利水除湿、和血排脓、消肿解毒之效，《神农本草经》言其"主下水，排痈肿脓血"；薏苡仁味甘，具有清热排脓之效。三者合用，可清热解毒，消肿排脓。

（三） 正虚邪滞证

【证候】溃后乳房肿痛减轻，脓液清稀，淋漓不尽，日久不愈，或乳汁从疮口溢出，伴面色少华，神疲乏力，或低热不退，纳谷不馨；舌质淡，苔薄，脉细。

【治法】益气和营，托毒生肌。

【方选】

1. 牡蛎烧猪肉（《康疗食谱》）

组成：鲜牡蛎 100g，瘦猪肉 500g，生姜、葱 2、酱油、白糖、黄酒、胡椒粉、食盐、植物油适量。

制作：猪肉切成小块，放冷水锅中，上旺火烧沸，捞出，用温水洗净。姜切片，葱切段，牡蛎洗净，沥水。取锅，放入植物油，葱姜煸香后，放入猪肉块，烹入黄酒，加酱油、白糖、食盐，倒入牡蛎肉，略炒，加适量清水，武火烧沸，转文火焖煨 1 小时，熟透后，胡椒粉调味装盘即成。

用法：佐餐食用。

功效：滋阴养血，软坚消肿。

按语：牡蛎味甘咸、性平，具有滋阴养血、软坚消肿的功效，《本草拾遗》云"煮食，主虚损，妇人血气，调中，解丹毒"；瘦猪肉味甘咸、性微寒，具有补肾滋阴、养血润燥、益气消肿的功效。二者合用，共奏滋阴养血、软坚消肿之功。适用于乳痈属正虚邪恋、阴血亏虚者。

2. 猪排骨炖海带

组成：排骨 500g，水发海带 150g，黄酒、食盐适量。

制作：排骨、海带分别洗净，用武火煮沸，去浮沫，入黄酒改用文火煮至骨酥肉烂，加入食盐调味即可。

用法：佐餐食用。

功效：益气养血，消肿生肌。

按语：此方中猪排骨味甘咸、性凉，具有益气滋阴之功；海带味咸、性寒，可清热散结，消肿生肌。二者合用，养阴益气，散结生肌。适用于乳痈正气虚损、邪热伤阴者。

（四） 气血凝滞证

【证候】乳房结块质硬，微痛不热，皮色不变或暗红，日久不消；舌质正常或瘀暗，苔薄白，脉弦涩。

【治法】行气活血，温阳散结。

【方选】

茉莉玫瑰粥（《中医经典食疗大全》）

组成：茉莉花 10g，玫瑰花 5 朵，粳米 100g，冰糖适量。

制作：将粳米放入盛有适量水的锅内，煮沸后加入茉莉花、玫瑰花、冰糖，改为文火煮成粥。

用法：空腹食用，每日 2 次。

功效：行气解郁，活血散结。

按语：此方中茉莉花味甘、性温，具有理气开郁之功，《本草再新》云其"治疮毒，消疽瘤"；玫瑰花味甘、性温，具有行气活血之功。二者合用，共奏行气活血之功效。

第十二章　儿科及其他病证食疗 ▷▷▷

第一节　奶　麻

奶麻是婴幼儿常见的一种急性出疹性疾病，因其多发生在 2 岁以下哺乳期婴儿、6~18 个月哺乳期婴幼儿，3 岁以上儿童少见，皮疹又形似麻疹，故称奶麻。本病一年四季都可发生，常见于冬春二季，以突然高热，持续 3~4 天后，热退疹出为主要特征。本病发病原因为感受时邪，由口鼻而入，邪郁肌表，与气血相搏，疹透毒泄，发为本病。

西医中幼儿急疹可参考本节内容治疗。

一、食疗原则

1. 宜食用透疹解毒的食物，如芫荽、荸荠、樱桃、葱白、竹笋、蘑菇、香菇等。

2. 饮食宜全面、细软、易消化，如米汤、牛乳、豆浆、稀米粥、果汁等，并以少食多餐为宜。

二、辨证施膳

（一）邪郁肺卫

【证候】突然高热，纳差，尿黄，或见呕吐，腹痛，泄泻，咽红目赤，但精神如常；舌红，苔薄黄，指纹浮紫。

【治法】辛凉解表，清宣肺卫。

【方选】

1. 甜菜粥（《中华临床药膳食疗学》）

组成：新鲜甜菜 100g，粳米 50g。

制作：将新鲜甜菜洗净切碎或捣汁，与粳米同入砂锅，加水煮粥。

用法：空腹食用，每日 2 次。

功效：清热透疹。

按语：新鲜甜菜味甘、苦，性凉，清热解毒透疹，与健脾补中的粳米同用，能鼓舞胃气，托毒外透，共奏清热透疹、健脾益胃之功。

2. 芫荽发疹汤（《岭南草药志》）

组法：芫荽 50g，荸荠 50g，胡萝卜 50g，食盐适量。

制作：将芫荽、胡萝卜、荸荠分别洗净，切碎；先将胡萝卜、荸荠放入锅内，加入清水，煎煮至 20 分钟，再加芫荽稍煮片刻即可。

用法：温热食用，每日 2 次。

功效：清热透麻。

按语：芫荽为透麻之品，能辟一切不正之气；胡萝卜味甘、性平，可健脾化积；荸荠味甘、性寒，善消风毒。三味相合能发散、解表、透疹。

（二） 邪蕴肌腠

【证候】热退身凉，周身出现红色丘疹、针尖大小，从颈部延及全身，压之退色，一二日即消退，不留疤痕；舌红苔薄黄，指纹紫滞。

【治法】疏风透疹，清热解毒。

【方选】

1. 赤小豆粥 （《本草纲目》）

组成：赤小豆 50g，粳米 50g。

制作：先将赤小豆用温水浸泡 1 小时，加水煮烂，与洗净的粳米一同放入锅内，加水适量，武火煮沸后，改用文火继续煮至米熟烂即成。

用法：空腹食用，每日 2 次。

功效：清余热，解疹毒。

按语：本方中赤小豆味甘、性平，有利水消肿退黄、清热解毒消痈之功；粳米补脾益胃、扶助正气，祛邪而不伤正。

2. 金针香菜汤 （《中医食疗方全录》）

组成：金针菜 15g，香菜 10g，瘦肉 15g，食盐、植物油各适量。

制作：先将金针菜用温水泡发，择洗干净，备用。香菜洗净，切段备用。再将瘦肉洗净，切片备用。将锅内放入植物油，待油烧热后，放入瘦肉片和金针菜，加水适量，武火煮开后，改用文火继续烧煮 15 分钟，临熟时放入香菜和食盐，即成。

用法：佐餐食用。

功效：清热透疹，补益气血。

按语：香菜即芫荽，性味辛温香窜，能外达肌表腠理、透疹毒；金针菜即黄花菜，又名萱草，性味甘凉，功能清热利温、宽胸解郁、凉血解毒；瘦猪肉味甘、性平，《随息居饮食谱》说："猪肉，补肾液、充胃汁、滋肝阴、润肌肤。"三品共用，达到清热透疹、补益气血之功。

第二节 积 滞

积滞是小儿内伤乳食，停聚中焦，积而不化，气滞不行所形成的一种胃肠疾病。临床以不思乳食，食而不化，脘腹胀满或疼痛，嗳气酸腐或呕吐，大便酸臭溏薄或秘结为特征。本病一年四季均可发生，以夏秋之交、暑湿当令之时多发。各年龄段小儿均可罹患此病，又以婴幼儿多见；先天禀赋不足、脾胃虚弱、人工喂养者更易罹患。

本病的主要病因为喂养不当、乳食不节、损伤脾胃，病机为乳食停聚中脘，积而不化，气滞不行。

西医学的消化功能紊乱、功能性消化不良可参考本节内容。

一、食疗原则

1. 饮食宜细软、易消化，以顾护小儿脾胃功能。

2. 实证以消导为主。属乳食内积者，宜食山楂、麦芽、谷芽等消食导滞之品；属积滞化热者，宜食薏苡仁、绿豆、荞麦等消食清热导滞之品。

3. 虚证治以补消兼施，宜食山药、山楂、粳米、粟米、鳝鱼、麦芽、谷芽等健脾消食化积之品。

二、辨证施膳

（一）乳食内积

【证候】不思乳食，嗳腐酸馊或呕吐食物、乳片，脘腹胀满，疼痛拒按，大便酸臭，或便秘，夜眠不安；苔白厚腻，脉象弦滑，或指纹紫滞。

【治法】消乳化食，和中导滞。

【方选】

1. 山麦红糖汤（《中医食疗方全录》）

组成：炒山楂 6g，炒麦芽 10g，焦神曲 10g，红糖适量。

制作：将炒山楂、炒麦芽和焦神曲洗净，放入锅内，加水适量，武火煮开后，改用文火继续煮 20 分钟，过滤去渣取汁，调入红糖拌匀即成。

用法：不拘时饮服。

功效：消食，和胃，导滞。

按语：神曲、炒山楂、炒麦芽三者即为炒三仙，为消食化积之常用品。炒麦芽味甘、性平，功能消食健胃，《本草纲目》言其可"消化一切米面诸果食积"；炒山楂味酸甘、性微温，功善消食化积，尤为消肉食之要药；神曲味甘、辛，性温，功可健脾和胃，消食化积。三者配伍，共奏消乳化积之功。

2. 山楂橘皮汤（《常见病食疗》）

组成：山楂 10g，干橘皮 6g。

制作：将山楂、橘皮洗净，放入锅内，加水适量，武火煮开后，改用文火继续煮 20 分钟，去渣取汁即成。

用法：不拘时饮服。

功效：消食积，清头目，解暑热。

按语：方中山楂味酸甘、性微温，功能消食化积、活血散瘀，《本草纲目》谓其可"化饮食，消肉积"；橘皮味微苦、性温，功能疏肝理气。二品配伍为用，共奏消食积之功。

（二） 食积化热

【证候】不思乳食，口干，脘腹胀满，腹部灼热，手足心热，心烦易怒，夜寐不安，小便黄，大便臭秽或秘结；舌质红，苔黄腻，脉滑数，指纹紫。

【治法】清热导滞，消积和中。

【方选】

1. 荞麦面（《本草纲目》）

组成：荞麦面 100g。

制作：先将荞麦面放入锅内，炒黄，加入适量的清水，武火煮开后，改用文火继续煮至面熟即成。

用法：早餐食用，连服 3~4 天。

功效：清热，消食，导滞。

按语：荞麦面味甘、性寒，效用消积滞、除湿热，善治腹痛作泻。《本草纲目》谓：“肚腹微微作痛，出即泻，泻亦不多，日夜数行者，用荞麦面一味作饭，来内服 3~4 次。”说明荞麦可用于积滞。

2. 薏苡仁绿豆汤（《儿科病食疗方》）

组成：薏苡仁 15g，绿豆 50g，鲜荷叶 50g。

制作：荷叶撕成碎片，与薏苡仁放入锅中，先煮 30 分钟，再加绿豆煮至熟烂即可。

用法：空腹食用，每日 2 次。

功效：健脾消积。

按语：薏苡仁最早载于《神农本草经》，味甘淡、性寒，有健脾利湿清热等功效。脾胃健，后天之本强，为治疳之本。绿豆、荷叶清热解毒。本汤适宜疳热。

（三） 脾虚夹积

【证候】面色萎黄，形体消瘦，神疲肢倦，不思乳食，食则饱胀，腹满喜按，大便稀溏酸腥，夹有乳片或不消化食物残渣；舌质淡，苔白腻，脉细滑，或指纹淡滞。

【治法】健脾助运，消食化滞。

【方选】

1. 小米焦巴散（《食物与治病》）

组成：小米饭焦巴、红糖各适量。

制作：先将小米饭焦巴焙干，研成细面，再以红糖水冲调，拌匀即成。

用法：每次 10~15g，每日 2 次。

功效：消食导滞。

按语：本方中小米焦巴的原料为粟米，粟米味甘、咸，性凉，有和中益肾的功效，焙干则增强其健脾益胃的功效，对于脾虚夹积型积滞颇为适宜。

2. 健脾消食蛋羹（《常用食疗方精选》）

组成：山药 15g，麦芽 15g，茯苓 15g，山楂 20g，莲子肉 15g，鸡蛋 1 个。

制作：将此方研成细末，每次 5g，加鸡蛋 1 个调匀蒸熟，再加适量食盐或白糖服。

用法：每日 1 次。

功效：补脾益气，消食开胃。

按语：此方为消补兼施方，山药、茯苓、莲子肉使脾胃得健，麦芽、山楂使得食滞得消。此外，本方以鸡蛋作羹，既便于服用，又补充营养。

第三节　疳　证

疳证是一种慢性消耗性疾病，临床以形体消瘦、面色无华、毛发干枯、精神萎靡或烦躁、饮食异常、大便不调为特征。被古人视为小儿之痨病。

引起疳证的病因较多，临床以饮食不节、喂养不当、营养失调、疾病影响以及先天禀赋不足为常见。病机为脾胃亏损，津液耗伤。疳证初起，称为疳气；病程日久，虚实夹杂，称为疳积；疳证后期，脾胃衰败，气血津液消亡，称为干疳，此期变证丛生。

西医学中小儿营养不良、慢性消化不良、小儿厌食等可参考本节有关内容治疗。

一、食疗原则

1. 本病多为虚实夹杂的病证，初起多偏实证，以消食化积为主，宜食山楂、谷芽、麦芽、胡萝卜、白扁豆、大麦等调脾健运；中期虚实互见，应补泻同用，宜食锅焦、山楂、莲子、银鱼等消积理脾之品；晚期多为虚证，以补益为主，宜食鸡肝、鸡肉、羊骨、粳米等补脾养血之品。

2. 饮食宜选易消化之品。根据病情逐步调整饮食，其原则是由少到多、由稀到稠、由单一到多样化。

3. 忌食油腻、生硬、油炸食品，忌暴饮暴食，以免损伤脾胃。

二、辨证施膳

（一）疳气

【证候】形体消瘦，面色少华，毛发稀疏，食欲不振，精神欠佳，性急易怒，大便失调；舌质略淡，苔浊腻，脉细。

【治法】调脾健运。

【方选】

1. 保元茶（《清宫代茶饮精华》）

组成：山楂 6g，谷芽 6g，茯苓 6g，神曲 6g。

制作：将上四物放入茶杯中，以沸水冲泡，温浸 10~15 分钟，即可。

用法：代茶饮。

功效：益气健脾，消食化滞。

按语：原方多用于病后调理脾胃。方中茯苓性味甘、淡，性平，有健脾益气、利水渗湿之效，山楂、谷芽与神曲均为消食助脾健运之品，与茯苓相配，全方共奏健脾益气、消食化滞之功。

2. 麦芽糕（《本草纲目》）

组成：麦芽 120g，橘皮 30g，大米粉 150g，白糖适量。

制作：先把麦芽淘洗后晒干，取新鲜橘皮晒干后取 30g，然后将麦芽和橘皮一并研为细粉状，再同大米粉、白糖和匀，加入清水调和，做成小糕块，上锅蒸熟即可。

用法：每日食用 2 块。

功效：健脾开胃，消食和中。

按语：方中麦芽和橘皮皆可健脾理气，又可以消食导滞，做成糕点，方便携带，小儿喜食。

（二）疳积

【证候】面色萎黄，形体消瘦，食欲减退，精神烦躁，夜卧不宁，或揉鼻挖眉，吮齿磨牙，或善食易饥；舌质偏淡，苔腻，脉濡滑。

【治法】消积理脾。

【方选】

1. 锅焦饼（《周益生家宝方》）

组成：锅焦 200g，神曲 30g，砂仁 15g，莲肉 30g，鸡内金 15g，面粉、白糖各适量。

制作：锅焦、神曲、砂仁、鸡内金各炒后研末备用，山楂蒸后研泥备用，莲肉去心研末备用。上述诸料放入盆中，加白糖、面粉，用清水和匀，擀成饼，烙熟即成。

用法：作主食，适量食用。

功效：补中，消积，理脾。

按语：本品原名"锅焦丸"，用于小儿食积，为健脾消食代表方。方中以锅焦为主，健脾消食；以神曲、砂仁、莲肉、鸡内金诸料为辅佐，可消食化积以助锅焦之力。莲肉并能健脾止泻。诸料合用，功能健脾消食，对小儿食积具有明显疗效。

2. 银鱼羹（《食鉴本草》）

组成：银鱼 10g，生姜 10g，葱、食盐各适量。

制作：将银鱼冲洗干净，切成细丁备用。生姜冲洗干净，切碎备用。将鱼肉与生姜一同置于锅内，加水适量，武火煮开后，改用文火继续炖煮至肉熟烂，加入适量葱、食盐，即可。

用法：佐餐食用。

功效：健脾胃，消疳积。

按语：银鱼味甘、性平，《日用本草》云其可"宽中健胃，合生姜作羹佳"。脾胃健则消化水谷力强，疳积当消。

（三）干疳

【证候】形体极度消瘦，面色㿠白，唇干口渴，头大颈细，皮肤干枯，毛发干枯，腹部凹陷，发育迟缓，神疲倦怠，哭声无力；舌淡苔薄，脉细无力。

【治法】补气养血，健脾益胃。

【方选】

1. 羊骨粥（《千金翼方》）

组成：羊骨 200g，粳米 50g，葱、姜、食盐各适量。

制作：取新羊骨洗净打碎，加水煎汤，然后去浮油取汤，以汤代水下米煮粥，待粥将熟时，加葱、姜、食盐，再煮二三沸即成。

用法：空腹食用，每日 2 次。

功效：补脾益肾。

按语：羊骨味甘，性温，可益肾气、壮筋骨、补阴血，辅以粳米煮粥，增加了益气健脾的功效。小儿疳积、脾肾俱虚的患儿适宜此粥。

2. 草果牛肉汤（《广西中医》）

组成：草果 6g，牛肉 100g，食盐适量。

制作：将牛肉洗净，切成小块，与洗净的草果一同放入锅内，加水适量，武火煮开后，改用文火继续煮至肉熟烂时，调入食盐即成。

用法：佐餐食用。

功用：温脾暖胃，消食止痛。

按语：方中以牛肉为主，其味甘、性平，功能补脾胃、益气血、强筋骨，《本草拾遗》认为它能"消水肿，除湿气，补虚，壮健"；以草果为辅，其味辛、性温，功能燥湿除痰、祛寒止痛、消食化积。二者合用共奏健脾胃、消疳积之功。

第四节　遗　尿

遗尿俗称尿床，是指 5 周岁以上的小儿在睡眠状态下不自主排尿≥2 次/周，持续 3 个月以上的一种病证，常反复发作，轻重不等。遗尿长期不愈，可使患儿精神上产生自卑感，对患儿的智力、体格发育均有一定影响。

遗尿主要是膀胱不能约束所致，《素问·宣明五气论》中认为"遗尿者，此由膀胱虚人，不能约于水故也"。

西医学此病证也称遗尿，可按本节内容治疗。

一、食疗原则

1. 属下元虚寒者，治以温补肾阳，宜食芡实、山药、猪脬、糯米等；因脾肺气虚者，治以益气健脾，宜食莲子、山药、芡实、龙眼肉等；肝经湿热者，治以泻肝清热，宜食薏苡仁、鲫鱼等；属肾脾肺三脏虚损者，平素当适当进补肾缩尿、健脾益肺的畜、禽、鱼肉类，如猪肉、龟肉等。

2. 晚餐应吃干食，晚餐后尽量少饮水。

3. 忌食淡渗利水之品，如西瓜、冬瓜、赤小豆等。

二、辨证施膳

（一）下元虚寒

【证候】睡中遗尿，醒后方觉，每晚 1 次以上，小便清长，面白虚浮，腰膝酸软，形寒肢冷，智力可较同龄儿稍差；舌淡，苔白，脉沉迟无力。

【治法】温补肾阳，缩尿止遗。

【方选】

1. 芡实山药糊（《本草从新》）

组成：山药 300g，芡实 300g。

制作：先将山药、芡实研成粉，炒熟，待凉，装瓶，收贮。

用法：每次 20g，以沸水冲调，每日 2 次。

功效：补益脾肾，缩尿止遗。

按语：山药甘平质润，可健脾益肾、涩精止遗，为食药二用佳品；芡实味甘涩、性平，能补肾涩精止遗。二者同煮，能固肾缩尿。

2. 猪脬糯米粥（《本草纲目》）

组成：猪脬 1 个，糯米 250g，食盐适量。

制作：将猪脬洗净，装入糯米，扎口，放入锅内，加水适量，武火煮开后，改用文火继续煮至米熟烂即成。食用时切丝或切块，加调料。

用法：温热食用，分次食之。

功效：清热，缩尿，止遗。

按语：猪脬即猪膀胱，味甘、咸，性寒，《本草纲目》说："猪脬能治梦中遗尿。"糯米味甘、性温，可温补下焦。本方治疗下元虚寒型遗尿有较好效果。

（二）中土失健

【证候】睡中遗尿，白天尿频量少，经常感冒，咳嗽痰喘屡作，神疲乏力，食欲不振，气短自汗，面色少华，大便溏薄；舌淡苔薄。脉弱缓。

【治法】补益脾肺，固涩小便。

【方选】

1. 芡实粥（《本草纲目》）

组成：芡实 50g，粳米 50g，冰糖适量。

制作：芡实洗净，打碎，备用，粳米煮粥，加入芡实，搅匀，继续煮至米烂为止。服时加适量冰糖。

用法：空腹食用，每日 2 次。

功效：健脾胃，止遗尿。

按语：芡实味甘涩、性平，可健脾补肾、固精缩尿；粳米作为辅助，具有滋补脾肺作用，可用于遗尿。

2. 山药扁豆糕（《中华临床药膳食疗学》）

组成：鲜山药 200g，鲜扁豆 50g，陈皮丝 3g，大枣肉 500g。

制作：将鲜山药去皮切成薄片，再将扁豆、大枣肉切碎，与陈皮碎丝和匀后上笼蒸糕。

用法：作主食，适量食用。

功效：健脾益气，固涩小便。

按语：此方中山药合大枣补益脾气，鲜扁豆补脾和中，陈皮理气可防补益之品壅滞脾胃。凡因脾气虚弱，健运失司而引起的遗尿，伴有泄泻、面黄形瘦、乏力怠惰者，可常食此糕。

（三） 水火失衡

【证候】梦中尿出，寐不安宁，易哭易惊，白天多动少静，记忆力差，或五心烦热，形体较瘦；舌红少苔，脉沉细而数。

【治法】清心补肾，安神固涩。

【方选】

1. 莲子粥（《济众新编》）

组成：莲子 30g，芡实 15g，茯苓 20g，松子仁 10g，粳米 50g。

制作：将莲子、芡实、茯苓和松子仁焙干，共研成细末，与洗净的粳米一同放入锅内，加水适量，武火煮开后，改用文火继续煮至米熟烂即成。

用法：空腹食用，每日 2 次。

功效：健脾补肾，安神固涩。

按语：莲子补脾益肾，养心安神；芡实补脾益胃；茯苓健脾补中，宁心安神；松子滋阴潜阳；粳米健脾和胃。诸物合用，可辅助治疗心肾不交的遗尿。

2. 茯苓山药散（《红炉点雪》）

组成：茯苓 100g，山药 100g。

制作：将茯苓与山药切片，待干燥后，研成细末，搅拌均匀，装瓶收贮。

用法：每次 10g，用沸水冲调，饮服，每日 2 次。

功效：补肾宁心，止遗缩尿。

按语：茯苓和缓能补，既能祛邪又能扶正，有健脾补中宁心安神的作用；山药有补脾胃、滋肾缩尿的作用。二者合用，可治遗尿。

（四） 肝经郁热

【证候】睡中遗尿，小便黄而少，性情急躁，夜梦频频或夜间龋齿，手足心热，面赤唇红，口渴多饮，甚或目睛红赤；舌红苔黄腻，脉滑数。

【治法】清热利湿，缓急止遗。

【方选】

1. 芹菜汁（《中国药膳辨证治疗学》）

组成：新鲜芹菜，适量。

制作：将芹菜洗净，榨取鲜汁。

用法：每日2次，每次5~10mL。

功效：平肝清热，利湿止遗。

按语：芹菜性凉，味甘、苦，善于平肝清热，适用于肝经湿热之小儿遗尿。

2. 黄花菜马齿苋饮（《中国食材考》）

组成：干黄花菜、干马齿苋各15g。

制作：将二物用水泡发，放入锅内，加适量清水煎煮，去渣。

用法：代茶饮饮服。

功效：清热，利湿，止遗。

按语：黄花菜、马齿苋二物均入肝经，皆可清热利湿，适用于小儿遗尿肝经郁热证型。

第五节　粉　刺

　　粉刺是一种毛囊皮脂腺慢性炎症性皮肤病。临床上以前额、面颊部生有丘疹、粉刺、脓疱，破溃流出粉汁等为主要表现。多见于青春期男女，中年以后可自然减轻或消退。

　　其病因病机为过食辛辣、油腻酒酪、肥甘厚味，以致脾胃湿热内蕴、上蒸于面，或肺经血热蕴结，瘀血阻滞等。

　　西医的寻常痤疮可参考本节内容辨证治疗。

一、食疗原则

　　1. 粉刺以实证居多，治以泻实。属湿热上蒸者，宜食薏苡仁、苋菜、马齿苋等清热利湿之品；属瘀血阻络者，宜食天葵、藕、木耳等活血化瘀之品；属肺经风热者，宜食冬瓜皮、海带、绿豆、荸荠等宣肺清热之品。

　　2. 粉刺患者常伴有大便秘结，可多食新鲜的蔬菜、水果和粗杂粮，如大白菜、小白菜、马齿苋、蕹菜、菠菜、苋菜等，以保持大便通畅。

　　3. 少食肥甘厚味之品，如肥肉、甜食，或味浓的食物，以免助湿生痰。

　　4. 少食辛辣之物，如辣椒、花椒、胡椒、大蒜、芥末、酒等，以免助热，迁延或加重病情。

二、辨证施膳

（一）肺经风热

【证候】颜面潮红、油腻，丘疹色红，或为黑头粉刺，或有少量脓疱，自觉痒痛，伴口干，心烦，多梦，便干尿赤；舌红，苔薄黄，脉数。

【治法】宣肺清热。

【方选】

1. 菊花茶（《食疗本草学》）

组成：菊花 10g，绿茶 10g。

制作：将二物放入杯中，沸水浸泡即成。

用法：代茶饮。

功效：疏散风热，清热解毒。

按语：菊花和绿茶皆可疏散风热，又能清热解毒，此饮对于粉刺有辅助治疗作用。

2. 雪梨芹菜汁（《女性常见病饮食调治》）

组成：雪梨 150g，芹菜 100g，西红柿 1 个，柠檬半个。

制作：将诸物洗净后同放入榨汁机中榨汁。

用法：徐徐饮服。

功效：清热润肤。

按语：雪梨、柠檬、西红柿性凉可清肺胃之热，且甘酸化阴，生津止渴，芹菜清热利湿，此汁对于粉刺有辅助治疗作用。

（二）　湿热上蒸

【证候】前额、面颊部疙瘩丛生，常有针尖至粟米大小黑头粉刺，挤出物如脂似粉渣，头黑体黄，或变生丘疹、脓疱，渴喜冷饮，便秘溲赤；舌红苔黄，脉象滑数。

【治法】清热除湿，凉血解毒。

【方选】

1. 薏米百合粥（《中医食疗方全录》）

组成：薏苡仁 50g，百合 20g。

制作：将百合洗净，与薏苡仁一同放入锅内，加水适量，武火煮开后，改用文火继续煮至米熟烂即成。

用法：空腹食用，每日 2 次。

功效：健脾，益肺，清热，祛湿。

按语：薏苡仁味甘淡、性寒，可健脾祛湿、清热排脓；百合味甘苦、性平，功能清心润肺。肺主通调，脾肺功能健全，湿毒即去，粉刺可消。

2. 海带绿豆汤

组成：海带 30g，绿豆 50g，食盐适量。

制作：将泡发、洗净的海带，与绿豆一同入锅，加适量水，煮熟后调入食盐。

用法：温热食用。

功效：清热解毒，软坚消痰。

按语：绿豆清热解毒利湿，海带软坚消痰，此方适于风热痰湿等痤疮粉刺，对反复发作者尤其适宜。

（三） 瘀血阻络

【证候】前额、面颊甚至胸背处疙瘩丛生，多有脓疱、硬结，皮脂溢出明显，自觉疼痛，或瘢痕累累，痒痛相兼；舌暗有瘀点或瘀斑，脉涩。

【治法】活血化瘀，解毒散结。

【方选】

1. 天葵薏米粥（《中医杂志》）

组成：鲜紫背葵草50g（干品15g），薏苡仁50g。

制作：将鲜紫背葵草洗净，放入锅内，加入适量清水，武火烧开后，改用文火继续煎煮10分钟，去渣取汁，放入洗净的薏苡仁，按常法煮成稀粥即可。

用法：空腹食用，每日2次。

功效：清热解毒。

按语：天葵草味微苦、性寒，具有清热解毒、散结消肿的作用，是治疗痈肿疔毒等的常用药；薏苡仁味甘、性平，可清热利湿。二药合用，达到清热解毒、活血散结的功效。

2. 凉拌三苋（民间验方）

组成：鲜苋菜100g，冬葵叶100g，鲜马齿苋100g，醋、蒜、香油、食盐各适量。

制作：将苋菜、冬苋菜和马齿苋分别用开水焯至八成熟，捞出后浸入冷水中5~10分钟，取出控去水，切段，加入食盐、蒜末、醋、香油后拌匀即可。

用法：佐餐食用。

功效：清热除湿，解毒消肿。

按语：本方中苋菜味甘、性凉，能清热凉血、利窍通便；冬葵叶甘性寒，能清热利湿、润便滑肠；马齿苋味酸性寒，可清热解毒、凉血消肿，兼能润肠通便；蒜性温，可以佐治寒凉；醋性温，有活血之功。全方可用于瘀血阻络的痤疮。

第六节　黧黑斑

黧黑斑是一种好发于中青年女性，以颜面部位对称性分布、大小不一、无自觉症状的淡褐色斑片为临床特征的皮肤色素代谢障碍性疾病。

本病的发生多与肝、脾、肾三脏关系密切，多由于七情内伤，肝气郁结，或思虑伤脾，脾虚湿蕴，或肝肾不足，阴虚火旺等病因导致气血不能上荣于面而发生本病。

西医的黄褐斑可参考本节内容辨证治疗。

一、食疗原则

1. 属肝郁气滞者，宜食玫瑰花、橘皮、金针菜等疏肝行气之品；属脾虚湿蕴者，宜食山药、白扁豆、薏苡仁等健脾除湿之品；属肝肾阴虚者，宜食牛奶、桑椹、黑芝麻等补益肝肾之品。

2. 宜多食含维生素C和维生素E的食物，如新鲜蔬菜、水果及坚果。

3. 宜少食油腻、黏滞、味涩的食物，并戒烟。

二、辨证施膳

（一）肝郁气滞

【证候】面部浅褐色至深褐色斑片，弥漫分布，平素心情抑郁或急躁，皮损程度与情志变化有关，经前皮损颜色加深，伴胸胁乳房胀痛，或面部烘热，月经不调；舌暗红，苔薄白或薄黄，脉弦或弦细。

【治法】疏肝理气，活血消斑。

【方选】

1. 橘皮山楂粥（《女性常见病饮食调治》）

组成：橘皮 10g，山楂 30g，糙米 50g。

制作：先将橘皮、山楂洗净切碎后一同放入锅中，加水适量浓煎 40 分钟后取汁待用。将糙米煮成稠粥，将成时兑入浓煎汁拌匀，煮沸即成。

用法：空腹食用，每日 2 次。

功效：行气除胀，活血散瘀。

按语：橘皮辛行温通，理气宽胸；山楂既能行气，又有活血祛瘀之功。二者相伍，有助气血通行。黧黑斑属于肝郁气滞者可常食。

2. 玫瑰膏（《饲鹤亭集方》）

组成：食用玫瑰花 300 朵，红糖 500g。

制作：将玫瑰花瓣放砂锅内煎取浓汁，滤去渣，文火浓缩后加入红糖，再炼为稠膏。

用法：每次取 1 勺，开水冲取，每日 2 次。

功效：行气解郁，活血化瘀。

按语：方中玫瑰花既能疏肝行气，又可活血化瘀；红糖收膏加强了玫瑰花的活血之力。二者合用，适用于黧黑斑见气滞血瘀表现者。

（二）脾虚湿蕴

【证候】斑片灰褐，边界不清，见于鼻翼、前额、口周，面色萎黄，伴有倦怠乏力，纳差腹胀，大便稀薄，或痰涎较多，胸膈痞闷，或恶心呕吐，或月经后期，经色浅淡，带下清薄；舌淡胖有齿痕，苔白而腻，脉濡弱。

【治法】健脾益气，祛湿消斑。

【方选】

1. 八宝祛斑粥（《药膳食疗》）

组成：生薏苡仁 10g，芡实 10g，莲子 15g，山药 30g，白扁豆 10g，赤小豆 15g，大枣 10 枚，粳米 50g。

制作：将生薏苡仁、芡实、莲子、山药、白扁豆、赤小豆、大枣洗净，加清水适量煮 40 分钟，再放入洗净的粳米同煮至熟，食时加冰糖调味。

用法：空腹食用，每日 2 次。

功效：健脾益气，祛湿消斑。

按语：此款八味皆能健脾，其中薏苡仁、白扁豆、赤小豆除湿作用较强，大枣益气养血，煮粥食用易于消化，营养全面。

2. 五白糕（《中国药膳辨证治疗学》）

组成：白扁豆 50g，白莲子 50g，白茯苓 50g，白菊花 15g，白山药 50g，面粉 50g，白糖适量。

制作：将前 5 味洗净烘干，磨成细面，与面粉调匀，加水和面，或加鲜酵母令其发酵，发好后揉入白糖，上笼武火蒸 30 分钟，出笼后切成块状。

用法：作主食，适量食用。

功效：健脾除湿，增白润肤。

按语：白扁豆、白莲子、白茯苓、白山药合用以加强健脾除湿作用，菊花疏肝清热。做成糕点形式，口感良好，食用方便。

（三）肝肾阴虚

【证候】面部见黑褐色斑片，大小不等，边缘清楚，分布对称，伴失眠健忘，腰膝酸软，耳鸣，目干，五心烦热，月经不定期，量少，夜尿频；舌红，少苔，脉沉细。

【治法】补益肝肾，滋阴降火。

【方选】

1. 核桃豆浆（《中国药膳辨证治疗学》）

组成：核桃仁 30g，牛奶 200g，豆浆 200g，黑芝麻 20g，白糖适量。

制作：将核桃仁和黑芝麻磨成粉后倒入锅内，再加入牛奶、豆浆，煮沸后加入少量白糖。

用法：温热饮用，每日 2 次。

功效：补益肝肾，生津润肤。

按语：核桃仁长于补肺肾，黑芝麻长于补肝肾，两者皆可润燥，与豆浆、牛奶搭配，补益虚损，生津润肤，有助消斑。

2. 桑椹芝麻糕（《中国药膳》）

组成：桑椹 30g，黑芝麻 60g，米粉 300g，白糖适量。

制作：桑椹水煎 20 分钟取汁，倒入盛米粉、白糖的盆内，揉成面团做成糕，将黑芝麻用文火炒香后洒在糕上，上笼蒸 20 分钟即成。

用法：作主食，适量食之。

功效：补益肝肾，润泽容颜。

按语：桑椹、黑芝麻滋阴补血，常用于肝肾不足、阴血亏虚之症，其作用平和，做成糕点可常食，有助于润泽容颜。

第七节　音　哑

音哑是因外邪侵袭，或脏腑虚损所引起的声门疾病；临床以声音不扬、嘶哑失音为其特征。

本病病程有急性、慢性之分；其病因病机各异。急性音哑是由于风邪侵袭肺经，肺失宣降所致，风邪常与寒邪或热邪共同致病，故常见有风热音哑、风寒音哑证；慢性音哑多由肺、脾、肾虚损所致，故常见有肺肾阴虚证、肺脾气虚证。

西医急慢性咽炎可参照本节内容治疗。

一、食疗原则

1. 本病的治疗除开音外，属表证者当从表而解，热则清之，寒则散之；属里虚者当虚则补之。

2. 属风热证，治以疏风清热、利喉开音，宜食用橄榄、萝卜、无花果、梅子等；属风寒证，治以疏风解表、宣肺开音，宜食用芥菜、豆腐、杏仁等食物；属肺肾阴虚者，治以滋养肺肾、利喉开音，宜食柿子、猪肺等；肺脾气虚者，治以补中益气、敛肺开音，宜食藕粉、莲肉、龙眼肉、蜂蜜等。

3. 饮食宜细软、清淡，忌食煎、炸、烧烤。忌食辛辣刺激之品，以免生热，加重病情。

二、辨证施膳

（一）风热型

【证候】喉内不适，干咳而痒，声出不利，声音嘶哑，或喉内灼热，疼痛；或见发热，恶寒，头痛，肢体怠倦，骨节疼痛；舌边微红，苔白或兼黄，脉浮数。

【治法】清热解毒、利咽开音。

【方选】

1. 无花果粥（《中华食物疗法大全》）

组成：无花果粉 20g，粳米 50g，冰糖适量。

制作：先将粳米煮粥，待粥将成时，再调入无花果粉，文火烧煮片刻，加入冰糖调味即成。

用法：空腹食用，每日 2 次。

功效：清热解毒，利咽开音。

按语：方中无花果味甘、性平，可润肺清咽；冰糖味甘、性平，可和胃润肺。本方对音哑有辅助治疗作用。

2. 青龙白虎汤（《王氏医案》）

组成：鲜橄榄 3 枚，鲜萝卜 200g，冰糖适量。

制作：橄榄劈开、萝卜切丝，二者一起放入锅内加水煎煮 20～30 分钟，去渣取汁。橄榄无鲜品可以干品代替。

用法：空腹食用，每日 2 次。

功效：清肺化痰，解毒利咽。

按语：橄榄味甘、酸、微涩，性平和，为肺胃之果，善清肺、利咽、生津解毒，主火热上延、咽喉肿痛；又得萝卜辅佐以宽中、下气，共奏清热化痰、解毒利咽之效。

（二） 风寒型

【证候】猝然声音不扬，甚则嘶哑，或兼咽喉微痛，吞咽不利，咽喉痒，咳嗽不爽，鼻塞涕清，恶寒，发热，头痛，无汗，口不渴；舌苔薄白，脉浮紧。

【治法】疏风散寒，宣肺开音。

【方选】

1. 杏仁粥 （《证类本草》）

组成：杏仁 15g，粳米 50g。

制作：将杏仁去皮、尖，加水研末滤汁。用该汁与粳米共入锅中煮粥。

用法：空腹食用，每日 2 次。

功效：散寒，宣肺，开音。

按语：本方中杏仁味甘、性平，可润肺止咳；粳米味甘，可健脾和胃。二者合用，共奏润肺止咳平喘之功。

2. 芥菜豆腐羹 （《饮食治疗指南》）

组成：芥菜 50g，豆腐 100g，橄榄 2 枚，生姜适量。

制作：鲜芥菜撕成段清洗干净，豆腐切细条，橄榄肉洗净切成碎米状，姜切丝，待用；锅内添入适量水，将橄榄肉、姜片、豆腐放入，加少许盐，武火煮沸；将芥菜加入，文火煮 10 分钟停火。

用法：温热食用。

功效：解表散寒，宣肺开音。

按语：本方中芥菜味辛、性温，能理气消痰、开胃散寒；橄榄味甘、酸、涩，性平，可清肺利咽、生津止渴。二者合用，散寒利咽。豆腐清肺热，生姜散寒解表，可增强本方的散寒解表之力。全方共奏散寒解表、利咽之功。

（三） 肺脾气虚

【证候】声嘶日久、劳则加重，语音低微，气短懒言，倦怠乏力，纳呆便溏，或喉内痰多；舌淡苔白，脉虚弱。

【治法】补中益气，敛肺开音。

【方选】

1. 多味藕粉 （民间验方）

组成：藕粉 50g，扁豆 30g，茯苓 30g，山药 30g，莲肉 30g，牛乳 500g，白蜜适量。

制作：将扁豆、山药、茯苓研成末与藕粉混合均匀；将牛乳加入白蜜煮沸，除去上层脂沫。

用法：取混合粉适量，用沸水冲调，再加入乳、蜜搅成稀糊状食用。

功效：益脾补肺，止咳润肠。

按语：本品中山药、莲肉、扁豆、茯苓均有补脾益肺的功效；牛乳滋阴润燥；白蜜既可补脾肺，又可矫味。多品共用，有益脾、补肺、滋阴、润喉、开喑之效。

2. 山药小米粥（《饮食科学》）

组成：山药 50g，小米 50g，燕麦片 50g，冰糖适量。

制作：山药去皮洗净切小块，放入凉水中，小米和燕麦片分别淘洗干净，锅中加水，倒入山药、小米、燕麦片，大火烧开，加入冰糖，转小火煮 20 分钟，关火后闷 10 分钟，盛入碗中即可。

用法：空腹食用，每日 2 次。

功效：健脾益气，润肺和中。

按语：山药味甘、平，既补肺脾气虚，又补脾肺阴虚；小米味甘补脾，体虚之人调养常用；燕麦味甘，和脾胃，增气力；冰糖既可调味，又能健脾润肺。四者合用，可改善久病肺脾气虚型音哑。

（四） 肺肾阴虚

【证候】声嘶日久，咽喉干燥，燋热微痛，喉痒，干咳，痰少而黏，兼见颧红唇赤，头晕耳鸣，虚烦少寐，腰膝酸软，手足心热；舌红少苔，脉细数。

【治法】滋养肺肾，利喉开音。

【方选】

1. 山药蔗汁糊（《食疗本草学》）

组成：鲜山药 60g，甘蔗汁半碗。

制作：鲜山药切碎，捣烂，加入甘蔗汁和匀，火上炖熟即成。

用法：温热服食。

功效：滋补肺肾，生津润燥。

按语：山药甘平，可滋肺肾之阴，甘蔗甘寒，润燥生津，二者相配，针对音哑辨证为肺肾阴虚者，可常服。

2. 猪肺粥（《证治要诀》）

组成：猪肺 100g，粳米 100g，食盐适量。

制作：先将猪肺切成小块，挤出泡沫，与粳米一同煮粥，加入食盐调味即可。

用法：空腹食用，每日 2 次。

功效：滋补肺阴，清利咽膈。

按语：方中猪肺味甘、性平，能补肺肾之阴，尤具滋补肺阴的功用，民间常用此方治疗肺肾阴虚之喑哑证；配上健脾益气的粳米，以助肺气。

附录 下篇用方索引 ▷▷▷

五　画

六　画

主要参考文献

1. 王士雄．随息居饮食谱．南京：江苏科学技术出版社，1983.

2. 陈直．养老奉亲书．上海．上海科学技术出版社，1988.

3. 李时珍．本草纲目．北京：中国书店，1988.

4. 高濂．遵生八笺．成都：巴蜀书社，1988.

5. 忽思慧．饮膳正要．上海：上海古籍出版社，1990.

6. 翁维健．中医饮食营养学．上海：上海科学技术出版社，1993.

7. 项平．中医食疗方全录．北京：人民卫生出版社，1997.

8. 国家中医药管理局《中华本草》编委会．中华本草．上海：上海科学技术出版社，1999.

9. 施杞．中国食疗大全．上海：上海科学技术出版社，2002.

10. 吴翠珍，张先庚．营养与食疗学．北京：中国中医药出版社，2012.

11. 柴可夫，马纲．中国食材考．北京：中国中医药出版社，2013.

12. 谈勇．中医妇科学．4 版．北京：中国中医药出版社，2016.

13. 马融．中医儿科学．4 版．北京：中国中医药出版社，2016.

14. 张伯礼，吴勉华．中医内科学．4 版．北京：中国中医药出版社，2017.

15. 李春深．食疗与养生．天津：天津科学技术出版社，2018.

16. 王琦．中医体质学．北京：中国中医药出版社，2021.